AIE生物成像图谱及技术手册

主 编 唐本忠 胡 蓉

科学出版社

北 京

内 容 简 介

本书是一本聚焦前沿光学材料应用的跨学科工具书，系统呈现了"聚集诱导发光"（aggregation-induced emissin，AIE）材料在生命科学领域的创新突破与实践成果。全书通过三大模块构建知识体系：基础理论部分阐释了AIE材料的发光机制与特性优势以及荧光成像技术的广泛应用场景；图谱部分详细展示了AIE材料在不同层次的生物成像实例，涵盖生物大分子、细胞器、细胞及活体；常见问题部分针对荧光成像中的常见问题给出原因分析及解决方案，可助力初入荧光成像领域的基础及临床工作者快速了解相关知识。全书收录超过500幅技术原理及高清显微图像，直观呈现了AIE材料在不同环境及应用场景中的高信噪比、高靶向性、高稳定性及高穿透性等技术优势。成像图例提供了对应的AIE分子结构及详细的成像参数，为读者提供全面的技术参考。作为材料科学与生物医学的交叉研究成果，本书既可作为高校"生物医学工程"专业研究生教材，也可为相关生物技术企业研发部门提供技术转化指南，同时也能成为生物、医学等工作者的工具书。

图书在版编目（CIP）数据

AIE 生物成像图谱及技术手册 / 唐本忠，胡蓉主编 . -- 北京：科学出版社，2025.3. -- ISBN 978-7-03-081455-5

Ⅰ . R445-64

中国国家版本馆 CIP 数据核字第 20258BY921 号

责任编辑：程晓红 / 责任校对：张　娟
责任印制：师艳茹 / 封面设计：吴朝洪

科 学 出 版 社 出版
北京东黄城根北街16号
邮政编码：100717
http://www.sciencep.com

三河市春园印刷有限公司印刷
科学出版社发行　各地新华书店经销

*

2025 年 3 月第 一 版　开本：787×1092　1/16
2025 年 3 月第一次印刷　印张：15 1/2
字数：364 000
定价：148.00 元
（如有印装质量问题，我社负责调换）

编著者名单

主　编　唐本忠　胡　蓉
副主编　王志明　龚晚君　庹晓君
编著者　（按姓氏汉语拼音排序）
　　　　陈晓辉　冯光雪　龚晚君　郭子健
　　　　李建清　刘　勇　罗文波　孟子翔
　　　　上官萍　王柄楠　尤媛媛　张天富
　　　　张荣远　赵祖金　庄泽燕

前　言

生物成像技术是生物结构和功能研究最直接、最有效的手段，推动着当代生命科学领域的快速发展。尤其在基础生物研究领域，生物成像技术能够多维度、高分辨地提供生物系统的动态变化信息，为解释生物体的内在机制提供强有力的支撑，进而破解生命与疾病的奥秘。其中，荧光成像技术具有非侵入性、即时反馈、高灵敏度以及高空间分辨率的特点，能让"看不见"的结构及过程变得可视化，这使得其在生物医学成像领域具有不可替代的优势，也为研究复杂生理-病理机制提供了有效的研究方法。荧光成像技术的进步很大程度上依赖于高性能发光材料的发展。

聚集诱导发光（aggregation-induced emission，AIE）现象是由我国科学家提出的原创科学概念，与广泛研究的聚集导致发光猝灭现象相反，AIE分子由于分子内运动受限，越聚集发光越强，突破了传统荧光聚集导致发光猝灭（aggregation caused quenching，ACQ）的瓶颈。生理环境及实际应用中，基本成分以水为主体，发光材料基本处于聚集或固体状态，因此AIE材料更贴近实际应用需求。基于AIE材料的荧光成像策略展现出操作简便、信噪比高、免洗、无创、实时等优势，目前已经实现了从分子标记到细胞及活体层面的生物成像。自AIE概念提出至今，已经开发了众多具有AIE性能的发光分子，其结构多样化及丰富的光物理和生物活性，使得AIE染料能满足生物成像的诸多需求，在生物成像领域具有广阔的应用前景。本书基于AIE染料在生物成像领域的发展现状，选取了具有代表性的分子及相应图例，展示AIE染料在多种维度及不同应用场景的成像效果，为相关科研工作者及感兴趣的人员提供参考。

全书共7章，第1章概述AIE及相关机制和应用，第2章主要介绍荧光及荧光成像技术，第3章到第6章分别介绍了AIE染料在生物大分子标记、细胞器成像、细胞标记及组织/活体成像中的应用。第7章简单介绍了生物成像中的常见问题及解决方法。本书图例主要来自已发表学术论文及编者拍摄，涵盖了从分子到活体层面的多维度效果展示；此外，编者总结了每一个AIE染料分子的特征、结合原理及拍摄条件，并结合实际拍摄过程中遇到的问题，总结了拍摄过程中容易出现的问题及解决措施，旨在为读者提供参考及成像操作指导。

本书仅选取部分代表性AIE染料及图片，且图片数量庞大，加上编写工作量大，书中难免会出现一些疏漏或表意不准确的地方，诚挚恳请读者及专家、学者给予批评和指正。同时，感谢本书编者及出版社的老师对本书的辛苦付出和大力支持，感谢广东省大湾区华南理工大学聚集诱导发光高等研究院和AIE研究院-博鹭腾分子影像材料及设备联合实验室对本书撰写的支持。

中国科学院院士　唐本忠

目 录

第1章 AIE概述 ·· 1
  一、荧光在生物成像中的重要性 ··· 1
  二、ACQ及AIE介绍 ·· 2
  三、AIE机制 ·· 3
  四、AIE生物成像应用简介 ·· 6

第2章 荧光成像技术 ·· 8
  一、荧光成像的原理简介 ··· 8
  二、荧光成像的技术和设备 ··· 9
  三、荧光成像在生物医药领域中的应用场景 ···························· 14

第3章 生物大分子标记 ··· 16
  第一节 生物大分子概述 ··· 16
    一、生物大分子的基本概念与生理功能 ································ 16
    二、生物大分子的常见标记策略 ·· 17
    三、AIE在生物大分子中的标记策略、应用简介及其研究意义 ···· 18
  第二节 核酸标记图例 ·· 19
    一、DNA标记 ·· 19
    二、RNA标记 ·· 21
  第三节 多肽/蛋白质标记图例 ··· 22
    一、多肽标记 ·· 22
    二、蛋白质标记 ··· 23
  第四节 糖类标记图例 ·· 26
    一、单糖标记 ·· 26
    二、多糖标记 ·· 26
  第五节 脂类标记 ··· 28

第4章 探秘亚细胞：成像与探索 ·· 31
  第一节 概述 ··· 31
    一、细胞器成像的临床意义 ··· 31
    二、常见细胞器研究技术及手段 ·· 32
    三、AIE在细胞器成像中的应用 ··· 33

第二节　细胞膜 33
一、细胞膜介绍 33
二、细胞膜研究意义 33
三、细胞膜常见染色手段 34
四、AIE在细胞膜成像中的应用 35
五、染色图例 35

第三节　线粒体 39
一、线粒体介绍 39
二、线粒体研究意义 40
三、线粒体常见染色手段 41
四、AIE在线粒体成像中的应用 41
五、染色图例 42

第四节　溶酶体 46
一、溶酶体介绍 46
二、溶酶体研究意义 47
三、溶酶体常见染色手段 47
四、AIE在溶酶体成像中的应用 48
五、染色图例 48

第五节　内质网 51
一、内质网介绍 51
二、内质网研究意义 52
三、内质网常见染色手段 52
四、AIE在内质网成像中的应用 53
五、染色图例 53

第六节　高尔基体 56
一、高尔基体介绍 56
二、高尔基体研究意义 57
三、高尔基体常见染色手段 57
四、AIE在高尔基体成像中的应用 58
五、染色图例 58

第七节　细胞核 61
一、细胞核介绍 61
二、细胞核研究意义 62
三、细胞核常见染色手段 62
四、AIE在细胞核成像中的应用 63
五、染色图例 63

第八节　脂滴 ··· 66
　　　一、脂滴介绍 ··· 66
　　　二、脂滴研究意义 ·· 67
　　　三、脂滴常见染色手段 ·· 67
　　　四、AIE在脂滴成像中的应用 ··· 68
　　　五、染色图例 ··· 68

第5章　细胞成像 ·· 76
　第一节　细胞成像的概述 ·· 76
　　　一、细胞的基本概念 ·· 76
　　　二、细胞成像的意义 ·· 76
　第二节　哺乳动物细胞成像 ··· 77
　　　一、哺乳动物细胞概述 ·· 77
　　　二、AIE在哺乳动物细胞成像中染色图例 ······································· 78
　第三节　微生物成像 ·· 88
　　　一、微生物特征介绍 ·· 88
　　　二、AIE在微生物成像中染色图例 ··· 89

第6章　活体成像 ·· 101
　第一节　活体成像概述 ··· 101
　　　一、活体成像的意义 ·· 101
　　　二、常见的活体成像手段 ··· 102
　　　三、AIE材料在活体成像中的优势 ··· 103
　　　四、AIE材料在活体成像中的应用 ··· 103
　第二节　血管成像图例 ··· 104
　　　一、血管成像的意义 ·· 104
　　　二、AIE材料在血管成像中的应用 ··· 104
　　　三、血管显微成像图例 ·· 105
　　　四、血管宏观成像图例 ·· 139
　第三节　中枢神经系统成像 ··· 157
　　　一、中枢神经系统成像的意义 ··· 158
　　　二、AIE材料在中枢神经系统成像中的应用 ··································· 158
　　　三、中枢神经系统成像图例 ·· 158
　第四节　胃肠道成像 ·· 164
　　　一、胃肠道成像的意义 ·· 164
　　　二、AIE材料在胃肠道成像中的应用 ·· 164
　　　三、胃肠道成像图例 ·· 164
　第五节　泌尿生殖系统成像 ··· 169

一、泌尿生殖系统成像的意义···169
　　二、AIE材料在泌尿生殖系统成像中的应用·································169
　　三、泌尿生殖系统成像图例···170
　第六节　免疫系统成像··179
　　一、免疫系统成像的意义··179
　　二、AIE材料在免疫系统成像中的应用··179
　　三、免疫系统成像图例···179
　第七节　肿瘤成像···186
　　一、肿瘤成像的意义··186
　　二、AIE材料在肿瘤成像中的应用···187
　　三、肿瘤成像图例···187
　第八节　小型水生脊椎生物成像··210
　　一、小型水生脊椎生物成像的意义··210
　　二、AIE材料在小型水生脊椎生物成像中的应用··························210
　　三、小型水生脊椎生物成像图例···211
第7章　生物成像中常见问题···230
　一、细胞膜染色常见问题···230
　二、线粒体染色常见问题···231
　三、细胞核染色常见问题···235

第1章

AIE概述

一、荧光在生物成像中的重要性

光是一种重要的自然现象，人类诞生伊始，便通过光感知世界万物。随着人类文明的发展，光成为人类生产和生活中不可或缺的因素。光不仅能够作为能量的载体，为人类提供资源，同时还能作为信息的载体，帮助人类观察客观世界斑驳陆离和瞬息万变的景象，进而增进对世界的了解。随着人类文明的不断推进，光成为科学研究的工具，人类在认识世界的同时发现了许多自然界的规律。中国古代最早对光的研究可以追溯到春秋战国时期，墨子及其弟子在《墨经》中对小孔成像实验进行了记载。人们对光和像的认识加速了光学元件和仪器的出现和发展。15世纪末至16世纪，凹面镜、凸面镜、眼镜、透镜等光学元件相继出现，使得人类对客观和微观世界有了进一步的观察和研究。17世纪初，延森（Janssen）和冯特纳（Fontana）发明了第一架显微镜。但由于光学显微成像系统存在的物理限制、成像条件不佳和人为干扰因素，导致出现模糊等降低成像质量的问题。因此，提高成像质量（例如对比度和分辨率等）对获得更精准和全面的结构信息以及深入了解复杂的生物组织和生物学机制具有重要的意义。近年来，生物成像除了上述的显微成像技术之外，还包含了荧光成像、磁共振成像（MRI）、超声成像、光声成像、正电子发射断层扫描（PET）、单光子发射计算机断层扫描（SPECT）等。值得注意的是，荧光成像技术是一种直接可视化技术，可作为生物成像领域理想的应用工具。

荧光的最早发现可以追溯到1845年，Sir John Frederick William Herschel首次发现奎宁在450 nm处发射蓝色荧光。自此，其他一些荧光材料（如叶绿素、香豆素、荧光素、罗丹明、BODIPY等）被陆续发现和开发。基于荧光材料的荧光成像技术具有实时成像、可视化程度高、对生物样品损伤小、通用性强等优势，因此成为研究细胞机制和可视化各种生物过程不可或缺的方法。并且，这种荧光成像技术相比于其他成像技术，在活细胞和离体组织切片方面展现出更高的灵敏性、高分辨率和高对比度。荧光成像技术是利用荧光团受到激发后发射出荧光信号，通过观察和整合荧光信号的产生和猝灭，实现信息的感知和可视化。

目前，基于荧光的成像技术作为生物成像技术的一个重要分支，相关研究工作者们已经设计和合成了多种结构的荧光材料，以满足日益增长的成像需求（如生物大分子标记、亚细胞成像、细胞成像、细菌成像、活体成像等）。荧光成像技术的深入进展依赖于先进的荧光材料的发展，而荧光材料的亮度、光稳定性、对比度、生物相容性等直接影响着荧光成像质量。合理的分子结构设计可以有效地提高荧光材料的发光效率。良好的光稳定性使得荧光材料可以随着辐照时间的推移保持稳定的荧光信号，而较差的光稳定性则会导致荧光材料在光辐照下快速发生光漂白。此外，用于生物成像方面的荧光材料还需要遵循生物相容性、低细胞毒性和良好细胞通透性的要求，这样才能获得理想的成像结果。同时，还需要考虑荧光材料与目标物体与背景噪声之间是否能够提供足够的对比度。这里的对比度是指荧光材料发射的荧光信号与周围黑暗背景产生显著差异的现象。最小化背景信号对于获得高分辨率图像至关重要。波长在400～650 nm的可见光区间是经典的荧光成像范围。然而，光子与生物组织之间的相互作用（如光散射和自发荧光等）也会影响荧光信号的获取，导致较低的组织穿透性和成像分辨率，进而使得生物体的生理和病理信息缺失。生物组织中的光子散射会随着波长的增加而减少，因此具有较长激发和发射波长的近红外荧光材料在组织穿透和信噪比方面表现出优异的活体成像性能。

荧光在分子层面上能够对分析对象进行无创、实时、特异性和灵敏的动态监测与分析，进而阐明和可视化生物体内部组织结构和生理功能信息，更好地帮助对疾病进行检测、定性、评估和诊疗。由此可见，荧光在生物成像研究领域中具有明朗的发展前景。

二、ACQ及AIE介绍

对有机荧光分子的研究可以追溯到很久之前。早在20世纪中叶，Förster在研究分子发光时就发现：当发光分子处于分散状态时可以发射很强的荧光，而浓度增加后分子之间由于非辐射能量转移，发光强度会减弱甚至完全消失。这种现象在1970年被Birks描述为"在大部分芳烃及其衍生物中很常见"[1]。这种传统的有机荧光分子在高浓度或聚集状态下荧光强度降低甚至消失的现象，也被称为"聚集导致荧光猝灭"（aggregation-caused quenching，ACQ）现象。然而，在实际应用中，不可避免地会出现分子高浓度溶液或分子聚集态下的荧光应用，而ACQ效应的存在导致许多传感器和生物探针成像灵敏性能大大降低，对实际的生产应用造成了很大的影响。通过对ACQ结构的研究，人们意识到其聚集态下的荧光猝灭主要是由分子堆积引起的，因此，减少其聚集和堆积是一个很容易想到的提高荧光强度的策略。但这些策略使得分子的合成更加烦琐，也不能从源头上解决分子聚集带来的问题。

科学家们也想到了另一个"顺其自然"的解决方法。由于范德华力等分子间相互作用，分子在微观下的聚集是一个自发的过程，如果可以找到一类荧光分子，让其荧光效率随着自己的聚集而逐渐增强，许多问题就能够迎刃而解了。香港科技大学的唐本忠课题组团队经过发现和取证，于2001年报道了多取代硅杂环戊二烯（噻咯）的发光性质[2]。这种分子在稀溶液中几乎不发光，但是随着不良溶剂（水）的不断加入，分子聚集发光显著增强（图1-1），"聚集诱导发光"（aggregation-induced emission，AIE）这一概念首次被提出。具有AIE效应的分子相比于传统的荧光分子表现出了截然不同的光物理性质，对其结构的观察和机制的探究，使得人们对于有机荧光有了进一步的认知，这也为生物荧光成像带来了全新的机遇。

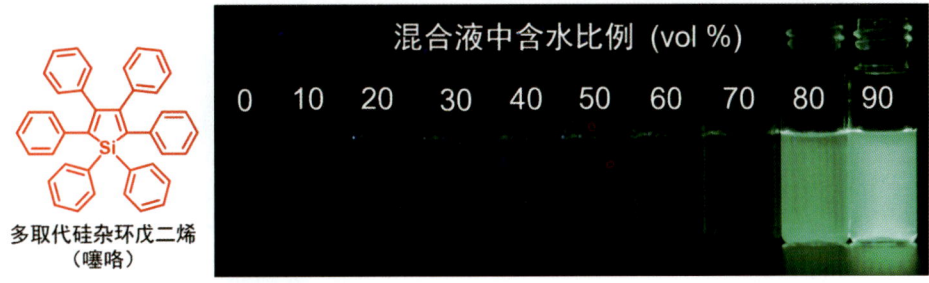

图1-1 噻咯在不同含水比例的四氢呋喃/水混合溶液中发光强度

三、AIE机制

聚集诱导发光作为一个光物理化学现象，拓宽了人类对于发光现象的认知，也为人工发光的设计提供了更多的思路。理解聚集诱导发光现象的产生机制有助于更好地理解荧光分子的光物理过程，这对于小分子荧光染料的设计开发、实际应用转化、促进科技创新等领域都具有重要的指导意义。同时，聚集诱导发光的研究对象涉及光电分子从单分子态到溶液态、固体态等聚集态的光物理性质变化。对其发光机制的研究，可以帮助更加深入地理解聚集体科学，研究分子性质随着聚集的变化规律。自聚集诱导发光概念于2001年问世以来，研究者们一直渴望对这一现象背后的内在机制作出合理的解释。在20余年的研究中，人们对其机制作出了多种模型构建，其中被普遍接受的机制解释为分子内运动限制（RIM）理论，本节将对此理论的主要内容、典型分子、量子力学解释与优化等方面进行阐述。

1. RIM理论的主要内容　在AIE现象发现之初，研究者们就通过对一系列具有AIE效应的荧光体（aggregation-induced emission luminogens，AIEgens）的结构进行研究后，总结出了这类分子在结构上的共性。他们探讨了其中分子的平面性和旋转自由度、分子内结构限制、分子间相互作用、分子E/Z异构等因素对于其发光性质的影响。此后大量的研究总结都表明，对于大多数AIEgens而言，它们都显示出高度扭曲的螺旋桨状结构。这意味着，其中的扭曲结构或在AIE现象中起着关键作用。基于观察与这一合理性假设，唐本忠团队提出了最为经典的分子内运动受限（restriction of intramolecular motions，RIM）模型来解释这一分子结构导致的聚集态现象（图1-2）。

基础物理学表明，任何运动，无论是微观的还是宏观的，都需要消耗能量。分子的运动包括旋转和振动，根据这一特点，RIM又细分为分子内旋转受限（restriction of intramolecular rotations，RIR）和分子内振动受限（restriction of intramolecular vibrations，RIV）。许多AIE发光团在溶液状态下具有良好的旋转活性或是振动活性，这导致受激发的分子能量主要通过非辐射衰变的方式弛豫回到基态，荧光量子效率低，表现为弱荧光或无荧光；而在聚集态下，由于物理约束，分子内转动受到限制，非辐射通道被阻断，辐射通道被打开，荧光量子效率增强，表现为聚集态下的荧光强度增加。值得注意的是，ACQ和AIE都是对分子发光现象的描述，因此当在阐述AIEgens结构特征时，从逻辑上讲是一种概括性归纳，仍然需要通过进一步的实验设计来证明这一假设的普适性。

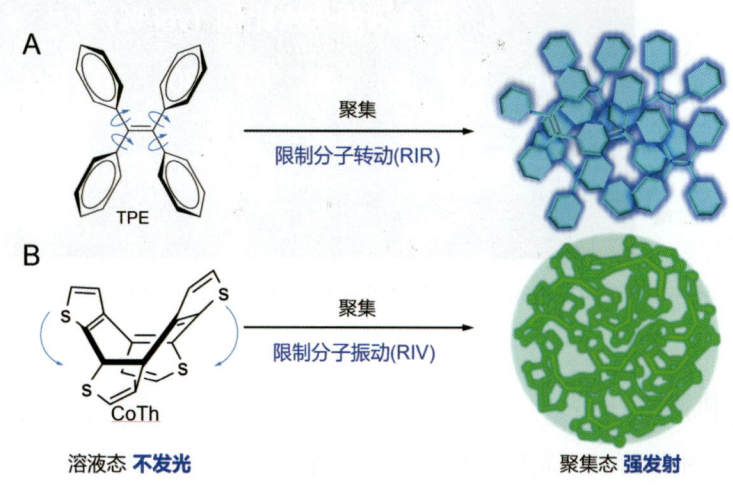

图1-2 AIE机制示意图

2. RIM理论的拓展解释 从历史上看，科学家们通常认为物质的性质是由分子的性质决定的。上述对于RIM机制的解释，是在早期对发光材料的研究中，基于稀溶液中的孤立分子体系假设提出的。然而，在现实中，随着分子从单体变为聚集态，新的特性也可能会逐渐显现。例如，亲水性氨基酸经过自组装可以形成具有空间结构的疏水性蛋白质。值得注意的是，一些在单分子或稀溶液下不发光的非共轭分子（如糖）在聚集或团聚时往往会表现出发光现象。这主要是因为分子中含有的富电子原子或基团的电子云重叠，这种簇聚发光比单独的原子或基团有更高的电子共轭，形成簇聚发光现象。在某些系统中，固体粉末下的AIEgens只能轻微团聚，分子内运动仍然有很大的自由度，仍然会导致非辐射途径的能量耗散，而形成AIEgen晶体后，规整的晶体结构将分子运动进一步限制，发光得到增强。这种现象在磷光材料中更常见，因为它们的三重态比单重态更容易发生非辐射衰变。这意味着，对RIM机制的利用不仅仅涉及分子工程上的调控，也可以通过介观维度抑制分子运动，来实现聚集态下的荧光增强效果。近些年来，唐本忠团队从分子失活途径角度入手，并借助量子化学的研究方法，进一步将RIM机制拆分成四个限制途径[3]。

首先，对于具有活跃分子运动的AIE系统，其激发态能级与基态能级间电子振动耦合引起的内转换通常非常快，超过荧光速度，导致稀溶液环境下的荧光猝灭。例如，AIEgen在激发时经历苯环扭转和双键扭曲（图1-3A），这使得S_1和S_0之间存在强烈的电子振动相互作用，S_1态的势能面非常平坦，并且涉及许多具有高量子数的振动态。这些振动态与S_0态的振动态重叠得很好，并急剧加速了内部转换的速率。相反，在固体中，扭曲运动受到空间约束和周围分子相互作用的阻碍，需要更高的能量，这导致了一个陡峭的势能面（PES）。此时，S_1和S_0中的振动模式较少，并且它们的波函数重叠不太有效。受S_1-S_0电子振动耦合（RVC）的限制，AIEgens在聚集态下发射增强。

其次，还有许多AIE分子，如图1-3B中所示的AIE分子，在激发态下分子构型发生了较大变化，使得激发态和基态出现上述的圆锥形能量交叉点。由于此时S_1和S_0是简并的，振动相互作用的幅度接近无穷大，导致非辐射衰减。然而在聚集状态下，这种构型的变化受到空间限制，从而通过限制进入锥形交叉口的方式减少了非辐射耗散，表现为荧光增强（RACI）。

此外，还应当考虑多重态和跃迁的选律问题，跃迁轨道的空间重叠性，跃迁前后的电子云对称性，π/n电子跃迁模式等因素都影响着实际跃迁概率。某些激发态具有较小的摩尔吸光系数和振子强度，导致较小的跃迁概率，产生禁阻。这些激发态有利于非辐射衰变，因此被定义为暗态。它们在溶液状态下的弱荧光分别归因于光诱导电子转移（PET）、扭曲分子内电荷转移（TICT）和系间窜越（ISC）。实际上，这些量子物理过程可以统一归结为跃迁禁阻导致的猝灭效应。电子的转移或多重态变化会导致禁阻跃迁的形成，从而猝灭荧光（图1-3C）。而在聚集态下，导致分子进入暗态的分子运动受到限制，或暗态的能量升高，使其在热力学上不可到达。这样暗态得以被限制，分子发光恢复（RADS）。

除了光物理衰变途径之外，激发态的AIEgens还可能发生光化学反应，如光异构化和光环化（图1-3D），而这种变化往往伴随着分子构型的变化。稀溶液状态下的构型变化/新产物可能会导致上述三种猝灭途径。在聚集体中，通过限制导致产物形成的分子运动来抑制光化学反应（SPCR），从而增强发射。

在未来的研究中，除了揭示失活途径和确定导致发光猝灭的确切分子运动外，其他有关分子运动的机制问题也值得探索，包括固态分子运动、分子间平移运动、分子运动的频率和幅度等。同时，对原子团簇引发发光、室温磷光等AIE体系的机制解释还有待进一步完善，希望通过上述研究可以逐步完善AIE机制。

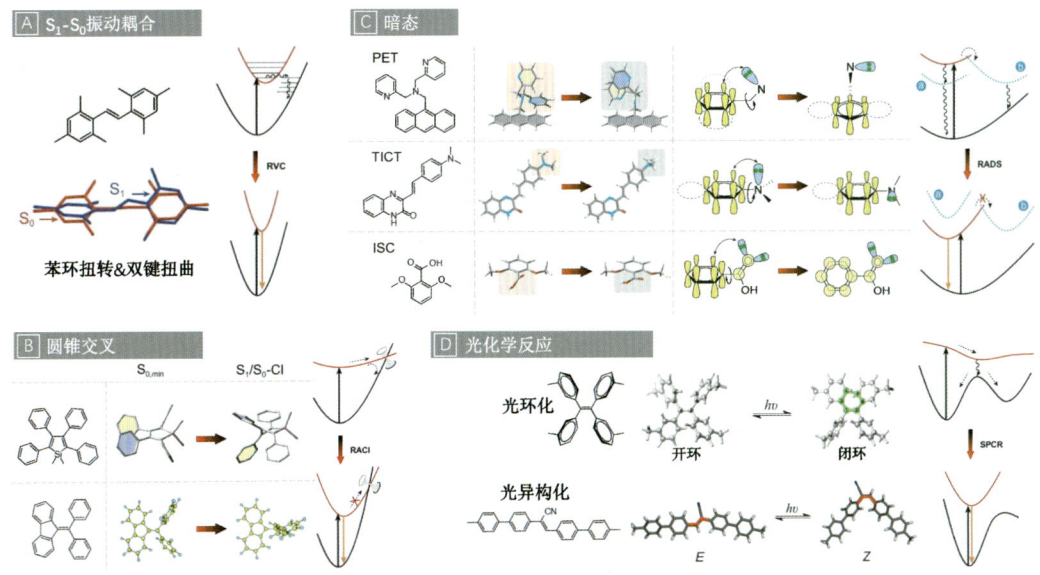

图1-3 聚集诱导发光分子运动受限机制（RIM）示意图及特征分子举例[4-6]

四、AIE生物成像应用简介

在生物体内，有机分子一般以聚集的形式存在，其间存在着包括氢键、静电相互作用、π-π相互作用、电荷转移等多种非共价相互作用，在这种高浓度的聚集态下，传统的有机荧光团会被猝灭，这种ACQ效应严重影响了其成像及其他应用。AIE特性的分子则利用了聚集状态下分子运动受限的情况，克服了ACQ效应，有着高的荧光信号。此外，AIE分子同样具有高的量子效率和光稳定性，使得其在不同领域都有着广泛的应用，如传感器、电致发光材料、光学设备、生物成像及治疗等。近些年来，荧光成像技术凭借其高灵敏度、高分辨率、高安全性、低成本等优势，在筛查和成像领域得到了广泛应用。随着AIE材料的深入研究，其高发光效率以及多样的结构和性质使得其在生物成像造影剂中占据重要地位。

1. 细菌检测　细菌是无处不在的，它既是人体上的共生体，参与人体健康的运转，也是造成细菌感染引起皮肤病、肺炎以及一些传染病等疾病的元凶。常见的检测细菌的方法包括革兰氏染色、基因微阵列、免疫学分析、聚合酶链反应等，但这些技术耗时、操作复杂，并且需要复杂的仪器。因此，利用荧光成像的优势，对细菌的实时成像与追踪对帮助了解身体健康状况、指导有效和精确的细菌感染治疗十分重要。由于大多数细菌表面带负电荷，并且细菌感染后会导致感染部位微环境（如pH和温度）的改变。此外，细菌释放的毒素和脂肪酶也有助于感染部位微环境的变化。基于这些特征，对AIE分子结构进行针对性设计，通常是利用氢键相互作用、共价相互作用等来增强与细菌的结合亲和力。迄今为止，AIE材料已广泛应用于细菌检测的不同方面，如革兰氏阳性菌和革兰氏阴性菌与真菌的特异性检测、活菌和死菌的鉴别、细胞内细菌检测以及细菌的诊疗一体化等。

2. 细胞成像　细胞是生物体的最基本单元，细胞的状态可以直接反映生物体运转的正常与否。因此，细胞成像技术可提供单个细胞、组织甚至生物体内的动态信息，是研究细胞生物学、疾病治疗、神经科学等问题的必要技术。利用AIE材料的优异特性，包括亚细胞成像、细胞特异性识别以及细胞活动的长期追踪等方向的应用被深入探索。

亚细胞是细胞的重要组成部分，在维持细胞的运转过程中占据非常重要的作用，比如细胞膜参与细胞识别、信号传递和营养转运等过程，线粒体参与细胞能量产生，溶酶体用于大分子降解等，其功能障碍与部分疾病如阿尔茨海默病、脂肪肝以及癌症密切相关。因此，对特定细胞器及其微环境的成像与监测对于指导临床分析和疾病治疗相当重要。近些年来，利用特定细胞器的特点或是微环境作为靶标，如细胞膜多样的蛋白质受体结构、线粒体较负的膜电位、溶酶体内低的pH、脂滴内固有的亲脂环境、染色体结构的基因位点或特异的表面结构等，研究人员开发出了多种AIE材料用于多种亚细胞包括细胞膜、线粒体、溶酶体、内质网、脂滴及细胞核的靶向成像过程。

长期监测和跟踪动态的生物过程，如细胞迁移、分裂和融合、组织和生物体中的细胞运动、癌细胞的转移等，对了解生命过程有着重要意义。AIE材料纳米聚集体或纳米颗粒的形成使得其在体内有着较长的保留时间，在长期追踪方面更有优势。实现长期追踪的一种方法是利用化学反应（比如巯基和胺介导的反应，叠氮化物-炔烃点击反应等）将AIE分子固定在细胞成分上，或利用生物偶联反应使得AIE荧光分子标记生物大分子，从而实现体内的长期监测。截至目前，除了对细胞的长期追踪以外，还开发出多种AIE荧光团用于生物活动过程的检测，包括细胞凋亡、线粒体自噬、干细胞分化等。

3.活体成像　各类AIE探针的特异性成像最终的落点还是在人体的健康检测和疾病诊疗上。可见光区域的荧光成像虽然被广泛应用，但仍存在组织中光散射和吸收多、穿透深度弱，噪声和组织自发荧光影响较大等问题，难以满足实际应用中深处组织高清成像的需求。为此，开发出了多种多样的成像方法用于适应不同的治疗条件，包括多光子成像、近红外成像等。

与常规的荧光成像相比，近红外区域可以有效减少激发和发射光在深层组织处的吸收、散射，具有低背景干扰、深组织穿透能力等优点。目前的研究已逐渐从近红外Ⅰ区（700～950 nm）向近红外Ⅱ区（1000～1700 nm）扩展，在多种组织成像和疾病诊疗中有着广泛的应用。通过对分子D-A结构的调节实现对波长的变化，已经开发出了多种基于不同电子受体结构的近红外发射AIE分子，在评估血液循环、炎性肠病或各类肿瘤的近红外成像和追踪中都有着广泛的应用。

如上所述，AIE材料自2001年被提出开始，经历20余年的发展，人们对其背后的工作机制及其潜在应用进行了深入的探索。通过对AIE分子的机制研究，包括分子运动受限、抑制卡莎规则和光化学结构变化等机制，指导AIE分子结构的合理设计，推动其在环境检测、生物成像以及临床诊断和治疗中的应用。AIE材料结构多变、荧光强、分辨率高、易于修饰，伴随着纳米材料的发展，使其在生物成像领域取得了长足的进展。

（冯光雪）

参 考 文 献

1. Bünau G, J. B. Birks: Photophysics of Aromatic Molecules. Wiley Interscience, 1970, 74 (12): 1294-1295.
2. Luo J, Xie Z, Lam J W, et al. Aggregation-induced emission of 1-methyl-1,2,3,4,5-pentaphenylsilole. Chemical Communications, 2001, 18: 1740-1741.
3. Tu Y J, Zhao Z, Lam J W Y, et al. Mechanistic connotations of restriction of intramolecular motions (RIM). National Science Review, 2021, 8 (6): 260.
4. Zhang H K, Liu J K, Du L L, et al. Drawing a clear mechanistic picture for the aggregation-induced emission process. Materials Chemistry Frontiers, 2019, 3 (6): 1143-1150.
5. Bu F, Duan R H, Xie Y J, et al. Unusual Aggregation-Induced Emission of a Coumarin Derivative as a Result of the Restriction of an Intramolecular Twisting Motion. AngewandteChemie International Edition, 2015, 54 (48): 14492-14497.
6. Tu Y J, Liu J K, Zhang H K, et al. Restriction of Access to the Dark State: A New Mechanistic Model for Heteroatom-Containing AIE Systems. AngewandteChemie International Edition, 2019, 58 (42): 14911-14914.

第2章 荧光成像技术

一、荧光成像的原理简介

荧光成像技术是一种基于荧光现象发展起来的技术，常用于生物医学领域中微生物、细胞、组织和活体的成像。在介绍荧光成像原理之前，首先要介绍一些基本的光学概念。

1.光学的基本概念　光是一种电磁波，是能量的辐射形式。电磁波是由电场和磁场相互作用而产生的一种能量传播形式。它们以伽马射线、X射线、紫外光、可见光、红外线、雷达波、调频广播、电视广播、短波、调幅广播等不同形式存在。其中可见光和近红外光在荧光成像中较为常见。通常可见光的波长范围在400～700 nm，近红外Ⅰ区波长在700～900 nm，近红外Ⅱ区波长在1000～1700 nm（图2-1）。

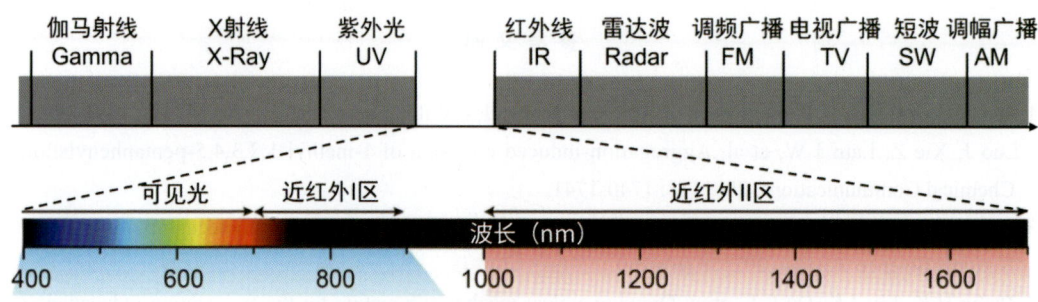

图2-1　电磁波的分类及可见光和近红外光的定义

除了按照波长对光进行分类外，在光学上还有另外一些基本概念（图2-2）。

（1）吸收：是指光能被物质吸收并转化为其他形式的能量的过程。当光线照射到物质表面时，物质中的原子或分子会吸收光的能量，使得它们的电子跃迁到更高能级的轨道上，这个过程时间大致在10^{-15}秒。

（2）振动弛豫：是指分子到达激发态后，通过内部振动方式释放多余能量，逐渐回到同一电子态最低振动能级的过程。该过程非常迅速，只需10^{-14}～10^{-12}秒。

（3）内转换：是指相同多重度能态之间的非辐射跃迁过程，如$S_m \rightarrow S_n$，$T_m \rightarrow T_n$，该过程较快，只需10^{-13}～10^{-11}秒。

（4）荧光：是指一种光致发光的现象。当用一种特定波长的光照射到某种物质时，这种物质的电子由低能级跃迁到高能级，高能级的电子是不稳定的，以辐射跃迁的形式

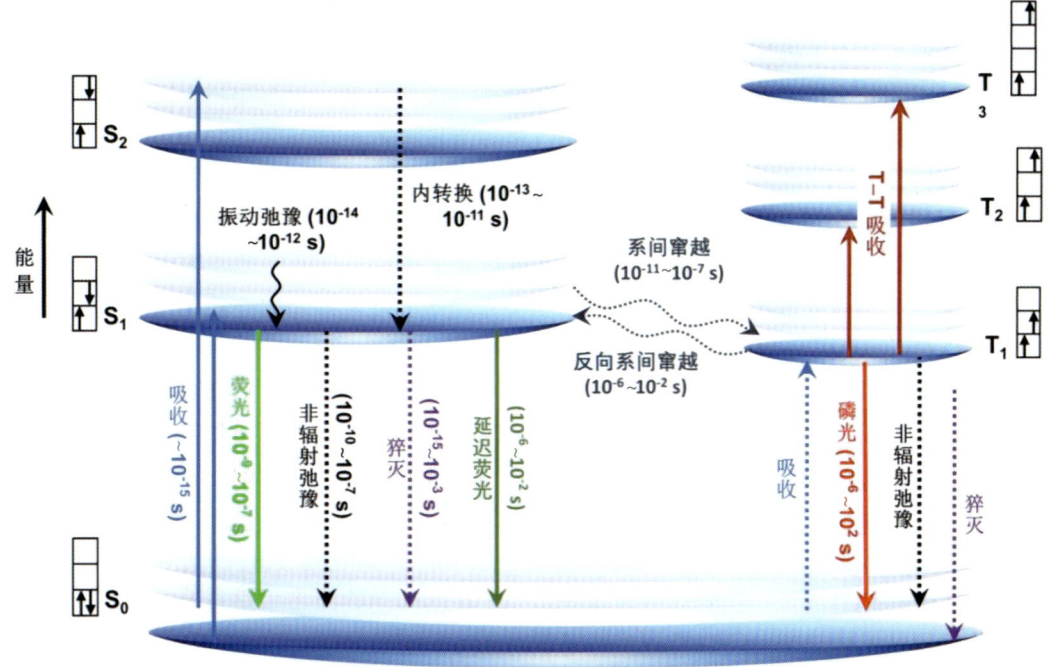

图2-2 雅布隆斯基分子能级图

返回到基态,在极短的时间($10^{-9} \sim 10^{-7}$秒)内发射出比照射波长更长的光。具有这种性质的发射光通常称之为荧光。

(5)系间窜越:是指不同多重度的能态之间的非辐射跃迁过程,如$S_1 \rightarrow T_1$,该过程与反系间窜越($T_1 \rightarrow S_0$)互为相反的过程。

(6)延迟荧光与瞬时荧光的区别:在于辐射寿命的不同,延迟荧光的寿命在$10^{-6} \sim 10^{-2}$秒。分子的第一激发三重态T_1跃迁到第一激发单重态S_1,再回到基态S_0的辐射跃迁过程,在该过程中发出的荧光称为延迟荧光。

(7)磷光:是指分子在受到激发后,由第一激发三重态T_1向基态S_0跃迁时发出的光。与瞬时荧光不同,磷光的寿命通常是在$10^{-6} \sim 10^{2}$秒。

2.成像原理简介　荧光成像原理是基于物质吸收光能后再发射出的荧光信号,其原理如下:首先,在样品中加入荧光物质;然后,使用特定波长的激发光来激发样品中的荧光物质。激发光照射到样品上,被荧光标记物吸收,激发其跃迁到高能级,使其处于激发态。在激发态停留一段时间后,荧光物质会从激发态返回到基态,释放出特定波长的荧光。这个发射波长是特定于荧光标记物的,可以通过滤光片选择性地收集。通过探测器记录荧光信号的强度、位置和分布等信息,进而生成荧光图像。

二、荧光成像的技术和设备

1.荧光成像技术　荧光成像技术是利用荧光染料或荧光标记的样品,通过光激发荧光染料,使其跃迁到高能态,随后再以辐射的形式发射出荧光信号。这些信号经过显微镜的荧光通道收集,可形成高对比度、高分辨率的荧光图像。荧光成像技术还可以通过荧光共振能量转移、荧光双重标记、荧光时间分辨技术等方法,实现更复杂的荧光成像和分析。荧光成像技术的应用范围广泛，包括细胞生物学、分子生物学、神经科学、免疫学、病理学等多个领域。常见的荧光成像技术如下：

（1）荧光显微镜：荧光显微镜是最常见的荧光成像技术。它利用特定波长的激发光来激发样品中的荧光染料，然后通过物镜收集被激发的荧光信号，并利用成像系统进行记录和分析。

（2）荧光共聚焦显微镜：荧光共聚焦显微镜结合了激光点扫描和荧光显微镜的原理，能够获得高的空间分辨率，并且对样品进行光学切片，从而实现三维成像。

（3）荧光寿命成像技术：它利用样品中荧光物质的发光寿命来获取关于样品结构和功能的信息。

（4）多光子荧光成像技术：荧光物质分子同时吸收多个光子，跃迁到激发态后，再返回到基态，发出荧光信号的。通过探测和记录这些荧光信号，可以获得对样品内部结构和荧光标记物的三维图像。

（5）荧光蛋白标记技术：利用荧光蛋白标记技术，可以通过转基因或转染的方式将荧光蛋白引入到细胞或组织中，从而实现对样品内部结构和动态过程的实时成像。

（6）荧光体外成像：荧光体外成像技术用于在活体动物模型中进行荧光标记的活体成像。这种技术可以帮助研究者观察和记录动态的生物学过程。

荧光成像技术优势有以下几点。①高灵敏度：荧光信号强度可以非常微弱，因此能够检测到细胞和组织的低浓度荧光标记物。②高分辨率：通过适当的显微镜系统和成像算法，可以获得高空间分辨率的荧光图像，揭示细胞和组织的细微结构。③多通道检测：荧光标记剂可以针对不同生物分子或细胞器进行选择性标记，从而实现多通道的荧光成像，提供更丰富的信息。④实时观察：荧光成像可在活体条件下进行，能够实时观察生物过程，如细胞迁移、蛋白质相互作用等。⑤非侵入性：荧光成像不需要对样品进行特殊的处理或固定，可在活体中进行观察，不会对样品造成明显的伤害或干扰。

2. 荧光成像设备

（1）荧光显微镜（图2-3）

1）适用范围：①用于观察细胞和组织的形态、结构和功能；②可以通过标记特定分子或细胞结构的荧光探针，研究其位置和相互作用；③适用于细胞和组织培养、染色和固定的样本。

2）特点：①相对简单易用，常见且经济实惠（价格在3万～30万元）；②能够观察活体和固定样本中的荧光信号；③提供相对低分辨率的图像，适用于一般的细胞和组织研究。

3）劣势：①分辨率较低，对于更小的结构可能无法清晰显示；②对于某些样本需要进行特殊的准备和处理才能获得较好的成像效果。

（2）激光共聚焦荧光显微镜（图2-4）

1）适用范围：①适用于高分辨率成像，观察更小的细胞结构和分子亚单位；②可以进行三维成像，研究样本的三维空间结构和动态变化。

2）特点：①具有较高的分辨率，能够观察到更细微的细胞和分子结构；②支持三维成像，信息更全面；③不同于传统荧光显微镜的照射方式，它对样本进行点扫描，减少背景信号和光损伤。

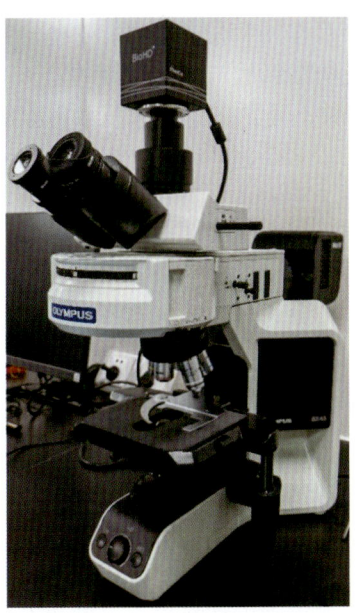

图2-3 荧光显微镜图

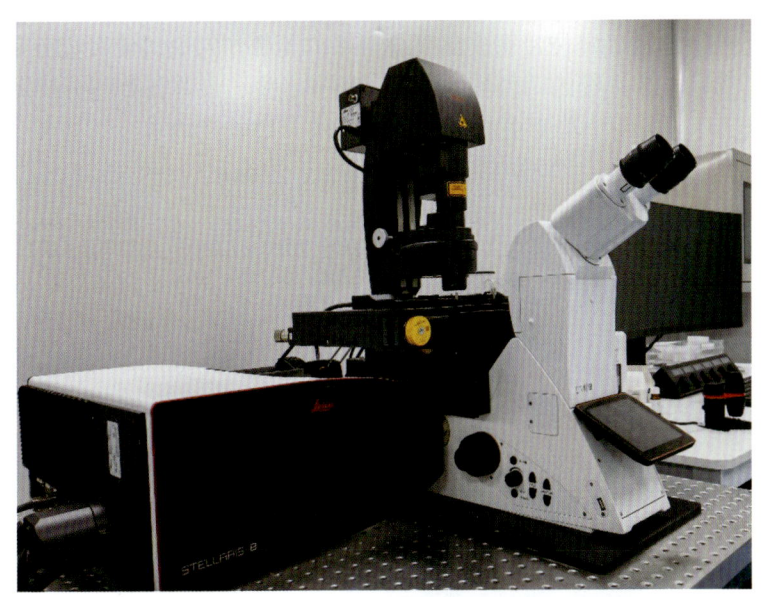

图2-4 激光共聚焦荧光显微镜

3）劣势：①设备价格较高（100万～500万元不等）；②由于扫描时间较长，所以成像速度相对较慢。

（3）激光共聚焦荧光寿命成像显微镜：激光共聚焦荧光寿命成像显微镜是在激光共聚焦荧光显微镜的基础上加上荧光寿命成像模块。荧光寿命成像是利用荧光物质寿命的差异来实现的。

1）适用范围：①在原来高分辨率成像的基础上，获得荧光物质的时间寿命信息；

可用于分析分子的动力学、相互作用和位置信息；②如药物靶点筛选、药物分子与细胞内靶标的相互作用研究，以及药物释放与代谢过程的监测。

2）特点：①高分辨率成像。荧光寿命成像技术可以实现高分辨率的三维成像，提供详细的空间信息。②无须标记多个物质。相比其他成像技术，荧光寿命成像技术只需标记一种荧光物质即可获取丰富的信息。③动态信息获取。通过测量荧光信号的寿命，可以获得关于分子运动和相互作用的动态信息。

3）劣势：①仪器复杂性。荧光寿命成像技术需要配备特殊的显微镜和激光系统，操作相对复杂。②时间消耗。荧光寿命成像通常需要较长的时间进行数据采集和分析。

（4）超分辨荧光显微镜：超分辨荧光显微镜包括结构光照明显微镜、受激发射损耗荧光显微镜和单分子定位显微镜。

1）结构光照明显微镜（SIM）：主要利用特定空间频率的结构化光与样品的结构相互作用后，采集多个图像信息，然后通过计算处理来获取更高空间频率的信息，实现超分辨成像。

2）受激发射损耗荧光显微镜（STED）（图2-5）：它利用一个激发光束激发样品中的荧光分子，同时使用一个损耗光束，使激发态的荧光分子通过受激辐射损耗过程返回基态而不自发辐射荧光，从而获得超衍射极限的荧光发光点，实现超分辨成像。

3）单分子定位显微镜（SMLM）：SMLM利用采集大量单个荧光分子的信息，并通过对这些分子位置的精确定位，重建出高分辨率的图像。它通过使荧光分子以随机方式进入激发态，然后在非连续的图像帧中进行采集和定位，最终得到超分辨图像。

①适用范围：a.适用于需要更高分辨率的成像，如研究纳米级结构和分子亚单位的位置和相互作用；b.适用于生物学和医学中的细胞、组织和病理学研究。

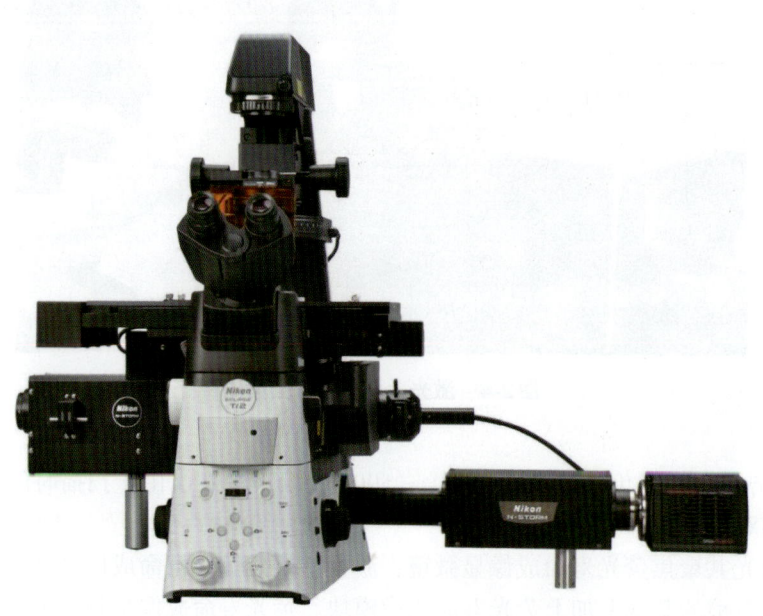

图2-5　受激发射损耗荧光显微镜

②特点：a.可以提供比传统荧光显微镜和激光共聚焦荧光显微镜更高的分辨率，能够观察到更小的结构，例如细胞器和分子的亚单位；b.可以进行三维成像，提供更全面的信息。

③劣势：a.设备价格较高（100万～500万元不等）；b.由于使用的技术较为复杂，所以需要专业的训练和技能。

④染料要求：光稳定性好，亮度高，可以长时间追踪。

（5）多光子荧光显微镜（图2-6）

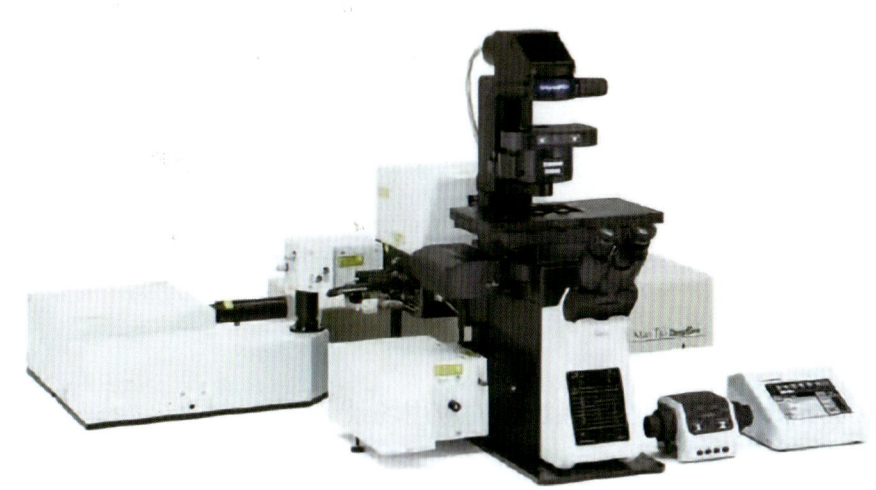

图2-6　多光子荧光显微镜

1）适用范围：对厚度较大、组织样本成像，可以更好地克服深部组织的散射和吸收，有更好的穿透能力。

2）特点：①除了共聚焦显微镜的优势外，多光子共聚焦显微镜通过使用近红外激光，可实现更好的穿透能力，对生物样本的光伤害更小；②在长时间成像时对样本的毒性更小。

3）劣势：速度略慢；设备价格较高（100万～500万元不等），需要较高的投资。

4）染料要求：光稳定性好，亮度高，可以长时间追踪。

（6）小动物荧光成像仪（图2-7）

1）适用范围：用于对小动物进行非侵入性成像，研究其生理、病理和药物反应等；可以观察和跟踪小动物体内的荧光探针、放射性标记物等。

2）特点：①能够提供整体、实时的动态图像，了解小动物体内的生物过程；②可以进行定量分析，如荧光强度、代谢活性等；③可以减少动物使用量和替代传统的烦琐试验。

3）劣势：设备价格较高（100万～300万元不等）；需要特定的标记物或荧光探针来实现成像，限制了应用范围。

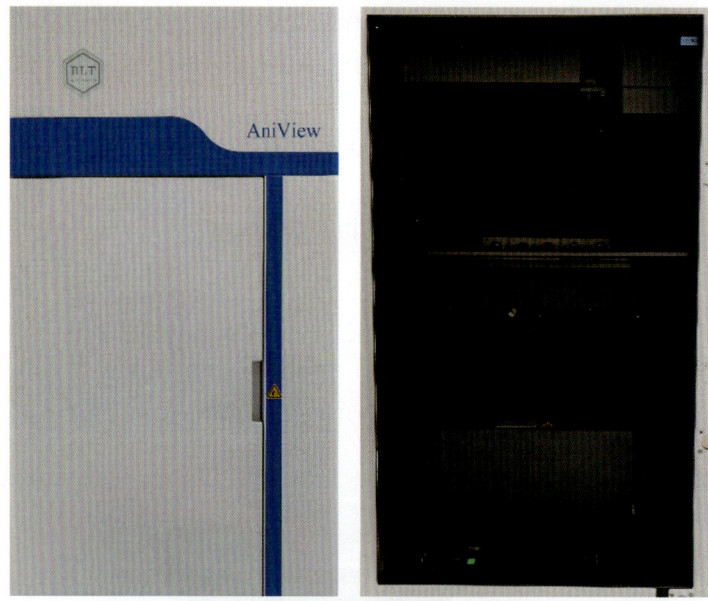

图 2-7 小动物荧光成像仪

三、荧光成像在生物医药领域中的应用场景

见图 2-8。

1. **生物分子探针** 荧光分子可以用于标记特定蛋白、RNA 和 DNA 等生物分子，在细胞或活体中，通过荧光成像技术实现对这些分子的可视化，这对于研究物质的代谢、定位特定分子以及观察其动态变化非常重要。

2. **药物筛选** 当药物与细菌或细胞作用后，利用荧光分子与细菌或细胞结合之后，其荧光强度或发射波长的变化可以反映药物对细菌或细胞的作用效果，进而确定药物的效果和适用范围。对于一些发光的药物，可以利用荧光成像直接筛选药物分子，通过观

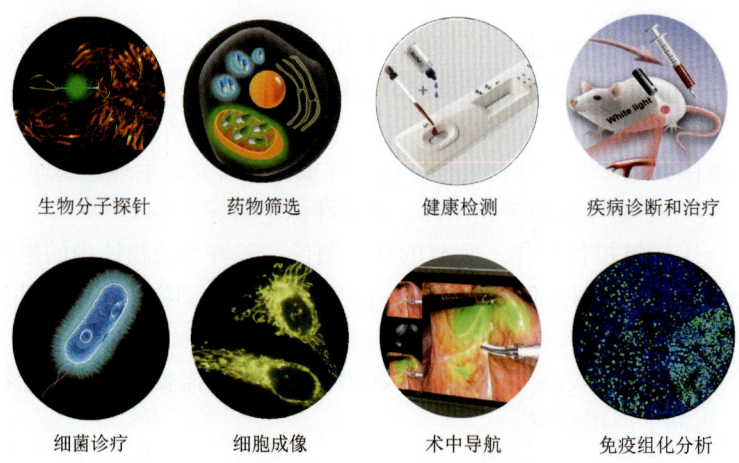

生物分子探针　　药物筛选　　健康检测　　疾病诊断和治疗

细菌诊疗　　细胞成像　　术中导航　　免疫组化分析

图 2-8　荧光成像在生物医药领域中的应用

察药物分子的荧光信号变化，确定其位置和分布。

3.健康检测　荧光分子在极低的浓度下依旧可以被检测到，展现出了很高的灵敏度。目前市场上基于荧光检测技术发展了荧光免疫层析法，实现对病毒感染的检测，为公众健康提供了更加快捷有效的方法。

4.疾病的诊断和治疗　设计合适的荧光分子探针，通过荧光成像技术，可以实现荧光分子的原位可视化，利用这项技术可以实现对血管类疾病的诊断。同时，利用荧光材料在光照下可以产生热量和活性氧，通过光照可以实现对细菌或肿瘤的消除，且不易产生耐药性，达到对疾病治疗的效果。

5.细胞/细菌成像　通过荧光分子的设计可以实现对不同细菌以及细胞的特异性成像，为细菌感染和肿瘤的诊断提供依据。同时，荧光标记可以用于追踪细胞在体内的位置和迁移过程，为细胞的生物学行为研究提供手段。

6.术中导航　手术切除过程中如何确定肿瘤的边界是个难题，荧光材料可以协助完成手术过程中肿瘤的切除，通过观察荧光材料信号可以实现肿瘤边界的确认，实现精准切除。

7.免疫组织分析　荧光成像可以用于免疫组织化学分析，利用荧光分子标记特定的抗原和抗体，从而观察组织内特定的细胞和分子。

（郭子健　王柄楠）

第3章

生物大分子标记

第一节 生物大分子概述

一、生物大分子的基本概念与生理功能

生物大分子（biomacromolecules）是生物体内具有特定组成、序列和构象的一类生物有机分子，由许多有机小分子通过共价键连接而成的大分子量聚合物，广泛存在于生物体中，协同完成体内多种关键生物功能。生物大分子主要包括蛋白质、核酸（DNA和RNA）、糖类和脂类。

1. 蛋白质 氨基酸是含有氨基和羧基的一类有机化合物的通称，是生物功能大分子蛋白质的基本组成单位。肽是氨基酸通过肽链连接在一起形成的化合物，通常由两个氨基酸分子脱水缩合而成的化合物叫作二肽；由10～20个氨基酸组成的肽称为寡肽，10～50个氨基酸组成的肽称为多肽；由50个以上的氨基酸组成的肽就称为蛋白质。其生理功能主要有：①氨基酸能够供给机体营养，调节机体功能，增强免疫能力，维护心血管功能，改善肝、肾功能，减小放化疗损害，促进激素分泌，促进蛋白质合成等；②多肽能够调节体内各个系统和细胞的生理功能，激活体内有关酶系，促进中间代谢膜的通透性，或通过控制DNA转录或影响特异的蛋白合成，最终产生特定的生理效应；③蛋白质在人体中主要有催化、调节、运输、运动和免疫等主要功能。

2. 核酸（DNA和RNA） 由核苷酸或脱氧核苷酸通过3′,5′-磷酸二酯键连接而成的一类生物大分子，具有非常重要的生物功能，主要是储存遗传信息和传递遗传信息。核酸包括核糖核酸（RNA）和脱氧核糖核酸（DNA）两类。DNA分为两条螺旋相互缠绕的链，构成了一个双螺旋结构；每条链由一系列称为核苷酸的单元组成，而核苷酸则由一个糖分子（脱氧核糖）和一个含氮碱基组成。与DNA（脱氧核糖核酸）类似，RNA也是由核苷酸组成的长链状分子，但是RNA的糖是核糖，而不是脱氧核糖。其生理功能主要有：①DNA作为遗传物质，在细胞分裂时能够复制自身，确保信息的传递。它不仅能够携带细胞的遗传信息，还能够通过遗传密码的方式决定蛋白质的合成，影响生物的性状以及其他遗传特征。②RNA在生物体内起着多种重要的作用，如转录、翻译、调节基因表达水平、调控细胞代谢和发育过程等。

3. 糖类（单糖、二糖、多糖） 糖类是由碳、氢、氧三种元素组成的，在自然界中的存在形式多种多样，可以分为单糖、双糖和多糖三类。单糖是最简单的糖类，如葡萄

糖、果糖和半乳糖等。它们可以直接被人体吸收利用，是体内能量的直接来源。双糖由两个单糖分子结合而成，如蔗糖、乳糖和麦芽糖等。多糖则是由多个单糖分子通过糖苷键连接而成的高分子化合物，如淀粉、纤维素和糖原等。多糖在人体内需要被分解为单糖后才能被吸收利用。其生理功能主要有：构成机体的重要物质、储存和提供热量、维持大脑功能必需的能源、调节脂肪代谢、提供膳食纤维、节约蛋白质、抗生酮作用、解毒、增强肠道功能等。

4. 脂类　脂类是脂肪和类脂的总称；脂肪在常温下呈现固体的脂肪，被称作"脂肪"；而在常温下呈现液态的脂肪，被称为"油"。根据其化学式，脂肪由一分子甘油和三分子脂肪酸结合而成，故又称为甘油三酯。类脂包括磷脂、固醇类及它们的衍生物糖脂、脂蛋白等。其中，磷脂按其组成结构，可分为磷酸甘油酯和神经鞘磷脂。其生理功能主要有：供给人体热量、维持体温、保护机体、构成身体组织、促进脂溶性维生素的吸收、供给必需脂肪酸调节生理功能等。

二、生物大分子的常见标记策略

生物大分子（如核酸、蛋白质、糖类等）的标记策略在生物医学研究中起着非常重要的作用。以下为常见的生物大分子标记策略：

1. 核酸标记

（1）溴化乙锭（ethidium bromide，EB）染色：在紫外光照射下发出红色荧光。

（2）吖啶橙（acridine orange，AO）染色：在254 nm紫外光下发出绿色荧光。

（3）银染（silver staining）：将核酸染成黑褐色。

（4）亚甲蓝（methylene blue，MB）染色：将RNA染成蓝色。

（5）SYBRGreen染色：在498 nm激发下发出绿色荧光。

2. 蛋白质标记

（1）考马斯亮蓝染色（coomassie staining）：结合凝胶上的蛋白，显示蓝色。

（2）银染（silver staining）：通过银离子与蛋白结合，利用显影液将银离子还原成单质银显色。

（3）荧光染料染色（如SYPRO Ruby、SYBR Green等）：在特定激发光下发出荧光信号。

（4）功能团特定染色：利用柏氏碘酸-舒夫（PAS）染色法标记糖蛋白，以及His-Tagged Protein Stains法标记含有组氨酸的蛋白。

3. 糖类标记

（1）过碘酸雪夫氏染色（PAS染色）：经典的糖类染色方法。

（2）阿利新蓝染色（AB-PAS染色）：检测酸性和中性黏多糖。

（3）苏木精染色：在PAS染色过程中，苏木精可以使糖原呈现红色。

（4）MSB（methylation-sensitive binding）染色：检测纤维素。

（5）淀粉遇碘变蓝法。

4. 脂类标记

（1）苏丹黑B染色：使脂类物质呈现黑色。

（2）油红O染色：使脂类物质呈现红色。

（3）苏丹Ⅲ和苏丹Ⅳ染色：其中苏丹Ⅲ染脂质小颗粒呈现橘黄色，苏丹Ⅳ染脂质小颗粒呈现红色。

（4）铈铵钼酸盐染色：高灵敏度的脂类染色方法，在薄层色谱上呈现黄色。

三、AIE在生物大分子中的标记策略、应用简介及其研究意义

通过荧光成像能够看到以前所看不到的生物过程。其中AIE因其优异的光物理性能，在生物大分子的标记中具有广阔的应用前景。目前，生物大分子的标记策略（图3-1）主要分为共价结合和非共价结合。在共价结合策略中，生物大分子能够与功能化的AIE分子通过酯化反应进行标记；同时具有温和反应条件的点击化学，在生物大分子的标记中备受青睐，例如功能化（活化炔、四嗪、异硫氰酸酯、环辛炔等）修饰的AIE分子与生物大分子上相应的基团通过点击反应对生物大分子进行荧光标记。在非共价结合策略中，生物大分子与功能化修饰的AIE分子通过静电、抗原-抗体、配体-受体等相互作用的策略，实现相应生物大分子的标记。

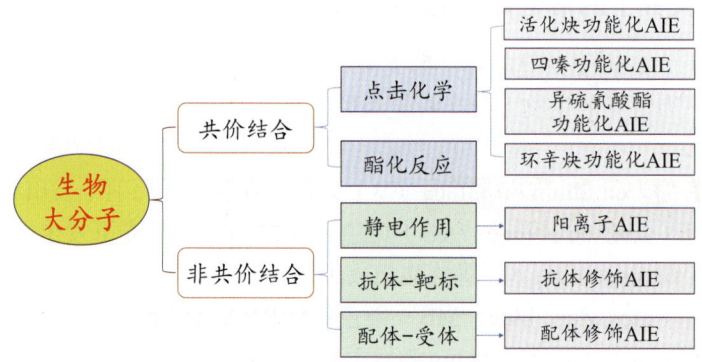

图3-1　生物大分子的AIE标记策略

目前，AIE在生物大分子标记中的应用，主要包括①细胞成像：通过AIE分子标记细胞内生物大分子，观察生物大分子的分布和运动变化；通过功能化的AIE修饰细胞膜表面的多糖或蛋白，对细胞识别、细胞与细胞相互作用等进行原位实时监测。②组织成像：利用抗体或配体修饰的AIE分子对特定组织如肿瘤进行成像。③生物大分子与蛋白的相互作用：利用AIE标记的核酸可以研究核酸与蛋白的作用机制；通过AIE分子标记不同的蛋白，观察蛋白间的相互作用。④疾病诊断和监测：通过功能化AIE分子标记相关疾病标志物，进行实时诊断与监测。⑤病菌检测：在AIE上修饰特异性抗体或核酸，实现对病菌的快速成像。

鉴于荧光成像的高时空分辨、原位实时、非侵袭性等优势，AIE分子标记生物大分子在监测生物过程和动态机制、疾病诊疗、作用机制研究等方面具有重要的研究意义。

（1）监测生物过程和动态机制：通过荧光成像技术原位实时监测生物大分子在细胞内外的动态变化；在亚细胞水平标记生物大分子，揭示其在分子网络中的作用和相关疾病演进过程的分子机制；利用成像指引下精准定位生物大分子在细胞和组织中的分布和运动变化，研究其功能和作用机制；通过高分辨成像可分析生物大分子的结构特征，研究功能相关的构象变化。

（2）疾病诊疗：标记特定的生物标志物有利于疾病的早期筛查，提高疾病诊断的准

确性和及时性；荧光成像技术可以监测疾病的发生发展和治疗进程，帮助制订并及时有效地调整治疗方案；通过标记生物大分子，研究其在病变组织中的变化，制订有效的个性化治疗方案，实现疾病的精准治疗。

（3）作用机制研究：通过成像和标记技术，可以直接观察药物与其靶点的相互作用，揭示药物的作用机制；对具有治疗功能的生物大分子进行荧光标记，利用活体成像技术观察生物大分子的作用位点和代谢途径，可以评估其药代动力学和毒副作用，有助于研发新型仿生药物。

第二节　核酸标记图例

一、DNA标记

1. 共价结合（图3-2，图3-3）

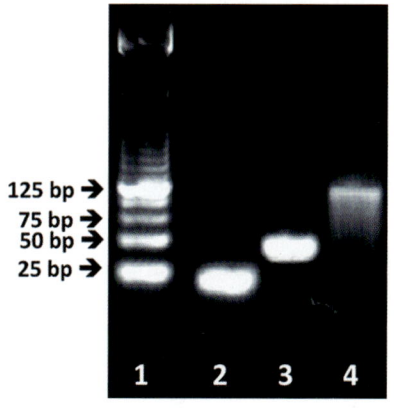

寡核苷酸标记的蓝色荧光AIE探针Z-N2TPE[1]

性能	最大吸收318 nm，最大发射480 nm
原理	AIE探针与炔基修饰的DNA通过叠氮与炔的点击化学相结合
条件	常温，AIE探针（1 μmol/L）染色DNA

图3-2　叠氮修饰的AIE探针标记DNA

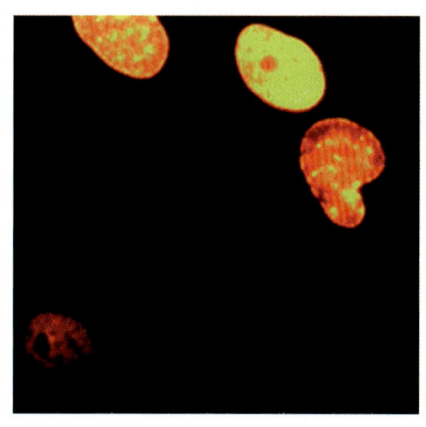

DNA标记的红色荧光AIE探针TPE-Py-N_3[2]

性能	最大吸收405 nm，最大发射618 nm
原理	AIE探针与炔修饰的DNA通过点击化学相结合
条件	37 ℃，EdU处理细胞6小时，固定，用TPE-Py-N_3染色30分钟

图3-3　叠氮修饰的AIE探针标记S期DNA

2. 非共价结合
（1）氢键作用（图3-4）

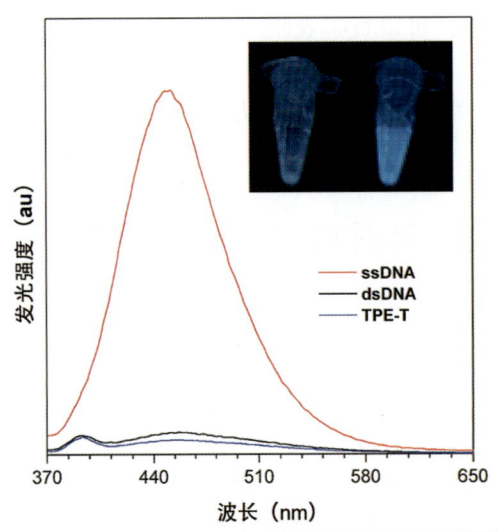

性能	最大吸收350 nm，最大发射450 nm
原理	AIE探针上的胸腺嘧啶与单链DNA上的腺嘌呤通过氢键作用结合
条件	常温，AIE探针TPE-T（10 μmol/L）与单链DNA（2 μmol/L）共混

标记单链DNA的蓝色荧光AIE探针TPE-T[3]

图3-4 胸腺嘧啶修饰的AIE探针标记单链DNA

（2）静电相互作用（图3-5）

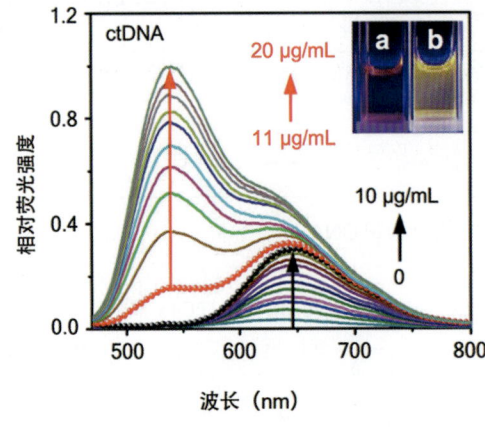

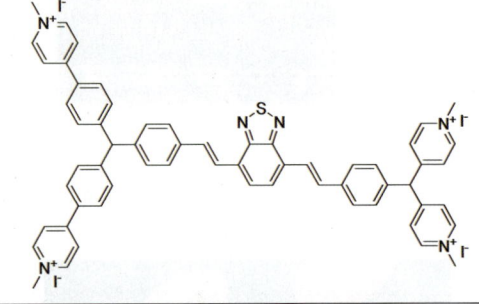

红色荧光AIE探针TPBT[4]

性能	最大吸收450 nm，最大发射537 nm
原理	正电性的AIE探针与双链DNA的沟槽结合，在537 nm处发出特异性荧光峰
条件	常温，在AIE探针（10 μmol/L）溶液中滴加ctDNA混合

图3-5 吡啶鎓盐类AIE探针标记双链DNA

（3）氢键和静电作用（图3-6，图3-7）

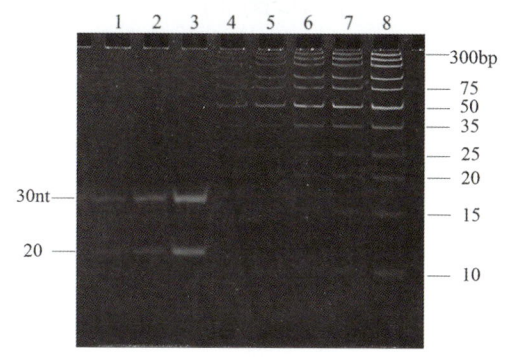
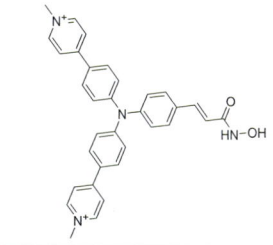

青色荧光AIE探针Z-N2TPE[5]

性能	最大吸收330 nm，最大发射480 nm
原理	AIE探针与DNA通过氢键和静电作用结合
条件	常温，AIE探针（10 μmol/L）染色DNA 30分钟，300 nm紫外光拍照

图3-6　氨基修饰的AIE探针标记双链DNA

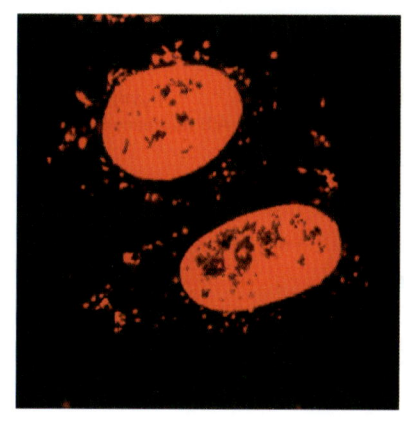

标记DNA的红色荧光AIE探针MeTPAE[6]

性能	最大吸收424 nm，最大发射632 nm
原理	AIE探针与DNA通过氢键和静电作用结合
条件	37 ℃，AIE探针（10 μmol/L）与细胞在无血清的培养基中共孵育6小时

图3-7　红光发射的AIE探针标记DNA

二、RNA标记

见图3-8。

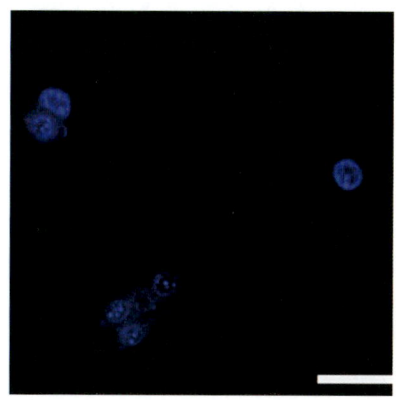
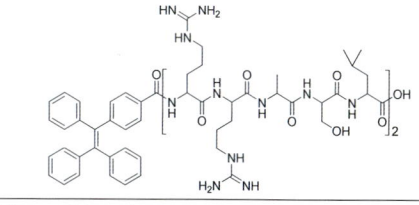

蓝色荧光AIE探针TPE-RRASLRRASL[7]

性能	最大吸收355 nm，发射400～600 nm
原理	带正电的AIE探针与带负电的RNA通过静电相互作用结合
条件	常温，120 μmol/L AIE探针与细胞共染2小时

图3-8　蓝色发射的AIE探针标记RNA

第三节 多肽/蛋白质标记图例

一、多肽标记

共价结合

（1）叠氮-炔的点击反应（图3-9）

多肽标记的红色荧光AIE探针PyTPE[8]

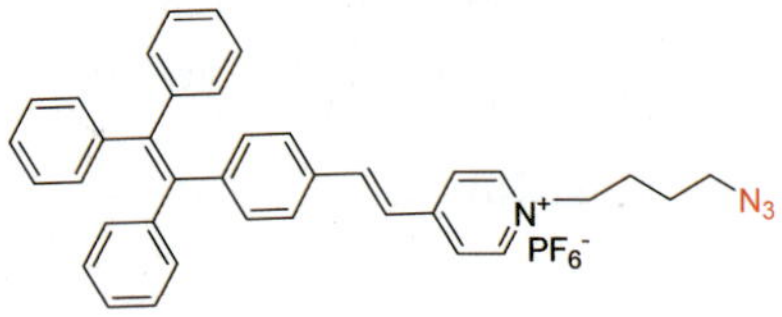

性能	最大吸收405 nm，发射545～605 nm
原理	PyTPE与多肽通过叠氮-炔基的点击反应结合
条件	室温，PyTPE与多肽在含有抗坏血酸钠和溴化亚铜的DMSO/H₂O中共混，HPLC分离

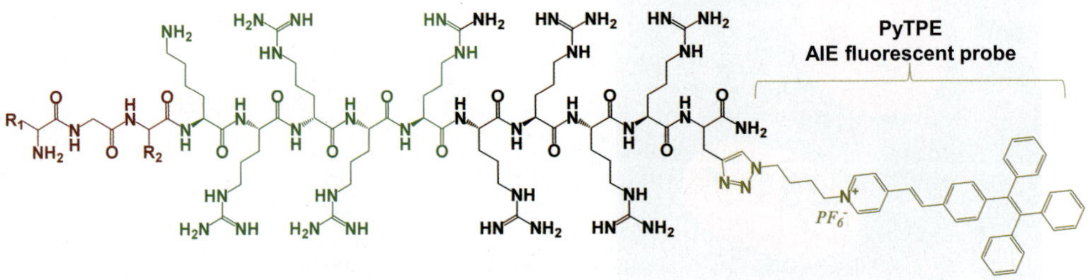

图3-9　基于叠氮的AIE探针标记多肽

（2）硫醇-烯的点击反应（图3-10）

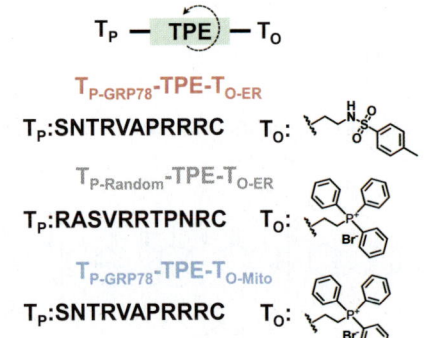

红色荧光AIE探针T$_P$-TPE-T$_O$[9]

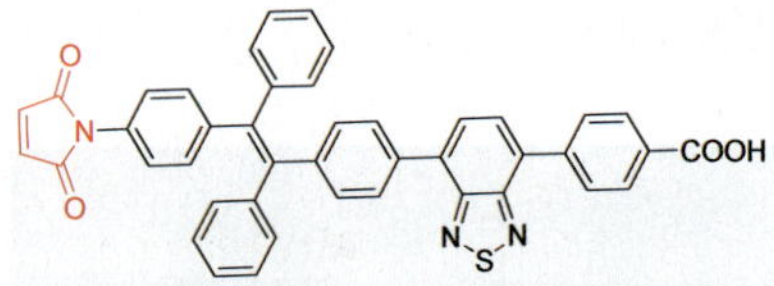

性能	最大吸收405 nm，最大发射555 nm
原理	AIE分子与多肽通过硫醇-烯点击反应
条件	40 ℃，T$_P$-TPE-T$_O$与多肽在DMF中共混，搅拌12小时，HPLC分离

图3-10　马来酰亚胺修饰的AIE探针标记多肽

二、蛋白质标记

1. 共价结合

（1）硫醇-烯的点击反应（图3-11）

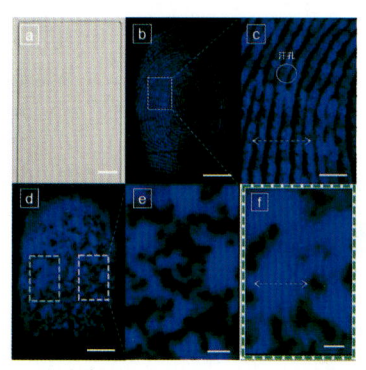

指纹标记的蓝色荧光AIE探针TPE-MI[10]

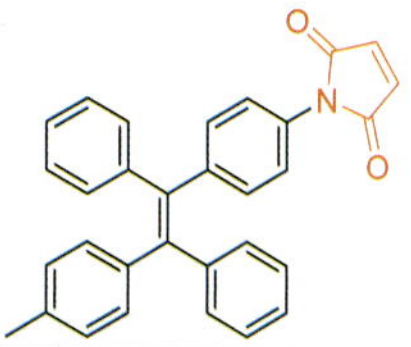

性能	最大吸收365 nm，最大发射470 nm
原理	AIE探针与指纹蛋白通过硫醇-烯点击反应结合
条件	常温，250 μmol/L探针染色5分钟

图3-11 马来酰亚胺修饰的AIE探针标记指纹蛋白

（2）氨基-炔点击反应（图3-12）

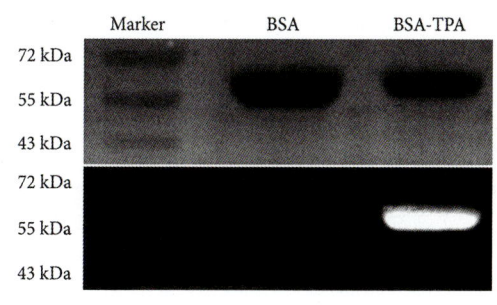

蛋白标记的青色荧光AIE探针alkyne-TPA[11]

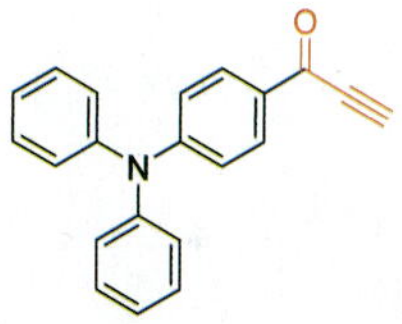

性能	最大吸收405 nm，发射450～650 nm
原理	AIE探针上的活化炔与蛋白上的氨基通过氨基-炔点击反应进行标记
条件	室温，alkyne-TPA与BSA在DMSO/H$_2$O中共混，搅拌，透析

图3-12 基于活化炔的AIE探针标记蛋白

（3）异硫氰酸酯-氨基点击反应（图3-13）

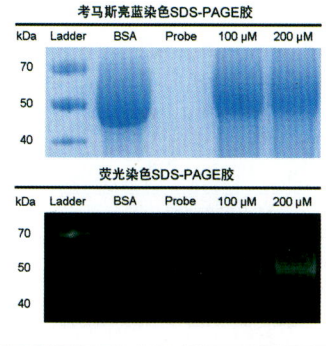

蛋白标记的红色荧光AIE探针CDPP-NCS[12]

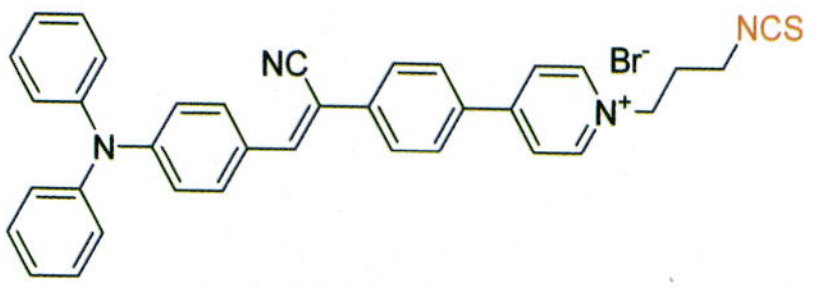

性能	最大吸收455 nm，最大发射595 nm
原理	AIE探针上的异硫氰酸酯与蛋白上的胺基通过点击反应进行标记
条件	室温，CDPP-NCS与BSA在DMSO/H$_2$O中共混，反应30分钟

图3-13 基于异硫氰酸酯的AIE探针标记蛋白

（4）四嗪与环辛炔的生物正交反应（图3-14）

蛋白标记的多色荧光AIE探针NP-TZ[13]

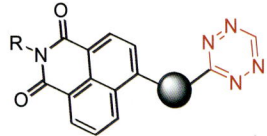

性能	最大吸收350 nm，发射396～601 nm
原理	NP-TZ上的四嗪与环辛炔修饰的蛋白通过生物正交反应标记
条件	室温，NP-TZ与BCN修饰的BSA共混，反应1小时，用SDS-PAGE分析

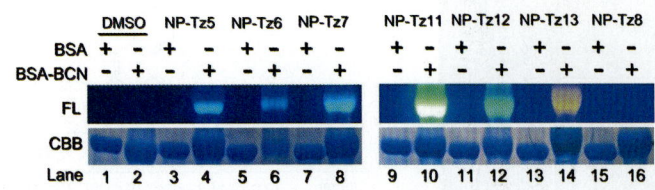

图3-14　基于四嗪的AIE探针标记蛋白

（5）丁二酰亚胺与氨基反应（图3-15）

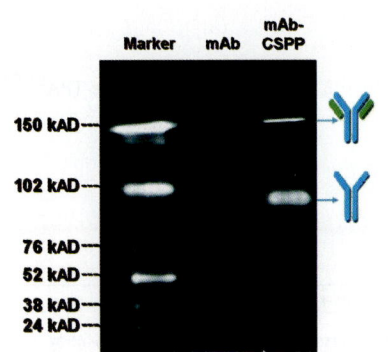

抗体标记的红色荧光AIE探针CSPP-NHS[14]

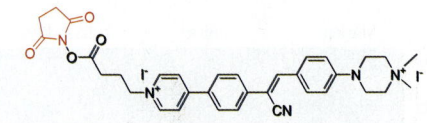

性能	最大吸收405 nm，最大发射624 nm
原理	AIE探针上修饰NHS与抗体上的氨基反应结合
条件	4 ℃，CSPP-NHS与抗体共混，搅拌过夜，透析，冷冻干燥

图3-15　基于丁二酰亚胺的AIE探针标记抗体

2.非共价结合

（1）配位作用（图3-16）

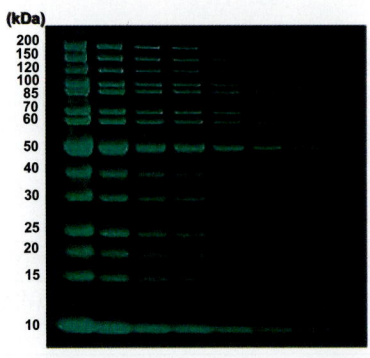

绿色荧光AIE探针TPE-4TA[15]

性能	最大吸收368 nm，最大发射504 nm
原理	AIE探针与凝胶蛋白上的银离子结合
条件	常温，10 μmol/L探针染色凝胶2～12小时

图3-16　AIE探针标记凝胶电泳法分离的蛋白

（2）疏水作用（图3-17）

红色荧光AIE探针QM-FN-SO$_3$[16]

性能	最大吸收500 nm，最大发射720 nm
原理	AIE探针与β-淀粉样蛋白通过疏水相互作用进行结合
条件	常温，阿尔茨海默病小鼠尾静脉注射探针（2.0 mg/kg）20分钟

图3-17　AIE探针标记阿尔茨海默病小鼠脑切片β-淀粉样蛋白

（3）抗体-抗原相互作用（图3-18）

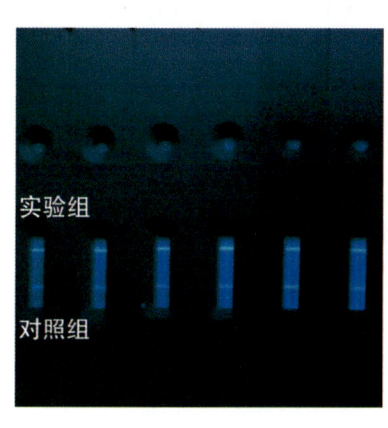

蓝绿荧光AIE微球AIE$_{490}$NP[17]

性能	最大吸收365 nm，最大发射490 nm
原理	AIE微球上修饰的抗体与抗原相互作用进行标记
条件	常温，ACE2-AIE$_{490}$NP孵育20分钟

图3-18　抗体修饰的AIE微球标记试纸条抗原

（4）酶激活荧光检测蛋白层析（图3-19）

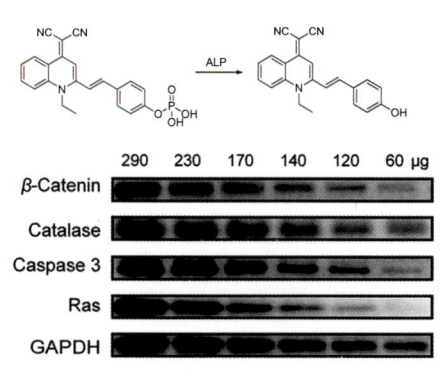

ALP激活的蓝绿发射AIE探针DQM-ALP[18]

性能	最大吸收432 nm，最大发射560 nm
原理	二抗上的ALP诱导AIE探针聚集发射荧光信号，标记蛋白条带
条件	常温，DQM-ALP与蛋白条带孵育20分钟，采用ImageQuant LAS4000系统采集信号

图3-19　ALP激活型AIE探针标记免疫层析蛋白条带

第四节 糖类标记图例

一、单糖标记

见图 3-20。

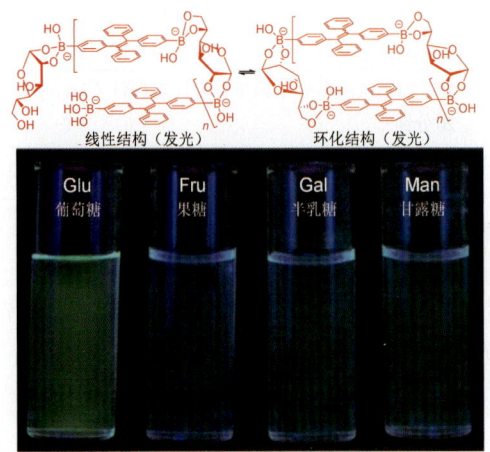

绿色发射 AIE 探针[19]

性能	最大吸收 365 nm,最大发射 485 nm
原理	利用硼酸在碱性条件下能够与葡萄糖形成线性或环形的寡聚物,限制了 TPE 运动,荧光信号增强
条件	溶解在含有 4%DMSO 的碳酸盐缓冲液中的 AIE 分子与葡萄糖溶液混合

图 3-20 绿色发射的 AIE 探针标记葡萄糖

二、多糖标记

1. 叠氮-炔点击化学(图 3-21)

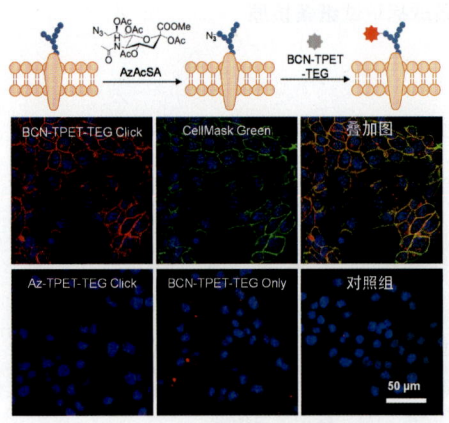

红色发射 AIE 探针 BCN-TPET-TEG[20]

性能	最大吸收 450 nm,最大发射 700 nm
原理	叠氮化多糖与环辛炔修饰的 AIE 探针通过生物正交反应生成稳定的三氮唑
条件	37 ℃,BCN-TPET-TEG 与叠氮化多糖共混

图 3-21 环辛炔修饰的 AIE 探针标记多糖

2. 异硫氰酸酯-胺基点击化学（图3-22）

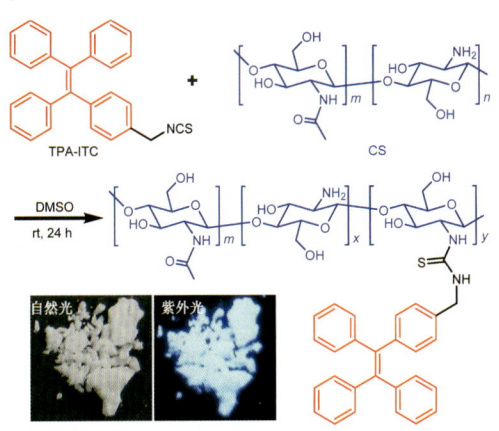

蓝绿色发射AIE探针TPE-ITC[21]

性能	最大吸收338 nm，最大发射479 nm
原理	利用异硫氰酸酯与胺基的点击反应，标记壳聚糖
条件	N_2保护，壳聚糖与DMSO的混合液在60 ℃下搅拌24小时，加入TPE-ITC，反应24小时

图3-22　异硫氰酸酯修饰的AIE探针标记壳聚糖

3. 静电相互作用（图3-23）

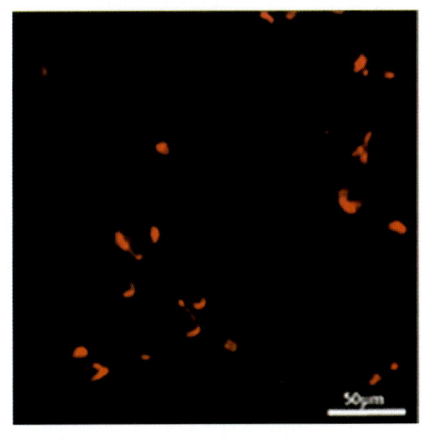

红色发射AIE探针BCN-TPET-TEG[22]

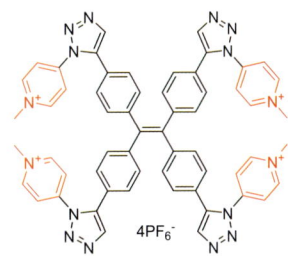

性能	最大吸收405 nm，最大发射570 nm
原理	负电性的多糖末端残基与正电性的AIE探针通过静电相互作用
条件	37 ℃，用AIE探针处理过表达SA的MDA-MB-231细胞，孵育60分钟后，进行成像

图3-23　正电AIE探针标记负电多糖末端残基

4. 靶向识别（图3-24）

多黏菌素修饰的红光发射AIE探针AIE-DCM-2polymyxinB[23]

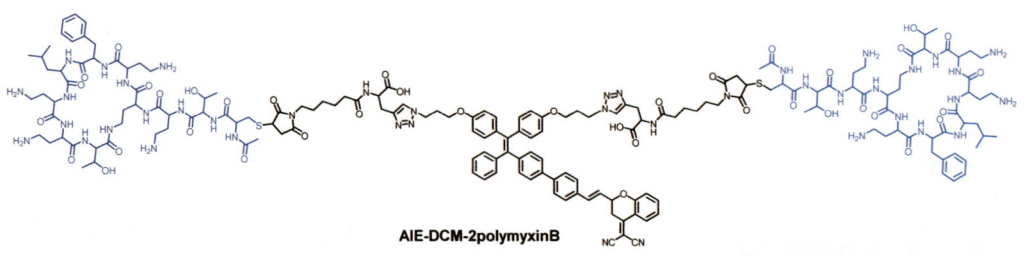

性能	最大吸收439 nm，发射560～800 nm
原理	AIE分子修饰的多黏菌素B靶向脂多糖
条件	室温，AIE-DCM-2polymyxinB（20 μmol/L）与大肠埃希菌共孵育30秒

图3-24　多黏菌素修饰的AIE探针标记脂多糖

第五节　脂类标记

见图3-25，图3-26。

基于TPA的近红外发射AIE探针TL[20]　　　基于TPE的红光发射AIE探针AIEgen-lipid[24]

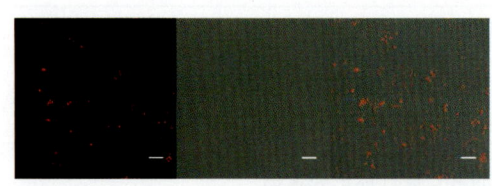

性能	最大吸收510 nm，发射680～800 nm
原理	AIE分子与脂质通过酯化反应相连接
条件	室温，羧基化AIE、脂质、4-二甲氨基吡啶、N,N-二异丙基乙胺、HBTU在氯仿中搅拌4天

性能	最大吸收430 nm，发射500～800 nm
原理	AIE分子与脂质通过酯化反应相连接
条件	室温，羧基化AIE、脂质、4-二甲氨基吡啶、N,N'-二环己基碳二亚胺在氯仿中搅拌3天

图3-25　近红外AIE探针标记脂类分子结构示意图　　　图3-26　红光AIE探针标记脂类分子结构示意图

（陈晓辉　尤媛媛）

参 考 文 献

1. Zhang R, Kwok R, Tang B Z, et al. Hybridization induced fluorescence turn-on of AIEgen-oligonucleotide conjugates for specific DNA detection. RSC Advances, 2015, 5 (36): 28332-28337.
2. Zhao Y, Yu C, Kwok R, et al. Photostable AIE fluorogens for accurate and sensitive detection of S-phase DNA synthesis and cell proliferation. Journal of Materials Chemistry B, 2015, 3 (25): 4993-4996.
3. Lou X, Leung C, Dong C, et al. Detection of adenine-rich ssDNA based on thymine-substituted tetraphenylethene with aggregation-induced emission characteristics. RSC Advances, 2014, 4 (63): 33307-33311.
4. Gao Y, He Z, He X, et al. Dual-color emissive AIEgen for specific and label-free double-stranded DNA recognition and single-nucleotide polymorphisms detection. Journal of the American Chemical Society, 2019, 141 (51): 20097-20106.
5. Xu L, Zhu Z, Zhou X, et al. A highly sensitive nucleic acid stain based on amino-modified tetraphenylethene: the influence of configuration. Chemical Communications, 2014, 50 (49): 6494-6497.
6. Wang K, Liu L, Mao D, et al. A nuclear-targeted AIE photosensitizer for enzyme inhibition and photosensitization in cancer cell ablation. Angewandte Chemie International Edition, 2022, 61 (15): e202114600.
7. Yang S, Yu H, Xu X, et al. AIEgen-conjugated phase-separating peptides illuminate intracellular RNA through coacervation-induced emission. ACS Nano, 2023, 17 (9): 8195-8203.
8. Cheng Y, Sun C, Liu R, et al. A multifunctional peptide-conjugated AIEgen for efficient and sequential targeted gene delivery into the nucleus. Angewandte Chemie International Edition, 2019, 131 (15): 5103-5107.
9. Wu X, Hu J, Duan C, et al. A universal and programmable platform based on fluorescent peptide-conjugated probes for detection of proteins in organelles of living cells. Angewandte Chemie International Edition, 2024, 136 (17): e202400766.
10. Wang Z, Zhang P, Liu H, et al. Robust serum albumin-responsive AIEgen enables latent bloodstain visualization in high resolution and reliability for crime scene investigation. ACS Applied Materials & Interfaces, 2019, 11 (19): 17306-17312.
11. Hu X, Zhao X, He B, et al. A simple approach to bioconjugation at diverse levels: Metal-free click reactions of activated alkynes with native groups of biotargets without prefunctionalization. Research, 2018, 2018: 3152870.
12. Zhang Z, He W, Deng Z, et al. A clickable AIEgen for visualization of macrophage-microbe interaction. Biosensors and Bioelectronics, 2022, 216: 114614.
13. Wang Y, Teng Y, Yang H, et al. Bioorthogonally applicable multicolor fluorogenic naphthalimide-tetrazine probes with aggregation-induced emission characters. Chemical Communications, 2022, 58 (7): 949-952.
14. Shi X, Yu C, Su H, et al. A red-emissive antibody-AIEgen conjugate for turn-on and wash-free imaging of specific cancer cells. Chemical Science, 2017, 8 (10): 7014-7024.
15. Xie S, Wong A, Kwok R, et al. Fluorogenic Ag^+-tetrazolate aggregation enables efficient fluorescent biological silver staining. Angewandte Chemie International Edition, 2018, 57 (20): 5750-5753.
16. Fu W, Yan C, Guo Z, et al. Rational design of near-infrared aggregation-induced-emission-active probes: In situ mapping of amyloid-β plaques with ultrasensitivity and high-fidelity. Journal of the American Chemical Society, 2019, 141 (7): 3171-3177.
17. Bian L, Li Z, He A, et al. Ultrabright nanoparticle-labeled lateral flow immunoassay for detection of anti-

SARS-CoV-2 neutralizing antibodies in human serum. Biomaterials, 2022, 288: 121694.
18. Zhou T, Wang Q, Liu M, et al. An AIE-based enzyme-activatable fluorescence indicator for Western blot assay: Quantitative expression of proteins with reproducible stable signal and wide linear range. Aggregate, 2021, 2 (2): e22.
19. iu Y, Deng C, Tang L, et al. Specific detection of d-glucose by a tetraphenylethene-based fluorescent sensor. Journal of the American Chemical Society, 2011, 133 (4): 660-663.
20. Hu F, Mao D, Kenry, et al. A light-up probe with aggregation-induced emission for real-time bio-orthogonal tumor labeling and image-guided photodynamic therapy. Angewandte Chemie International Edition, 2018, 57 (32): 10182-10186.
21. Wang Z, Chen S, Lam J, et al. Long-term fluorescent cellular tracing by the aggregates of AIE bioconjugates. Journal of the American Chemical Society, 2013, 135 (22): 8238-8245.
22. Jana P, Koppayithodi S, Murali M, et al. Detection of sialic acid and imaging of cell-surface glycan using a fluorescence-SERS dual probe. ACS Sensors, 2023, 8 (4): 1693-1699.
23. Bao P, Li C, Ou H, et al. A peptide-based aggregation-induced emission bioprobe for selective detection and photodynamic killing of Gram-negative bacteria. Biomaterials Science, 2021, 9 (2): 437-442.
24. Cai X, Mao D, Wang C, et al. Multifunctional liposome: A bright AIEgen-lipid conjugate with strong photosensitization. Angewandte Chemie International Edition, 2018, 57 (50): 16396-16400.

第4章 探秘亚细胞：成像与探索

第一节 概 述

在微观世界的精妙织锦中，细胞扮演着生命的基本织工角色，而其内部则镶嵌着众多精密的亚细胞结构——细胞器。这些细胞器不仅是细胞内部的独特构造，更是维持细胞生存、功能执行与代谢平衡的核心要素。然而，由于它们尺寸微小且结构复杂，直接观测与理解这些亚细胞颇具挑战。

尽管如此，每一个细胞器都在细胞内发挥着不可或缺的作用。从细胞核内指挥细胞命运的"中枢"——核仁，到负责蛋白质合成的"工厂"——内质网，再到分解无用物质的"回收站"溶酶体，它们各自在细胞内扮演着特定的角色。这些细胞器并非孤立存在，它们相互协作，共同推动着细胞完成能量转换、蛋白质构建、物质运输以及细胞分裂等一系列复杂而精确的任务，从而确保细胞能够高效、有序地运作。

一、细胞器成像的临床意义

细胞器研究的逐步深入揭示了众多疾病与细胞器异常之间的紧密联系，如代谢性疾病常与细胞的"能量工厂"——线粒体功能紊乱相关联，而神经性疾病则可能与内质网在蛋白质合成和折叠中的异常有关。因此，对细胞器结构和功能的研究具有显著的临床意义，它能为医学研究人员和临床医生提供关于细胞内部结构与功能的深刻见解，进而促进多种疾病的诊断、治疗和监测。

在疾病诊断方面，特别是癌症的诊断中，通过观察线粒体、内质网和高尔基体的形态与功能变化，尤其是线粒体形态的改变，可以反映出肿瘤的恶性程度，为癌症的早期识别提供了有力工具。而在神经退行性疾病，如阿尔茨海默病的诊断中，细胞器异常聚集和功能障碍被视为重要标志，成像技术能够捕捉这些微观变化，辅助疾病的早期检测，为患者争取宝贵的治疗时间。

治疗监测方面，细胞器成像同样发挥了关键作用。在药物治疗过程中，通过对细胞器结构和功能的实时监测，可以评估药物治疗的效果，尤其是在癌症治疗中，线粒体的恢复情况成为判断化疗效果的重要指标。此外，在放射治疗评估中，细胞器成像能直观反映细胞器损伤情况，为调整放疗剂量和评估治疗效果提供科学依据。

细胞器成像在病理机制研究和新药开发中同样不可或缺。它帮助科研人员深入了解疾病的发生和发展机制，通过观察细胞器在疾病进程中的动态变化，揭示疾病背后的生物学原理。在新药研发领域，细胞器成像技术能够评估药物对细胞器的影响，预测药物的治疗潜力和潜在副作用，加速药物研发进程，为个性化医疗和创新疗法的开发奠定坚实基础。

总体而言，细胞器成像在临床医学中发挥着重要作用，帮助医学界更深入地理解细胞的内部过程，从而改善疾病的诊断、治疗和预防。它为疾病研究提供了新的视角，也为个体化医疗和新型治疗方法的开发提供了有力的支持。

二、常见细胞器研究技术及手段

研究细胞器的结构和功能需要使用多种成像和分析技术（表4-1）。一些常见的细胞器研究技术和手段包括基于光学显微镜的荧光显微镜、共聚焦显微镜、超分辨率显微成像技术，以及基于电子显微镜的扫描电镜、透射电镜及冷冻电镜等。此外，还有一些用于细胞器组分分析的技术，如免疫荧光、基因编辑技术及质谱分析等。这些技术相辅相成，电子显微镜的超高分辨率和高倍放大能力使研究人员能够详细观察细胞器的微小结构和内部组成，揭示细胞器的亚结构和分子级信息，但这类手段对于活细胞的观察并不友好；而基于光学显微镜的研究手段在动态研究中更有优势，它能在活细胞状态下实时观察细胞器的动态变化，通过荧光标记技术揭示其位置和分布，且操作简便、成本较低。基于光学显微镜的技术可以提供细胞器的大致形态信息，但传统荧光成像的分辨率有限，难以观察细胞器内部的细微结构。不过，近年来涌现的多种超分辨荧光成像技术已经能够突破衍射极限，获得超过200 nm分辨率的荧光图像，因此，可以在一定程度上弥补光学显微镜的不足。

尽管显微成像技术能够提供足够精确的形貌信息，但是在进行更进一步的组分分析时，则需要依靠其他一些技术，如细胞器纯化技术、分子生物学相关的技术等。细胞器纯化通常首先通过机械、化学或酶解方法破碎细胞，释放细胞器，之后使用离心、色谱、沉淀及微流控等技术将细胞器进行精细分离，得到高纯度的特定细胞器，最后通过分子生物学技术对所分离的细胞器进行纯度和完整性的验证，还可以对感兴趣的蛋白进行克隆和表达，以研究细胞器蛋白的功能。

综合使用这些技术和手段，可以深入了解细胞器的结构、功能、定位以及与疾病发展的关系。不同的技术在解决特定问题上有其各自的优势，因此，在研究中通常会采用多种方法相互结合。

表4-1 不同成像手段比较

技术/手段	优点	缺点
光学显微镜技术	操作简单、成本低廉	分辨率有限
电子显微镜技术	分辨率高	样品制备烦琐、对细胞有损伤
免疫荧光技术	灵敏度和特异性高	需要制备特异性抗体
生化技术	可以分离和纯化细胞器	操作烦琐、时间长
分子生物学技术	可以研究细胞器蛋白的功能	需要较强的实验技能

三、AIE在细胞器成像中的应用

具有AIE性能的发光材料近年来在细胞器研究中得到了广泛应用,其在聚集状态下荧光增强,因此可以用于高灵敏地标记和成像细胞器,揭示其分布和功能。以下是AIE染料在细胞器研究中的一些应用:

1. 细胞器标记　AIE荧光染料可以被设计成靶向不同的细胞器,如线粒体、内质网、溶酶体、细胞核等。通过选择合适的染料和标记方法,可以实现对特定细胞器的标记和成像,从而了解其位置和分布。

2. 细胞器动态观察　基于AIE的成像策略,利用其荧光信号的变化可以追踪细胞器的动态过程,如线粒体的迁移、内质网的扩展等。这使得研究人员能够实时观察细胞器的运动和形态变化。

3. 三维成像　AIE染料具有高稳定性和强发光效率,可以用于三维成像,揭示细胞器在细胞内的空间分布关系。这对于理解细胞器之间的相互作用和整体结构至关重要。

4. 生理状态监测　AIE材料独有的发光特性,使其荧光信号与环境的变化密切相关。这可以用于监测细胞器内部环境的生理变化,如pH、离子浓度等。

5. 疾病研究　可用于探索细胞器变化与疾病发展的关系。通过标记特定蛋白质或分子,可以研究细胞器在疾病过程中的作用和功能。

6. 药物筛选　在细胞器研究中,基于AIE的成像策略可以用于评估药物对细胞器的影响。荧光染料的变化可以反映药物对细胞器的干预效果。

第二节　细　胞　膜

一、细胞膜介绍

细胞膜,作为细胞的外部边界,无论是对于动物细胞还是植物细胞(在植物中则被称为细胞壁),都是一个至关重要的薄膜结构。细胞膜承载着多种核心功能,特别是在维护细胞结构、功能以及内外环境稳态方面。细胞膜主要由脂质分子构成,这些分子以双分子层的形式排列,其中疏水的"尾部"相互聚集,而亲水的"头部"则分别面向细胞外液和细胞内液。磷脂是细胞膜中的主要脂质,其中的磷酸基团与多种分子,尤其是蛋白质,发生相互作用,赋予了细胞膜特定的功能。这些蛋白质,即膜蛋白,在细胞膜上形成通道、受体、酶等结构,负责调节物质的跨膜运输、细胞信号转导以及代谢活动。细胞膜的核心功能之一是选择性地控制物质的交换。通过膜蛋白通道和激活的传输机制,细胞膜确保了细胞内外环境的平衡。同时,细胞膜上的蛋白质还能与其他细胞、信号分子或激素相互作用,促进细胞间的识别、通信和协作。

二、细胞膜研究意义

细胞膜研究在科学探索、医学实践和技术创新中扮演着至关重要的角色,其深远意义贯穿于基础科学研究、医学与药物研发以及众多应用领域,构成了一个多维交织的知识网络。

从基础科学研究的角度出发，细胞膜作为细胞与外界环境之间的桥梁，其结构与功能的精妙之处，为理解细胞内外物质交换、信号转导以及细胞生命活动的调控提供了关键途径。细胞膜上的受体和信号通路，如同细胞的神经系统，感知并传递着环境变化的信号，从而指导细胞做出适应性反应。这些发现不仅丰富了对细胞基本生命过程的认识，如细胞分裂、凋亡和增殖，还揭示了物质运输和代谢机制的奥秘，为生物学领域搭建了坚实的理论框架。

在医学与药物研发领域，细胞膜研究的意义更是举足轻重。许多疾病，包括但不限于心血管疾病、神经退行性疾病和癌症，其发病机制与细胞膜的结构和功能异常紧密相关。深入探讨细胞膜的生物学特性，不仅能够揭示疾病的根源，还能为疾病的早期诊断和治疗策略的制定提供科学依据。细胞膜上的蛋白质，尤其是受体和离子通道，成为药物作用的关键靶点。通过研究药物与这些膜蛋白的相互作用机制，科研工作者能够设计出更精准、更有效的治疗药物，同时最大限度地减少不良反应，为患者带来福音。

细胞膜研究的应用远不止于此，其在环境保护、食品安全乃至新型疗法开发等多个领域展现出广泛的应用前景。例如，在环境监测与治理中，微生物细胞膜结构与功能的研究，为污染物的检测和生物修复提供了创新思路。在食品质量监控方面，通过分析食品中微生物的细胞膜特性，能够有效评估微生物活性，确保食品安全。而在医疗领域，细胞膜伪装技术的开发，为药物递送系统和疾病治疗策略开辟了新途径，有望带来革命性的治疗手段。

综上所述，细胞膜研究不仅深化了对生命科学基础原理的理解，还为医学、药物研发及多领域应用提供了强有力的支撑。随着研究的不断深入和技术的持续进步，细胞膜的神秘面纱正被层层揭开，为人类健康和社会福祉的提升带来了无限可能。

三、细胞膜常见染色手段

在细胞研究中，为了可视化和研究细胞膜的结构和分布，常会使用染色技术来标记细胞膜。以下是一些常见的细胞膜染色手段：

1. 荧光染料　荧光染料是一种常见的细胞膜标记方法。这些染料可以与细胞膜上的磷脂分子结合，从而在显微镜下产生荧光信号。例如，基于传统荧光染料的荧光磷脂（如DiI、DiO）可以用于标记细胞膜，显示出细胞的轮廓，以及具有聚集诱导性能的五（苯乙炔基）吡咯衍生物等，它们均能在细胞膜表面聚集并发射明亮的荧光信号。

2. 荧光蛋白　荧光蛋白（如GFP、RFP、YFP等）是通过基因工程方法表达在细胞内的蛋白质，从而标记细胞膜。这些荧光蛋白可以在活细胞中实时、稳定标记细胞膜，并进行观察。

3. 膜蛋白受体　使用特异性膜蛋白受体可以标记细胞膜上的蛋白质。这些结构可以与特定的膜蛋白发生特异性结合，通过荧光标记或酶标记等方法来可视化细胞膜，如通过修饰cRGD构建膜荧光探针。

4. 底物标记　有些细胞膜上的酶可以催化特定底物反应，形成荧光产物。通过使用这些底物，可以间接标记细胞膜上的酶和分子。

5. 荧光脂质体　荧光脂质体是一种含有荧光分子的脂质体，可以与细胞膜融合，将荧光信号引入细胞膜。

6.纳米颗粒　纳米颗粒可以通过表面修饰使其与细胞膜结合，从而实现细胞膜的标记。这些颗粒可以是荧光标记的，也可以用于电子显微镜等高分辨率成像。

四、AIE在细胞膜成像中的应用

AIE材料在细胞膜成像领域有着诸多应用，能够用于观察细胞膜的结构和形态、膜蛋白的表达和分布、离子浓度的变化，并进行动态观察和细胞治疗相关研究。

具体而言，AIE染料可以特异性标记细胞膜，通过荧光显微镜观察细胞膜形态的变化；还可以特异性标记膜蛋白，观察膜蛋白的表达和分布情况。此外，AIE染料可以特异性地与特定离子结合，通过监测荧光强度的变化定量分析细胞膜离子浓度的变化。AIE材料还可用于动态观察细胞膜结构和功能的变化，例如观察细胞膜的流动性变化、膜蛋白的动态表达和分布情况等。在细胞治疗方面，AIE材料可以用于标记细胞，追踪细胞的迁移情况，并用于光动力治疗，通过光照激活AIE材料产生活性氧，从而杀伤肿瘤细胞。

AIE材料在细胞膜成像方面的应用具有高灵敏度和特异性、良好的生物相容性、可用于活细胞成像和多模式成像等优势。随着AIE材料研究的不断深入，其在细胞生物学、医学等领域将会发挥越来越重要的作用。

五、染色图例

见图4-1～图4-11。

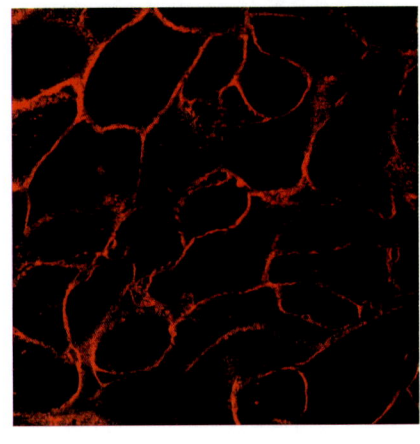

探针名称	AIE-Mem-R01
成像通道	Ex：495 nm，Em：600～700 nm
成像条件	10 μmol/L探针与细胞共同孵育20分钟（37℃），PBS洗涤2次后成像，激光强度为5%
说明	4T1细胞呈现圆形或椭圆形，边缘光滑，彼此之间有明显的间隙。细胞膜的荧光染色非常均匀，没有出现明显的斑块或不规则区域，细胞膜的荧光强度在整个细胞范围内相对一致，没有明显的局部增强或减弱现象

图4-1　AIE-Mem-R01在4T1细胞中的成像效果图

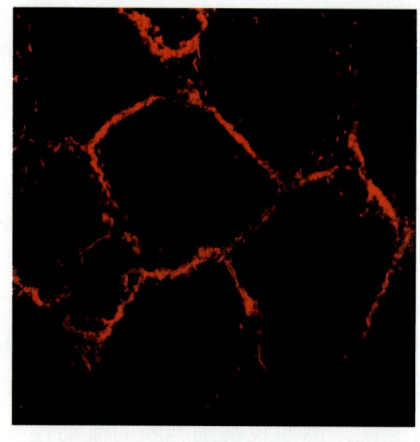

探针名称	AIE-Mem-R01
成像通道	Ex: 495 nm, Em: 600～700 nm
成像条件	10 μmol/L探针与细胞共同孵育20分钟(37℃), PBS洗涤2次后成像, 激光强度为5%
说明	T24细胞形态多样, 细胞膜的轮廓清晰可见, 但是细胞内部也有一定的荧光染色, 说明可能存在一定程度的非特异性染色。细胞膜的荧光强度在不同的细胞之间有所差异, 部分细胞的荧光较弱

图 4-2　AIE-Mem-R01 在 T24 细胞中的成像效果图

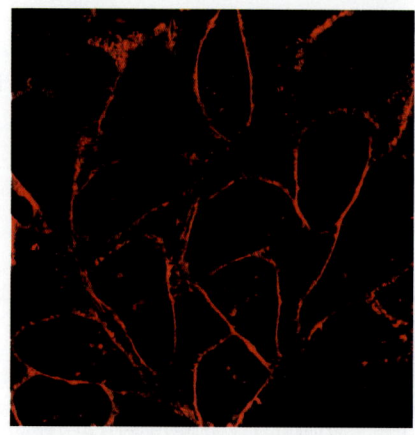

探针名称	AIE-Mem-R01
成像通道	Ex: 495 nm, Em: 600～700 nm
成像条件	10 μmol/L探针与细胞共同孵育20分钟(37℃), PBS洗涤2次后成像, 激光强度为5%
说明	A549细胞形态多样, 细胞膜的轮廓清晰可见, 但是细胞内部也有一定的荧光染色, 细胞膜的荧光强度在整个细胞范围内相对一致, 没有明显的局部增强或减弱现象

图 4-3　AIE-Mem-R01 在 A549 细胞中的成像效果图

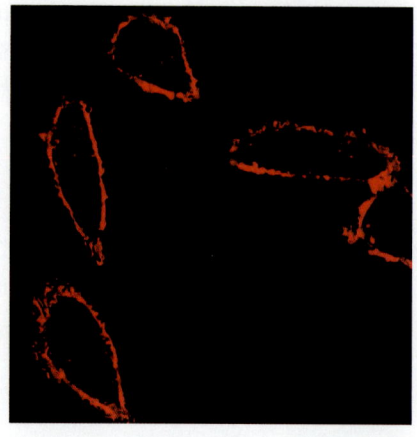

探针名称	AIE-Mem-R01
成像通道	Ex: 495 nm, Em: 600～700 nm
成像条件	10 μmol/L探针与细胞共同孵育20分钟(37℃), PBS洗涤2次后成像, 激光强度为5%
说明	LO2细胞呈现明显椭圆形, 细胞大小均匀, 整体上细胞排列较为松散, 细胞间距离较大, 没有形成紧密的网络状结构。细胞膜的轮廓清晰可见, 细胞膜的荧光强度在整个细胞范围内相对一致, 没有明显的局部增强或减弱现象

图 4-4　AIE-Mem-R01 在 LO2 细胞中的成像效果图

第4章 探秘亚细胞：成像与探索

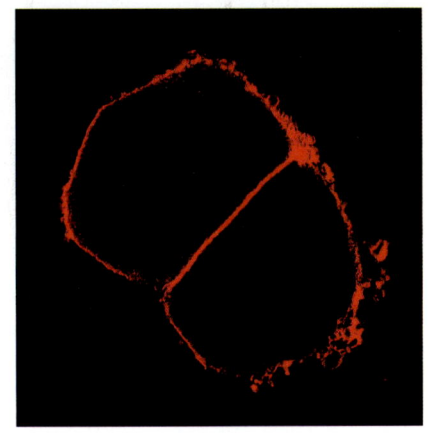

探针名称	AIE-Mem-R01
成像通道	Ex：495 nm，Em：600～700 nm
成像条件	10 μmol/L探针与细胞共同孵育20分钟（37℃），PBS洗涤2次后成像，激光强度为5%
说明	MCF-7细胞呈现圆形或椭圆形，边缘光滑，彼此之间有明显的间隙。细胞膜的荧光染色均匀，没有出现明显的斑块或不规则区域，细胞膜的荧光强度在整个细胞范围内相对一致，没有明显的局部增强或减弱现象

图4-5　AIE-Mem-R01在MCF-7细胞中的成像效果图

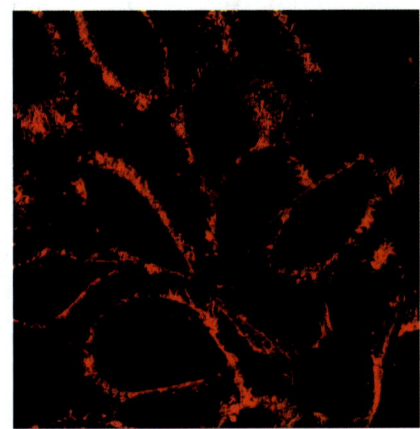

探针名称	AIE-Mem-R01
成像通道	Ex：495 nm，Em：600～700 nm
成像条件	10 μmol/L探针与细胞共同孵育20分钟（37℃），PBS洗涤2次后成像，激光强度为5%
说明	HeLa细胞形态多样，细胞膜的轮廓清晰可见，但部分不连续。细胞膜的荧光强度在不同的细胞之间有所差异，部分细胞的荧光较弱

图4-6　AIE-Mem-R01在HeLa细胞中的成像效果图

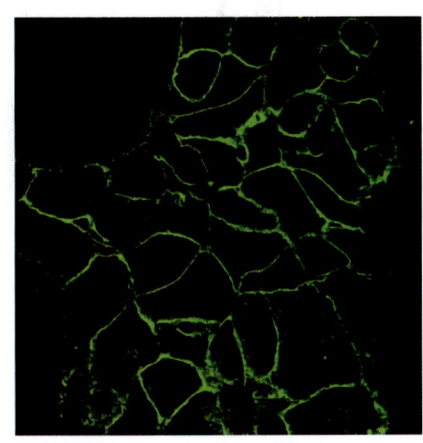

探针名称	AIE-Mem-G01
成像通道	Ex：405 nm，Em：500～600 nm
成像条件	5 μmol/L探针与细胞共同孵育15分钟（37℃），直接成像，激光强度为5%
说明	FaDu细胞呈现圆形或椭圆形，边缘光滑，彼此之间有明显的间隙。细胞膜的荧光染色均匀，没有出现明显的斑块或不规则区域，细胞膜的荧光强度在整个细胞范围内相对一致，没有明显的局部增强或减弱现象

图4-7　AIE-Mem-G01在FaDu细胞中的成像效果图

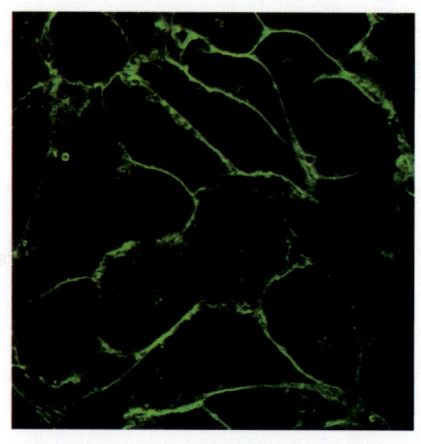

探针名称	AIE-Mem-G01
成像通道	Ex：405 nm，Em：500～600 nm
成像条件	5 μmol/L探针与细胞共同孵育15分钟（37℃），直接成像，激光强度为5%
说明	HMC-3细胞呈现圆形或椭圆形，边缘光滑，彼此之间有明显的间隙。细胞膜的荧光染色均匀，没有出现明显的斑块或不规则区域，细胞膜的荧光强度在不同的细胞之间有所差异，部分细胞的荧光较弱

图 4-8　AIE-Mem-G01 在 HMC-3 细胞中的成像效果图

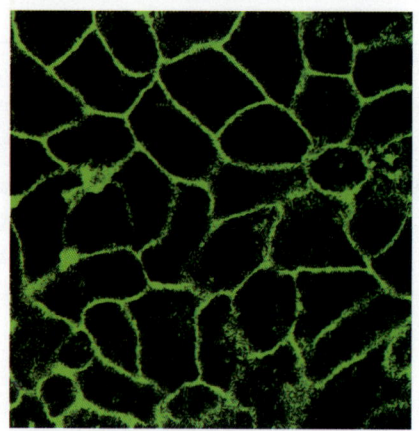

探针名称	AIE-Mem-G01
成像通道	Ex：405 nm，Em：500～600 nm
成像条件	5 μmol/L探针与细胞共同孵育15分钟（37℃），直接成像，激光强度为5%
说明	HepG2细胞呈现圆形或椭圆形，边缘光滑，彼此之间有明显的间隙。细胞膜的荧光染色均匀，没有出现明显的斑块或不规则区域，细胞膜的荧光强度在整个细胞范围内相对一致，没有明显的局部增强或减弱现象

图 4-9　AIE-Mem-G01 在 HepG2 细胞中的成像效果图

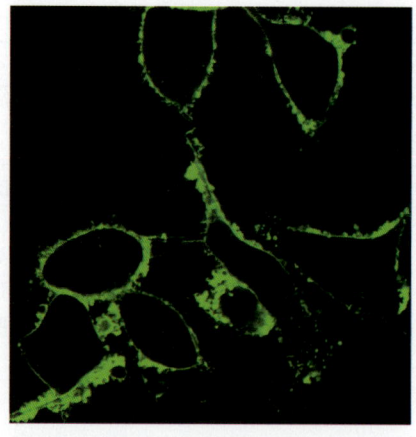

探针名称	AIE-Mem-G01
成像通道	Ex：405 nm，Em：500～600 nm
成像条件	5 μmol/L探针与细胞共同孵育15分钟（37℃），直接成像，激光强度为5%
说明	HK2细胞呈现圆形或椭圆形，整体上细胞排列较为松散，细胞间距离较大，没有形成紧密的网络状结构。细胞膜的荧光染色均匀度一般，有出现明显的斑块或不规则区域，细胞膜的荧光强度在不同的细胞之间有所差异，部分细胞的荧光较弱

图 4-10　AIE-Mem-G01 在 HK2 细胞中的成像效果图

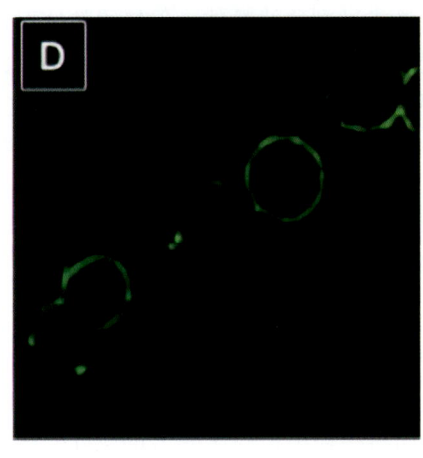

探针名称	TPS-2cRGD[1]
成像通道	Ex：405 nm, Em：505～525 nm
成像条件	2 μmol/L探针与细胞共同孵育30分钟（4℃），激光强度为5%
说明	TPS-2cRGD对α,β₃高表达的细胞进行膜染色，成像效果较好，能看见环状空心结构，细胞与细胞相邻处同样能被染上色

图4-11　TPS-2cRGD在HT-29细胞中的成像效果图

第三节　线　粒　体

线粒体是细胞中的一种重要细胞器，常被称为细胞的"动力工厂"。它们广泛存在于真核细胞中，是负责能量生产和代谢调节的关键细胞器。

一、线粒体介绍

线粒体（mitochondria）是真核细胞中不可或缺的细胞器，拥有独特的双层膜结构和独立的遗传体系，其起源可追溯到约20亿年前的一次内共生事件，当时原始真核细胞可能吞噬了一种能够进行有氧呼吸的原核生物，这解释了为何线粒体具有自己的DNA并与细菌有着诸多相似之处。线粒体的主要职责在于能量转换，通过氧化磷酸化过程将营养物质中的化学能转化为细胞可利用的能量形式——三磷酸腺苷（ATP），为细胞的生物化学反应提供动力。

线粒体的结构设计巧妙，外膜作为第一层保护屏障，由磷脂双层构成，含有多样化的酶，参与肾上腺素氧化和脂肪酸延伸等反应，同时允许小分子自由通过，定义了线粒体的边界。内膜（IMM）则更加紧密，包裹着线粒体基质，是氧化磷酸化和Krebs循环的关键场所，它具有高度选择性的通透性，蛋白质含量丰富，与磷脂的比例约为0.7：0.3。内膜的某些区域向基质内折叠形成嵴，显著增加了表面积，提高了能量转换的效率。线粒体基质位于内膜之内，是一个充满酶和分子的微环境，是葡萄糖及其他有机分子氧化的关键场所，产生的ATP为细胞活动提供了能源。此外，线粒体基质中包含有线粒体DNA，赋予线粒体自主复制的能力，与内膜的互动形成了一个复杂而协调的微环境，对维持细胞内能量平衡和调控多种生物学过程至关重要。

线粒体的功能远不止于能量转换，它们还在钙离子储存、细胞自噬以及其他生理过程中扮演着重要角色。在钙离子调节中，线粒体能够迅速吸收和释放钙离子，维持细胞内钙离子浓度的稳定，通过内外膜上的通道蛋白和转运体实现这一过程。线粒体自噬机制则是一种细胞损伤控制策略,用于清除功能失常或过剩的线粒体,保持线粒体群体的健康状态。除此之外,线粒体还参与调节膜电位、细胞凋亡、细胞增殖、代谢调控,甚至在特定细胞类型中承担合成胆固醇和血红素的任务。线粒体不仅是细胞的能量工厂,也是细胞信号转导和生命活动调控的核心,其健康状况直接关系到细胞乃至整个生物体的生命活力和功能状态。总之,线粒体是细胞内复杂而精密的能源系统,对维持生命的基本过程至关重要。

二、线粒体研究意义

线粒体作为细胞内的能量中心,其研究对于理解细胞生物学和疾病机制具有深远的意义。线粒体是真核细胞中的独立细胞器,通过氧化磷酸化过程产生ATP,为维持细胞的生存和功能提供必要的能量。近年来,科学家们对线粒体进行了深入的研究,揭示了其多方面的功能,包括脂肪酸氧化、钙离子调控、细胞凋亡等。这些发现不仅拓展了对基本生物学过程的理解,也为多种疾病的治疗提供了新的视角。

线粒体作为能量生产的中心,直接影响细胞的正常功能。线粒体产生的ATP是维持细胞代谢、合成新的分子和维持细胞膜电位的基本动力源。通过脂肪酸氧化,线粒体还提供了额外的能源来源。此外,线粒体通过调节细胞内的钙离子浓度,影响细胞信号转导和许多重要的细胞过程,如肌肉收缩和细胞凋亡等。因此,对线粒体的深入研究有助于揭示细胞内能量平衡和代谢调控的精细机制,为治疗与代谢相关的疾病提供了新的理论基础。

线粒体在维持细胞生存和功能方面发挥着至关重要的作用。因此,线粒体功能异常与多种疾病的发生和发展密切相关:

1.**神经系统疾病** 许多神经系统疾病与线粒体功能紊乱有关,其中最显著的例子是帕金森病。在帕金森病的患者中,线粒体功能障碍导致细胞内能量产生减少,增加了神经元对于稳定能量供应的需求。此外,阿尔茨海默病等神经退行性疾病也与线粒体的异常有关。通过深入研究线粒体在这些疾病中的作用,科学家们希望找到新的治疗策略,以减缓或逆转神经系统退行性疾病的发展。

2.**肌肉疾病** 线粒体肌病(mitochondrial myopathy)是一组由于线粒体功能障碍引起的肌肉疾病。线粒体是细胞内负责能量生成的细胞器,当其功能受损时,会导致能量生成不足,影响肌肉细胞的正常功能,这些疾病通常导致肌肉无力、疲劳和代谢异常。通过研究线粒体在肌肉疾病中的角色,科学家们希望能够找到治疗方法,改善患者的肌肉功能和生活质量。

3.**代谢性疾病** 2型糖尿病和肥胖等代谢性疾病与线粒体的异常功能密切相关。线粒体的能量代谢能力下降会导致细胞内氧化应激增加,影响胰岛素信号转导,并促使胰岛β细胞功能减退。此外,线粒体DNA突变和减少的线粒体生物发生也被认为是2型糖尿病和糖尿病并发症的潜在机制。

4.**心血管疾病** 线粒体功能障碍与多种心脏疾病的发生有关,如动脉粥样硬化、缺血再灌注(I/R)损伤、高血压、心肌肥厚和心力衰竭(HF),其原因是活性氧(ROS)的产生失控。因此,早期控制线粒体功能障碍是治疗心脏疾病的关键一步,而设计出选择性针对线粒体功能障碍的药物分子也是心血管疾病研究的未来方向。

在治疗上，针对线粒体的药物和治疗方法也在不断研究和发展。一些药物被设计用来改善线粒体的功能，包括促进线粒体的生物合成和增加线粒体数量的药物。此外，抗氧化剂的使用也被认为可以减缓线粒体氧化损伤。基因治疗和细胞治疗也被探索，以修复患者体内线粒体DNA的异常。这些新兴治疗方法为未来治疗相关疾病提供了希望，虽然在临床应用上还需要更多的研究和验证。

总的来说，线粒体研究对于理解和治疗与其功能紊乱相关的疾病具有重要的意义。通过深入研究线粒体在神经系统、肌肉、代谢和心血管方面的作用，科学家们能够揭示疾病发生的分子机制，为新型治疗策略的开发提供理论基础。未来，随着对线粒体的深入了解和治疗手段的不断创新，有望为相关疾病的治疗带来更多的突破。

三、线粒体常见染色手段

线粒体的研究需要使用各种染色手段和技术，以便观察其形态、数量、功能等方面的特征。以下是一些常见的线粒体染色手段和技术：

1. 荧光染色　荧光染色是观察线粒体的常见方法之一。使用荧光染料标记线粒体，使其在荧光显微镜下可见。MitoTracker系列染料是常用的线粒体荧光染料，它们能够穿透活细胞膜，结合到线粒体内，并发出荧光信号。通过选择适当的染料，可以实现针对线粒体的不同研究目的，例如观察线粒体的形态、分布和数量。

2. 电子显微镜　电子显微镜是一种高分辨率的技术，适用于观察线粒体的超微结构。样本经过特殊处理、固定和切片后，使用电子显微镜可见线粒体的内外膜结构、克里斯膜等细节。这种方法对于研究线粒体的形态学和亚细胞结构非常有价值。

3. 荧光原位杂交（FISH）　荧光原位杂交技术通过使用带有荧光标记的线粒体特异性探针，可以直接观察线粒体的分布和数量。这对于研究线粒体在细胞内的定位、迁移和复制等过程非常有用。

4. 流式细胞术　流式细胞术可以用于分析大量的细胞，并通过线粒体荧光标记物，如MitoTracker等，评估线粒体的质量、膜电位和数量等参数。这种高通量的方法对于大规模分析线粒体功能非常有用。

5. 蛋白质荧光标记　通过荧光蛋白标记线粒体蛋白，如线粒体蛋白常用的COX Ⅳ（细胞色素氧化酶亚单位Ⅳ），可以直观地观察线粒体的形态和分布。这对于研究线粒体与其他细胞器的相互作用以及蛋白质的定位具有重要意义。

这些线粒体染色手段和技术的选择取决于研究目的和所需的信息。综合运用这些技术，可以全面、多角度地研究线粒体的结构和功能，为深入理解细胞生物学和相关疾病提供关键的信息。

四、AIE在线粒体成像中的应用

AIE探针能够特异性地靶向线粒体，这是因为它们具有特定的化学结构，如三苯基膦、带正电荷的吡啶等，这些结构使得AIE分子可以与线粒体的膜电位相互作用，在进入细胞后选择性地富集在线粒体上。

一旦与线粒体结合，AIE分子"越聚集越亮"的特性便可以不仅仅用于普通的线粒体结构解析，而是更进一步对线粒体进行更深入的研究，比如，AIE材料与线粒体结合的原理是基于线粒体的膜电位，因此，可以通过监测AIE材料的荧光信号来判断线粒体的膜电位情况，进而判断线粒体的健康情况，也可以通过与不同的识别基团结合，对线粒体中的一些生物成分进行定性和定量分析，而随着对AIE材料结构的修饰，AIE线粒体荧光探针也可以使用更高要求的显微设备如双光子荧光显微镜、受激辐射损耗超分辨显微成像（STED）。

此外，随着AIE材料在健康领域的不断发展，研究发现具备光动力特性的AIE材料在与线粒体结合之后，可以产生1＋1＞2的治疗效果，同时，随着近红外荧光材料的深入开发，具备更深组织穿透性的AIE探针也被用于线粒体研究，并且实现了影像引导的癌症光免疫治疗。

五、染色图例

见图4-12～图4-23。

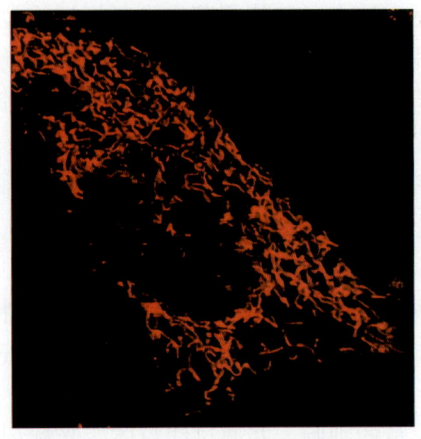

探针名称	AIE-Mito-NIR
成像通道	Ex：525 nm，Em：580～750 nm
成像条件	5 μmol/L探针与细胞共同孵育30分钟(37℃)，PBS洗涤2次，激光强度为5%
说明	LO2细胞呈现为扁平且边缘规则的上皮样形态，线粒体被红色荧光染料标记。线粒体分布广泛，而且具有细长的丝状或分支状结构，主要分布在细胞边缘和中心区域

图4-12　AIE-Mito-NIR在LO2细胞中的成像效果图

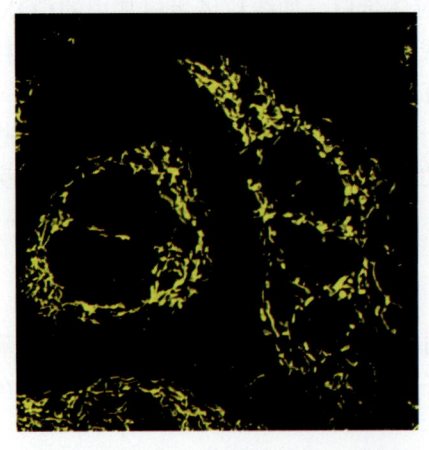

探针名称	DTPAP-P
成像通道	Ex：470 nm，Em：530～620 nm
成像条件	1 μmol/L探针与细胞共同孵育30分钟(37℃)，PBS洗涤2次，激光强度为5%
说明	LO2细胞呈现为扁平且边缘规则的上皮样形态，线粒体分布广泛，而且具有细长的丝状或分支状结构，主要分布在细胞边缘和中心区域

图4-13　DTPAP-P在LO2细胞中的成像效果图

第4章 探秘亚细胞：成像与探索

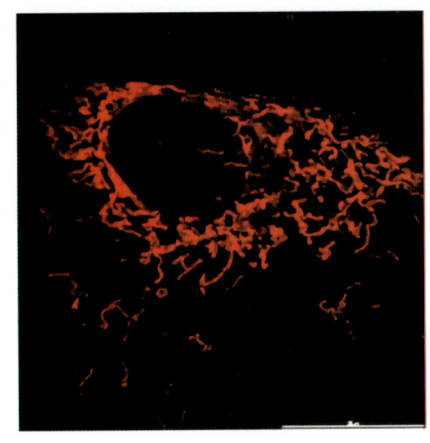

探针名称	AIE-Mito-NIR
成像通道	Ex: 525 nm, Em: 580～750 nm
成像条件	5 μmol/L探针与细胞共同孵育30分钟(37℃)，PBS洗涤2次，激光强度为5%
说明	A549细胞呈现为扁平且边缘规则的上皮样形态，线粒体被红色荧光染料标记，线粒体主要分布在细胞核周围，呈放线状，而且具有细长的丝状或分支状结构

图 4-14　AIE-Mito-NIR 在 A549 细胞中的成像效果图

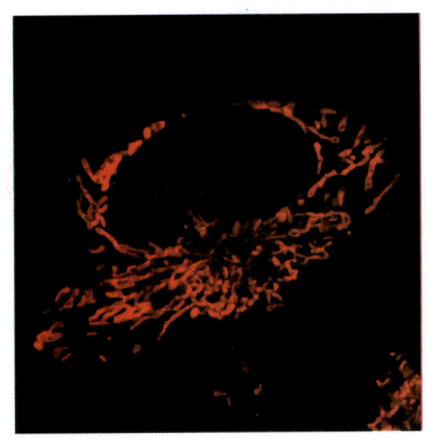

探针名称	AIE-Mito-NIR
成像通道	Ex: 525 nm, Em: 580～750 nm
成像条件	5 μmol/L探针与细胞共同孵育30分钟(37℃)，PBS洗涤2次，激光强度为5%
说明	Hela线粒体被红色荧光染料标记，线粒体主要分布在细胞核和细胞膜之间，而且具有细长的丝状或分支状结构

图 4-15　AIE-Mito-NIR 在 Hela 细胞中的成像效果图

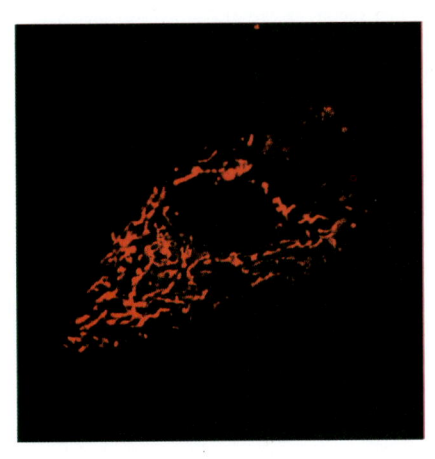

探针名称	ASCP
成像通道	Ex: 488 nm, Em: 550～700 nm
成像条件	10 μmol/L探针与细胞共同孵育30分钟(37℃)，PBS洗涤2次，激光强度为5%
说明	MCF-7细胞呈现为扁平且边缘规则的上皮样形态，线粒体被红色荧光染料标记，线粒体主要分布在细胞核和细胞膜之间，呈放线状，而且具有细长的丝状或分支状结构

图 4-16　ASCP 在 Hela 细胞中的成像效果图

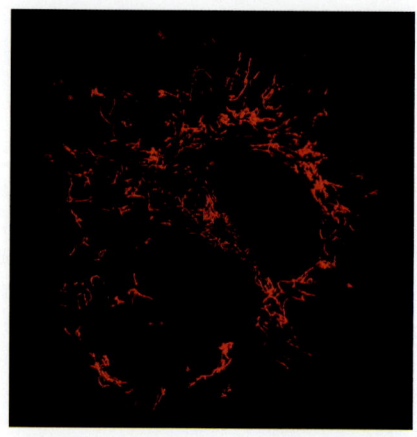

探针名称	ASCP
成像通道	Ex：488 nm，Em：550～700 nm
成像条件	5 μmol/L探针与细胞共同孵育30分钟(37℃)，PBS洗涤2次，激光强度为5%
说明	T24细胞呈现为扁平且边缘规则的上皮样形态，线粒体主要分布在细胞核和细胞膜之间，呈放线状，而且具有细长的丝状或分支状结构

图 4-17　ASCP在T24细胞中的成像效果图

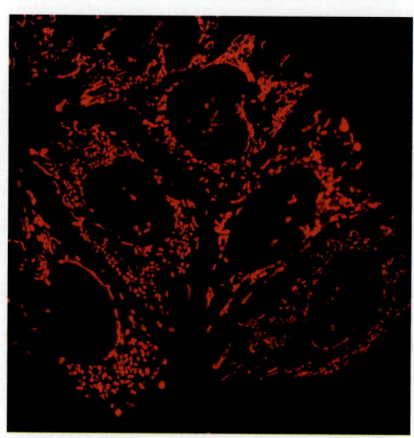

探针名称	ASCP
成像通道	Ex：488 nm，Em：550～700 nm
成像条件	10 μmol/L探针与细胞共同孵育30分钟(37℃)，PBS洗涤2次，激光强度为5%
说明	MCF-7细胞呈现为扁平且边缘规则的上皮样形态，线粒体主要分布在细胞核和细胞膜之间，呈放线状，但线粒体主要呈现点状或碎片状

图 4-18　ASCP在MCF-7细胞中的成像效果图

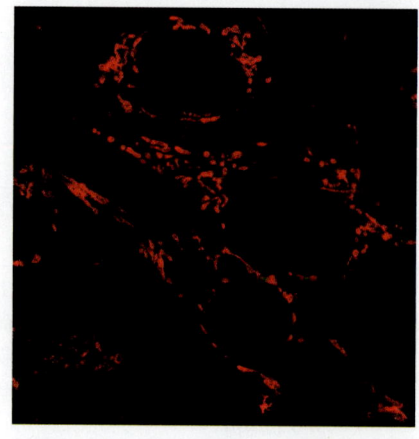

探针名称	AIE-Mito-R01
成像通道	Ex：488 nm，Em：550～700 nm
成像条件	5 μmol/L探针与细胞共同孵育30分钟(37℃)，PBS洗涤2次，激光强度为5%
说明	HK2细胞呈现为扁平或椭圆形且边缘规则的上皮样形态，线粒体被红色荧光染料标记，线粒体主要分布在细胞核和细胞膜之间，呈放线状，较为零散，但具有细长的丝状或分支状结构

图 4-19　AIE-Mito-R01在HK2细胞中的成像效果图

第 4 章　探秘亚细胞：成像与探索

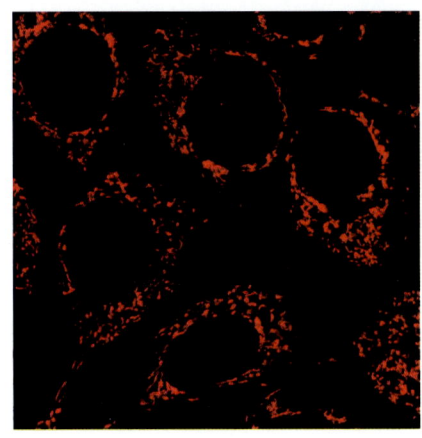

探针名称	AIE-Mito-R01
成像通道	Ex：488 nm，Em：550～700 nm
成像条件	5 μmol/L 探针与细胞共同孵育 30 分钟（37℃），PBS 洗涤 2 次，激光强度为 5%
说明	FaDu 细胞呈现为扁平且边缘规则的上皮样形态，线粒体被红色荧光染料标记，线粒体主要分布在细胞核和细胞膜之间，呈放线状，但线粒体主要呈现点状或碎片状

图 4-20　AIE-Mito-R01 在 FaDu 细胞中的成像效果图

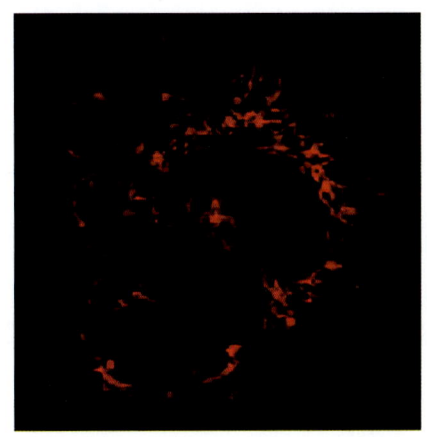

探针名称	AIE-Mito-R01
成像通道	Ex：488 nm，Em：550～700 nm
成像条件	5 μmol/L 探针与细胞共同孵育 30 分钟（37℃），PBS 洗涤 2 次，激光强度为 5%
说明	T24 细胞呈现为扁平且边缘规则的上皮样形态，线粒体被红色荧光染料标记，线粒体主要分布在细胞核和细胞膜之间，呈放线状，而且具有细长的丝状或分支状结构

图 4-21　AIE-Mito-R01 在 T24 细胞中的成像效果图

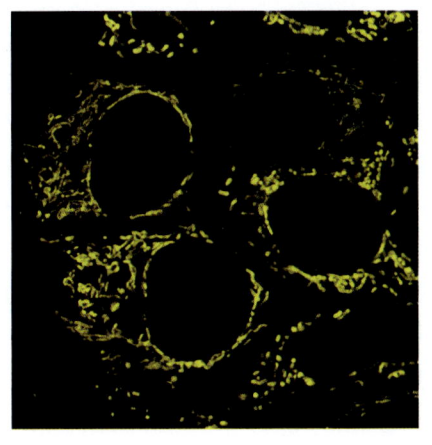

探针名称	TPE-Py
	（结构式）
成像通道	Ex：405 nm，Em：550～600 nm
成像条件	10 μmol/L 探针与细胞共同孵育 30 分钟（37℃），PBS 洗涤 2 次，激光强度为 5%
说明	MCF-7 细胞呈现为扁平且边缘规则的上皮样形态，线粒体被红色荧光染料标记，线粒体主要分布在细胞核和细胞膜之间，呈放线状，而且具有细长的丝状或分支状结构

图 4-22　TPE-Py 在 MCF-7 细胞中的成像效果图

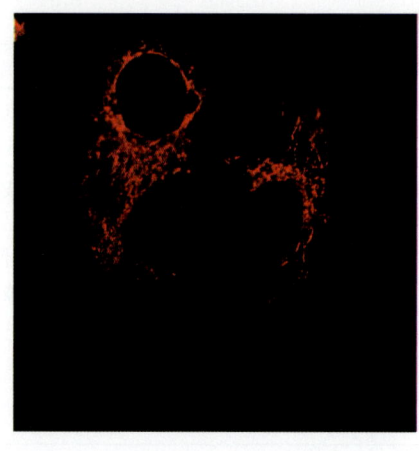

探针名称	ASCP-HE
成像通道	Ex: 405 nm, Em: 620~700 nm
成像条件	10 μmol/L探针与细胞共同孵育30分钟（37℃），PBS洗涤2次，激光强度为5%
说明	HepG2细胞呈现为扁平且边缘规则的上皮样形态，线粒体被红色荧光染料标记，线粒体主要分布在细胞核和细胞膜之间，呈放线状，而且具有细长的丝状或分支状结构

图4-23　ASCP-HE在HepG2细胞中的成像效果图

第四节　溶　酶　体

一、溶酶体介绍

溶酶体（lysosome），亦被称为溶体或溶小体，是真核细胞内一种至关重要的细胞器，由高尔基体产生，表现为单层膜的囊状结构，内部蕴藏有数十种水解酶。这些酶在pH为4.5～5.0的弱酸性环境下，能够高效分解生命必需的有机物质。溶酶体在动物细胞中普遍存在，而在植物细胞中则较为罕见。

溶酶体的历史可以追溯到1955年，当时比利时细胞学家克里斯蒂安·德杜夫首次发现了这一细胞器。他在大鼠肝细胞中通过离心分离技术，鉴定出一种具有酸性磷酸酯酶活性的细胞器，并将其命名为溶酶体，自此开启了对溶酶体生物学特性的深入研究。

溶酶体的结构特征主要体现在其独特的形态和功能上。它们通常呈圆形或椭圆形，直径在0.025～0.8μm。溶酶体的液泡膜由特殊膜脂和蛋白质组成，形成与细胞质隔离的微环境，有效阻止内部水解酶对细胞自身结构的破坏。溶酶体内含有种类繁多的水解酶，如蛋白酶、核酸酶和糖苷酶等，这些酶能够将大分子物质分解为小分子，例如将蛋白质分解为氨基酸，核酸分解为核苷酸。溶酶体内部维持的酸性环境（pH4.5～5.0）对于许多水解酶的活性至关重要，为酶的高效催化提供了理想条件。

溶酶体的主要功能体现在细胞内消化、废物处理与回收、免疫防御以及参与细胞死亡和信号转导等多方面。细胞通过内吞作用捕获外界大分子物质，随后在溶酶体内进行降解；溶酶体还参与自噬作用，通过与自噬体融合，降解细胞自身的损伤或多余细胞器。溶酶体降解产生的小分子能够被细胞再利用，既清理了细胞内的废物，又为细胞提供了必要的原料。在免疫细胞中，溶酶体扮演着杀灭和处理病原体的角色，如巨噬细胞和中性粒细胞能够吞噬病原微生物，并利用溶酶体内的酶将其分解，保护机体免受感染。溶酶体还与细胞死亡调控密切相关,特别是在细胞凋亡和程序性坏死过程中,同时溶酶体内的酶和降解产物作为信号分子参与细胞信号转导,对细胞的生长、分化和代谢等过程产生影响。

综上所述,溶酶体作为细胞内的"清洁工",不仅在物质分解和废物处理中发挥着核心作用,还在免疫防御和细胞信号转导等复杂生物学过程中扮演着关键角色,是维持细胞健康和机体稳态的重要组成部分。

二、溶酶体研究意义

溶酶体作为真核细胞中的关键细胞器,承载着超过60种水解酶,这些酶在酸性环境下高效工作,负责降解蛋白质、核酸、脂类和糖类等生物大分子。溶酶体的研究对于理解细胞内物质代谢的复杂机制至关重要,具体体现在以下几个方面。

首先,溶酶体在细胞内的物质循环中起着核心作用,其研究有助于揭示细胞如何通过不同的途径降解各种物质,以及如何利用降解后的产物。溶酶体不仅参与了物质的分解,还促进了降解产物的有效再利用,这直接影响到细胞的功能和生存状态。例如,溶酶体在自噬过程中发挥着不可或缺的作用,通过降解自身受损或无用的成分,维持细胞的稳态和健康。

其次,溶酶体与疾病的发生和发展密切相关。溶酶体在细胞防御机制中扮演重要角色,能够抵御病原体入侵,同时参与免疫调节。溶酶体功能的任何异常都会影响细胞的新陈代谢,进而引发一系列问题,包括但不限于糖类、脂质、蛋白质和核酸的代谢紊乱,以及吞噬、内吞和自噬过程的障碍。这种功能障碍不仅会干扰其他细胞器如线粒体的正常运行,导致活性氧的过量产生,还会与衰老、癌症、慢性炎症、神经系统退行性疾病、男性不育及感染等众多疾病状态相关联。

尤为重要的是,溶酶体功能障碍直接导致了溶酶体贮积症(LSD)的发生,这是一种罕见但严重的遗传性疾病。LSD源于溶酶体酶的基因缺陷,使得特定底物无法被正常降解,从而在细胞内积累。依据累积物质的不同,LSD可以分为黏多糖贮积症、鞘脂贮积症、庞贝病和异染性脑白质病等。其中,黏多糖贮积症因黏多糖降解酶的缺乏而致病,鞘脂贮积症涉及鞘脂代谢酶的缺陷,庞贝病则源于酸性α-葡萄糖苷酶的失活,异染性脑白质病是因为髓鞘蛋白代谢酶的故障。这些疾病均表现为底物在细胞和组织中的异常累积,引起广泛的器官损害和功能障碍。

鉴于溶酶体与多种疾病的关系,包括神经退行性疾病、癌症、自身免疫性疾病等,溶酶体已成为药物开发的重要靶点。目前,溶酶体药物开发主要分为两大类,一类是直接的溶酶体靶向药物,它是指能够特异性地进入溶酶体,通过抑制溶酶体自身降解、激活溶酶体功能及靶向溶酶体内的特定蛋白等途径发挥治疗作用的药物,而另外一大类则是溶酶体递送系统,它是指利用溶酶体的胞吞作用将药物或基因导入细胞内的技术。

三、溶酶体常见染色手段

1.酸性染色　溶酶体内部呈酸性环境,因此可以用一些酸性染料,如苏木精、伊红、甲基蓝、伊红素等。这些染料在酸性条件下呈阳离子,可以与溶酶体膜上的阴离子蛋白结合，从而将溶酶体染成相应颜色。例如，苏木精可以将溶酶体染成蓝色，伊红可以将溶酶体染成红色。

2. 免疫染色　利用特异性抗体对溶酶体内部的蛋白质进行标记，如LAMP1/LAMP2抗体，它们是一类特异性识别溶酶体膜上高丰度表达的膜蛋白的抗体，可以用于固定细胞的免疫荧光染色，也可以用于流式细胞分析。LAMP1和LAMP2是最常用的两个溶酶体标志物，可以与荧光素或酶直接或间接偶联，进行信号放大和检测。

3. 荧光探针染色　荧光探针是最常使用的溶酶体染色手段，如LysoTracker系列荧光探针，其结构包含一个碱性或亲水性基团，通常是一环或二环芳香酮，与一个荧光基团，如吲哚啉、吲哚、羰基吲哚啉等。这些探针的结构使其能够穿过细胞膜并与溶酶体内的酸性环境结合，产生荧光信号。而LysoSensor系列荧光探针则包含一个阴离子性基团和一个阳离子性基团，通常是芳香醚基和芳香胺基。这种设计使得LysoSensor在酸性环境下能够发生荧光变化，因此可以用于溶酶体的荧光染色，而随着对这些荧光分子结构的深入了解，越来越多能够靶向溶酶体的荧光探针被设计开发出来，通常它们都含有一个或多个碱性基团，能够在酸性环境下质子化，从而能够在溶酶体内滞留。

4. 电镜染色　采用电子显微镜技术，利用重金属盐染色，使溶酶体等细胞器在电镜下显现出更加清晰的结构。如使用铅枸橼酸盐能够增加电子密度，使溶酶体在电镜下更容易被观察到，或者使用铜磷酸钠，可以增强溶酶体的对比度。

四、AIE在溶酶体成像中的应用

AIE材料在溶酶体成像方面具有高亮度、高特异性及良好的生物相容性等优势，近年来，研究人员开发了多种AIE材料用于溶酶体成像，包括最基本的溶酶体形态观察及其在细胞中的分布、超精细结构的解析等，AIE溶酶体探针也用于一些生物小分子如Mn、Cu^{2+}、HClO的定性及定量监测，信号转导分子的检测等。除了小分子外，AIE溶酶体探针也可以用于检测其内部的一些环境参数如黏度、pH。此外，溶酶体内的酶活性及含量与疾病息息相关，而AIE材料也可以用于这些酶的检测。不仅如此，由于AIE材料具有非常高的光稳定性，可以用于长时间检测，因此AIE溶酶体探针也被用于观测细胞内的一些生理活动，如高尔基体到溶酶体的动态转运、脂滴-溶酶体相互作用、自噬可视化等。除了以上这些以观测为主的应用外，AIE溶酶体探针也可以直接辅助治疗，如产生高毒性的活性氧物种用于疾病治疗。

五、染色图例

见图4-24～图4-30。

第4章 探秘亚细胞：成像与探索

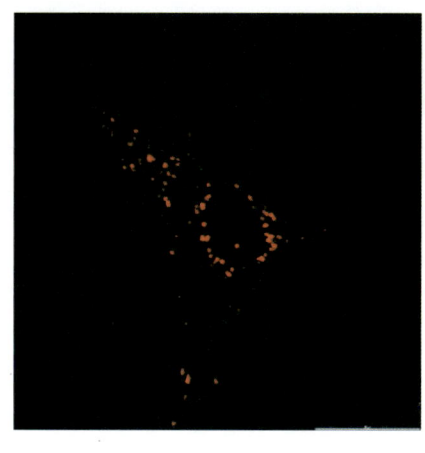

探针名称	AIE-Lyso-R01
成像通道	Ex：500 nm，Em：578～750 nm
成像条件	10 μmol/L探针与细胞共同孵育30分钟（37℃），PBS洗涤2次，激光强度为5%
说明	4T1细胞呈现出扁平且边缘规则的上皮样形态，细胞边缘清晰可见，溶酶体本身被标记为红色荧光。溶酶体在细胞内散乱分布，有些靠近细胞边缘，有些靠近细胞核附近，没有明显的聚集现象，呈现出大小不一的点状结构

图4-24　AIE-Lyso-R01在4T1细胞中的成像效果图

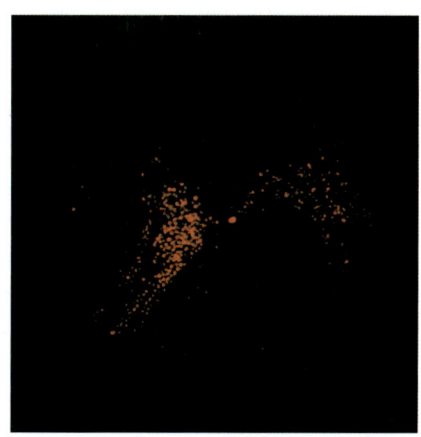

探针名称	AIE-Lyso-R01
成像通道	Ex：500 nm，Em：578～750 nm
成像条件	10 μmol/L探针与细胞共同孵育30分钟（37℃），PBS洗涤2次，激光强度为5%
说明	A549细胞呈现出扁平且边缘规则的上皮样形态，细胞边缘清晰可见，溶酶体在细胞内散乱分布，有些靠近细胞边缘，有些靠近细胞核附近，没有明显的聚集现象，呈现出大小不一的点状结构，但不同细胞内荧光强度并不均一

图4-25　AIE-Lyso-R01在A549细胞中的成像效果图

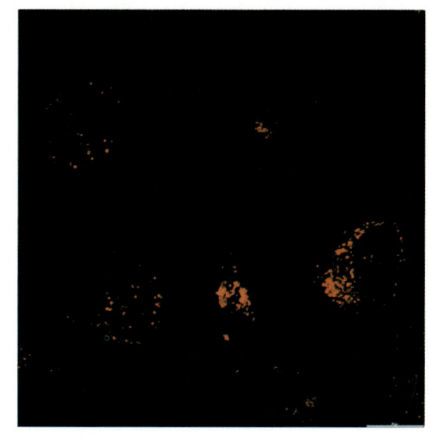

探针名称	AIE-Lyso-R01
成像通道	Ex：500 nm，Em：578～750 nm
成像条件	10 μmol/L探针与细胞共同孵育30分钟（37℃），PBS洗涤2次，激光强度为5%
说明	HeLa细胞呈现出扁平且边缘规则的上皮样形态，细胞边缘清晰可见，溶酶体本身被标记为红色荧光。溶酶体在细胞内散乱分布，有些靠近细胞边缘，有些靠近细胞核附近，部分细胞有聚集现象，溶酶体呈现出大小不一的点状结构，不同细胞内部溶酶体含量相差较大

图4-26　AIE-Lyso-R01在HeLa细胞中的成像效果图

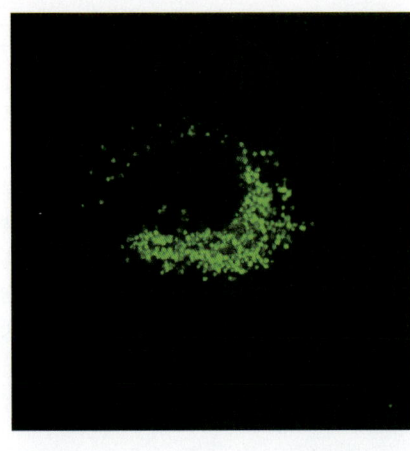

探针名称	CSMPP
成像通道	Ex：405 nm，Em：470～550 nm
成像条件	1 μmol/L探针与细胞共同孵育30分钟（37℃），PBS洗涤2次，激光强度为5%
说明	HeLa细胞呈现出扁平且边缘规则的上皮样形态，细胞边缘清晰可见，溶酶体在细胞内散乱分布，主要在细胞的一侧，呈现出大小不一的点状结构

图4-27　AIE探针CSMPP在HeLa细胞中的成像效果图

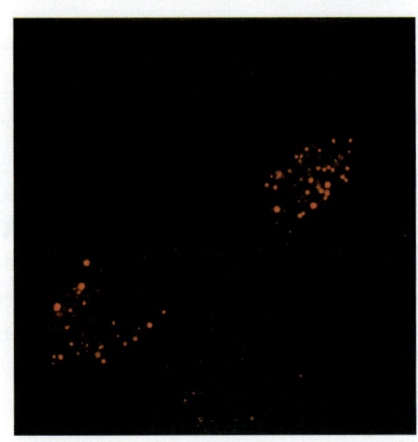

探针名称	AIE-Lyso-R01
成像通道	Ex：500 nm，Em：578～750 nm
成像条件	10 μmol/L探针与细胞共同孵育30分钟（37℃），PBS洗涤2次，激光强度为5%
说明	LO2细胞呈现出扁平且边缘规则的上皮样形态，细胞边缘清晰可见，溶酶体在细胞内散乱分布，主要在细胞的一侧，有些靠近细胞边缘，有些靠近细胞核附近，无聚集现象，溶酶体呈现出大小不一的点状结构

图4-28　AIE-Lyso-R01在LO2细胞中的成像效果图

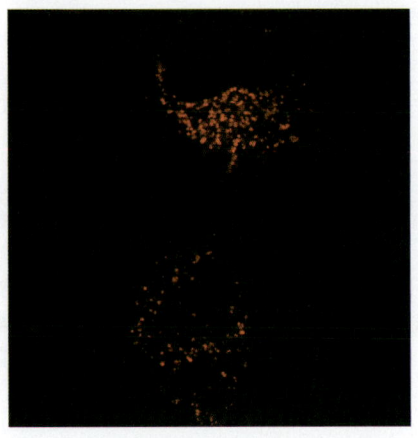

探针名称	AIE-Lyso-R01
成像通道	Ex：500 nm，Em：578～750 nm
成像条件	10 μmol/L探针与细胞共同孵育30分钟（37℃），PBS洗涤2次，激光强度为5%
说明	T24细胞呈现出扁平且边缘规则的上皮样形态，细胞边缘清晰可见，溶酶体本身被标记为红色荧光。溶酶体在细胞内散乱分布，有些靠近细胞边缘，有些靠近细胞核附近，部分细胞有聚集现象，溶酶体呈现出大小不一的点状结构，不同细胞内部溶酶体含量相差较大

图4-29　AIE-Lyso-R01在T24细胞中的成像效果图

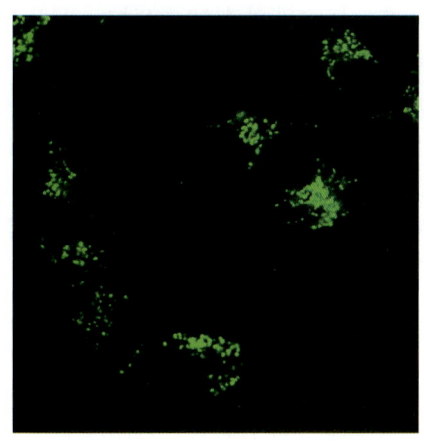

探针名称	TPE-IQ-TPA
成像通道	Ex: 460 nm, Em: 490～620 nm
成像条件	10 μmol/L探针与细胞共同孵育30分钟（37℃），PBS洗涤2次，激光强度为5%
说明	HK2细胞呈现出扁平且边缘规则的上皮样形态，细胞边缘清晰可见，溶酶体在细胞内散乱分布，有些靠近细胞边缘，有些靠近细胞核附近，部分细胞有聚集现象，溶酶体呈现出大小不一的点状结构，不同细胞内部溶酶体含量一致

图 4-30　TPE-IQ-TPA 在 HK2 细胞中的成像效果图

第五节　内　质　网

一、内质网介绍

内质网（endoplasmic reticulum，ER）是真核细胞内一种至关重要的细胞器，由错综复杂的膜系统构成，其分布广泛，几乎遍及整个细胞质，与细胞核的外膜相连，形成一个连续的网络。作为细胞内最大的膜系统，内质网的表面积极为广阔，占据了细胞膜总面积的50%～80%，在细胞的生命活动中扮演着多重角色，包括蛋白质的合成与加工、糖类和脂质的代谢以及细胞内物质的运输。

内质网的结构特性突出，主要由扁平的膜片、管道和囊泡组成，这些膜结构通过脂质双层构建，镶嵌有众多蛋白质通道和受体。这些通道和受体不仅促进了细胞质与内质网之间的物质交换，还参与了信号的传导。内质网的形态可分为两大类：粗面内质网（rough endoplasmic reticulum，RER）和平滑内质网（smooth endoplasmic reticulum，SER）。粗面内质网上密布着核糖体，这些核糖体是蛋白质合成的工厂，新合成的蛋白质在这里完成初步的组装。相比之下，平滑内质网表面无核糖体附着，它主要承担着脂质合成、激素合成和钙离子存储等任务。

内质网与其他细胞器如高尔基体、核膜、细胞核以及细胞膜之间保持着紧密的联系，它们通过物质的运输和信息的交流，共同维系着细胞内环境的稳定。内质网的功能多样，涵盖蛋白质的合成与修饰、脂质的合成与调节、钙离子的存储与调控，以及细胞毒性物质的代谢和解毒等。具体而言，粗面内质网上的核糖体是蛋白质合成的场所，新合成的蛋白质在此处接受糖基化、剪切等修饰，并形成其特有的二级和三级结构。平滑内质网则专注于脂质合成，如磷脂和胆固醇的制造，同时调控细胞膜和细胞器膜的脂质成分，维持脂质代谢平衡。此外，内质网还负责钙离子的存储和调控，通过其膜上的通道和泵维持细胞内外钙离子的平衡，参与细胞信号转导和活动调节。内质网中的酶系统还参与细胞毒性物质的代谢和解毒，确保细胞免受有害物质的侵害。

二、内质网研究意义

ER作为细胞内的核心调控枢纽，不仅是功能蛋白质表达与调控的指挥中心，更是细胞与外界环境交互不可或缺的桥梁。它承担着质膜受体、离子通道、分泌激素及分解代谢酶等关键分子的折叠与组装任务，确保这些分子能够精准执行其生理功能。此外，ER还深刻影响着细胞的关键新陈代谢过程，通过精细调控来维持细胞稳态。

ER内部复杂的分子质量控制机制，如同精密的导航系统，监控并指导着其内部的各项处理活动，确保这些活动与细胞乃至整个生物体的需求高度协调一致。近年来，随着对ER加工活动分子基础研究的深入，逐渐揭开了ER在多种疾病发生发展中的核心角色。从特定的遗传性疾病如囊性纤维化，到广泛流行的高发病种如糖尿病与神经退行性疾病，ER功能障碍均扮演了关键角色。尤为引人注目的是，ER在癌症的演进过程中也发挥着至关重要的作用。

ER作为分泌途径的起始站，其广阔的膜系统不仅覆盖了细胞核膜，还延伸至细胞边缘，特别是在神经元等高度特化的细胞中，ER更是遍布整个树突与轴突，展现出高度的空间组织性与功能性。ER的极化结构，即核糖体附着的粗糙面与光滑面的协同工作，不仅为蛋白质的合成与加工提供了平台，还促进了囊泡的生成与物质转运，这对于脂质生物合成、钙离子稳态维持等关键细胞过程至关重要。ER受体介导的信号转导网络，通过精密调控基因表达与细胞生理功能，确保细胞能够灵活应对内外环境的变化。然而，ER的精细运作也伴随着潜在的风险，任何细微的失衡都可能触发疾病状态。

三、内质网常见染色手段

内质网（endoplasmic reticulum，ER）作为真核细胞中不可或缺的细胞器，负责蛋白质合成、脂质代谢、物质运输等一系列关键生理功能。为了深入探索内质网的结构与功能，科学家们开发了多种染色技术，使得在显微镜下观察内质网成为可能。

1. ER-Tracker染料因其特异性而被广泛应用，这种荧光染料，如ER-Tracker Green和ER-Tracker Red，能够与内质网中的特定分子结合，在荧光显微镜下清晰展示内质网的分布。使用时，细胞经培养后需去除培养基并用缓冲液如PBS洗涤，再将ER-Tracker染料按说明稀释后加入细胞，经过30分钟至1小时的染色时间后，再次洗涤细胞，最后通过荧光显微镜观察内质网的形态。

2. 另一种常用的染色方法是免疫荧光技术，通过使用针对内质网特定蛋白质（例如GRP78/BiP、PDI等）的抗体，可实现内质网的精确染色。这一技术的优势在于可与标记其他细胞器或分子的抗体联合使用，进行多重染色，提供更为丰富的细胞内结构信息。实验步骤包括细胞固定、透膜处理、一抗和二抗的孵育以及最终的荧光观察，这有助于研究内质网蛋白的具体定位和动态变化。

3. Nissl染色则特别适用于神经元的内质网染色，尤其是粗面内质网。利用甲苯胺蓝或克氏紫等染料，能够染色内质网中丰富的RNA，进而显示粗面内质网的分布。该方法需要组织样本经过固定、脱水、包埋、切片等步骤，再进行染色，最后通过光学显微镜观察内质网的结构特征。

4. DiOC6染色是一种使用亲脂性荧光染料标记内质网的技术，尤其适用于活细胞的内质网成像。细胞在培养和清洗后，加入稀释的DiOC6溶液，经过15～30分钟的孵育时间，再次清洗细胞，即可在荧光显微镜下观察到内质网的分布。这种染色方法快速简便，为实时监测内质网状态提供了便利。

四、AIE在内质网成像中的应用

AIE材料在生物医学研究中的应用正日益受到关注，特别是在内质网（ER）研究中，展现出了巨大的潜力。内质网作为细胞内一个重要的膜结合细胞器，参与蛋白质合成、脂质代谢和钙离子储存等多种重要功能，因此其结构和功能的动态变化对细胞生命活动至关重要。AIE材料由于其在聚集状态下发光增强的特性，使其成为一种理想的生物探针，用于内质网的实时成像和功能研究。如一些基于喹啉-丙二腈（QM）的AIE探针，这些探针通过引入亲水磺酸基团和对甲苯磺酰胺基团，实现了对内质网的高效靶向和荧光信号的精准控制。此外，研究人员还合成了多种具有不同官能团的新型咔唑衍生物，这些衍生物倾向于作用于内质网，展现了良好的光稳定性和生物相容性。另一项研究报道了一种由两亲性喹喔啉酮衍生物-肽共轭物组装而成的高稳定性AIE荧光纳米点。该纳米点具有较大的斯托克斯位移和内质网靶向能力，能够有效地进入内质网并发出高强度荧光，适用于监测细胞内的囊泡运输。与传统荧光染料相比，这些自组装的荧光纳米点具有更强的抗光漂白和抗聚集诱导荧光猝灭能力，并且其AIE活性和红色荧光发射特性消除了与生物基质自发荧光重叠的光谱问题。

此外，AIE材料在抗癌研究中的应用也备受瞩目。研究表明，特定的AIE材料能够增强免疫原性细胞死亡（ICD），这对癌症免疫治疗具有重要意义。通过将新型AIE光敏剂与ER靶向肽结合，科学家设计并合成了TPE-PR-FFKDEL，这种生物探针不仅能够诱导ER靶向的ICD，还能释放免疫刺激损伤相关分子，如钙网状蛋白、ATP、高迁移率基团蛋白B1（HMGB1）和热休克蛋白70（HSP 70）。这一系列免疫反应被激活，以增强机体对癌细胞的免疫防御，相比传统的ER靶向光敏剂，TPE-PR-FFKDEL展现了更强的抗肿瘤效果。此外，AIE材料在内质网应激研究中也具有独特优势。例如，利用AIE材料设计的探针可以灵敏地检测内质网中的次氯酸盐（ClO^-）水平，为研究内质网应激和相关疾病提供了新方法。总之，AIE材料在内质网研究中的多种应用，展示了其在生物医学领域的广阔前景和巨大潜力。

五、染色图例

见图4-31～图4-37。

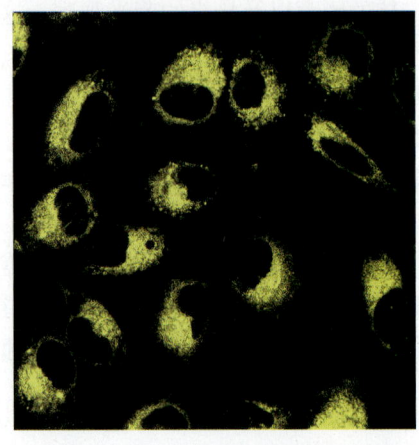

探针名称	AIE-ER-Y01
成像通道	Ex：405 nm，Em：550～650 nm
成像条件	10 μmol/L探针与细胞共同孵育30分钟（37℃），PBS洗涤2次，激光强度为5%
说明	HeLa细胞成像明显的上皮细胞样，内质网充斥着细胞质，但是在靠近细胞核的一端分布比较集中，形态上呈现不明显的网状，成像效果好

图4-31　AIE-ER-Y01在HeLa细胞中的成像效果图

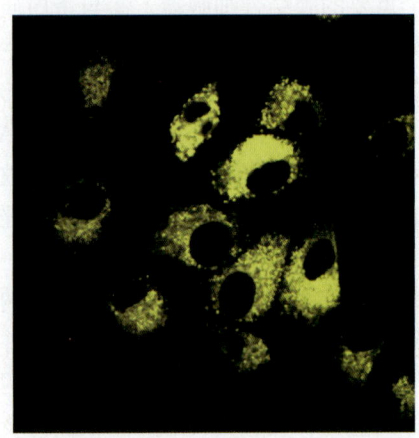

探针名称	AIE-ER-Y01
成像通道	Ex：405 nm，Em：550～650 nm
成像条件	10 μmol/L探针与细胞共同孵育30分钟（37℃），PBS洗涤2次，激光强度为5%
说明	A549细胞呈现为典型的上皮样形态，每个细胞的中心区域为未染色的细胞核，细胞核周围环绕着大量的黄色荧光区域，荧光清晰明亮，为典型的细胞内质网染色图谱，不同细胞的荧光信号分布均匀

图4-32　AIE-ER-Y01在A549细胞中的成像效果图

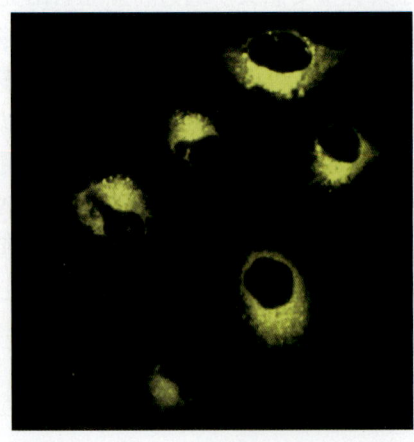

探针名称	AIE-ER-Y01
成像通道	Ex：405 nm，Em：550～650 nm
成像条件	10 μmol/L探针与细胞共同孵育30分钟（37℃），PBS洗涤2次，激光强度为5%
说明	HK2细胞呈现为典型的上皮样形态，每个细胞的中心区域为未染色的细胞核，细胞核周围环绕着大量的黄色荧光区域，荧光清晰明亮，为典型的细胞内质网染色图谱，不同细胞的荧光信号分布均匀

图4-33　AIE-ER-Y01在HK2细胞中的成像效果图

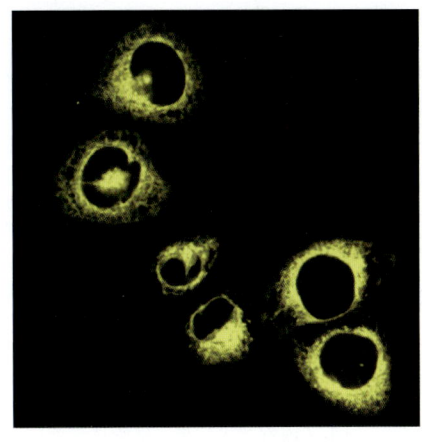

探针名称	AIE-ER-Y01
成像通道	Ex：405 nm，Em：550～650 nm
成像条件	10 μmol/L探针与细胞共同孵育30分钟(37℃)，PBS洗涤2次，激光强度为5%
说明	HepG2细胞呈现为典型的上皮样形态，每个细胞的中心区域为未染色的细胞核，部分细胞核内有一定荧光，细胞核周围环绕着大量的黄色荧光区域，荧光清晰明亮，为典型的细胞内质网染色图谱，不同细胞的荧光信号分布均匀

图4-34　AIE-ER-Y01在HepG2细胞中的成像效果图

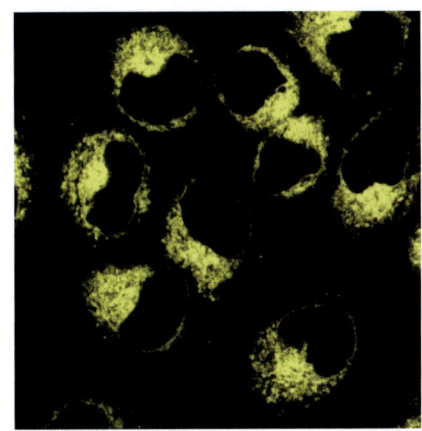

探针名称	AIE-ER-Y01
成像通道	Ex：405 nm，Em：550～650 nm
成像条件	10 μmol/L探针与细胞共同孵育30分钟(37℃)，PBS洗涤2次，激光强度为5%
说明	LO2细胞呈现为典型的上皮样形态，每个细胞的中心区域为未染色的细胞核，细胞核周围环绕着大量的黄色荧光区域，荧光清晰明亮，为典型的细胞内质网染色图谱，不同细胞的荧光信号分布均匀

图4-35　AIE-ER-Y01在LO2细胞中的成像效果图

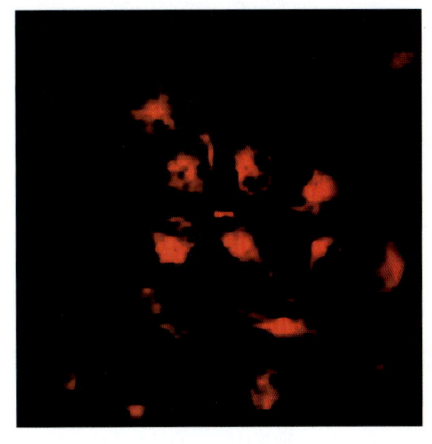

探针名称	TPECA-ER[2]
成像通道	Ex：470 nm，Em：560～750 nm
成像条件	5 μmol/L探针与细胞共同孵育30分钟(37℃)，PBS洗涤2次
说明	Hela细胞呈现为典型的上皮样形态，每个细胞的中心区域为未染色的细胞核，细胞核周围环绕着大量的红色荧光区域，荧光清晰明亮，为典型的细胞内质网染色图谱，不同细胞的荧光信号分布均匀

图4-36　TPECA-ER在Hela细胞中的成像效果图

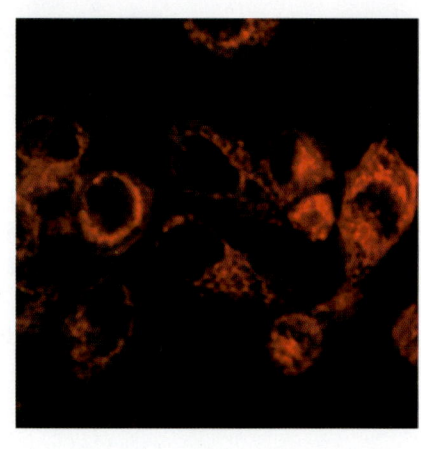

探针名称	MTOQS[3]
成像通道	无
成像条件	10 μmol/L探针与细胞共同孵育15分钟(37℃),PBS洗涤3次
说明	HepG2细胞呈现为典型的上皮样形态,每个细胞的中心区域为未染色的细胞核,部分细胞核内有荧光信号,细胞核周围环绕着大量的红色荧光区域,荧光清晰明亮,为典型的细胞内质网染色图谱,不同细胞的荧光信号分布均匀

图4-37　MTOQS在HepG2细胞中的成像效果图

第六节　高尔基体

一、高尔基体介绍

高尔基体,亦称高尔基复合体或高尔基器,是真核细胞中不可或缺的细胞器之一,以其独特的形态和功能在细胞生命活动中扮演着关键角色。它的名字源自意大利科学家卡米洛·高尔基,这位科学家在其家乡帕维亚附近首次观察到了这一复杂的细胞结构。高尔基体在真核细胞中普遍存在,尤其是在动物细胞中,其结构和功能发育得尤为完善。

从结构上看,高尔基体由一系列扁平的囊泡堆叠而成,呈现出片状或堆积状的外观,这些囊泡紧密排列,形成连续的层板结构,这种结构的动态变化反映了细胞的生理状态。高尔基体的膜结构不仅连接了囊泡层、腔室和排泄小体等部分,还富含多种酶,参与了细胞分泌、物质运输等重要过程。一个显著的特点是高尔基体的极性,即它分为顺面(形成面)和反面(成熟面),顺面负责接收来自内质网的蛋白质,而反面则承担了分泌细胞物质的任务。这种极性结构使得高尔基体能够高效地进行蛋白质的处理和分配。

功能上,高尔基体作为内质网下游的细胞器,主要负责蛋白质的后期修饰、分拣和运输。它接收到内质网传输过来的蛋白质,通过糖基化、硫酸化、磷酸化等修饰过程,赋予蛋白质成熟的功能和稳定性。随后,高尔基体将这些经过修饰的蛋白质进行精确的分拣,通过形成囊泡的方式,将它们输送到细胞的各个目的地,如细胞膜、溶酶体、内体等,确保了细胞内蛋白质的正确定位和功能发挥。在植物细胞中,高尔基体还参与了细胞壁的形成,而它在溶酶体形成中的作用也不容忽视。此外,高尔基体是细胞外分泌途径的关键环节，通过排泄小体将蛋白质、糖类和脂质等物质运输到细胞膜并释放到细胞外，同时也参与到细胞内物质的转运和分布调节中，包括钙离子、离子通道和受体的管理。

综上所述，高尔基体作为细胞内的"加工车间"和"物流中心"，在蛋白质的修饰、分拣、运输以及细胞内物质的分配和调节中发挥着核心作用，其结构和功能的完善对于维持细胞的正常生理活动至关重要。

二、高尔基体研究意义

高尔基体作为细胞内重要的生物合成和分配中心，在细胞生物学、分子生物学以及医学研究领域具有重要的研究意义：

1. 细胞生物学研究　高尔基体是细胞内分泌和物质运输的关键场所。通过对高尔基体结构和功能的研究，可以深入了解细胞结构与功能之间的关系。这项研究揭示了高尔基体膜囊的运输机制、与内质网的相互作用以及在细胞分泌过程中的调控机制，为理解细胞的生长、分化和凋亡等生命活动提供了重要参考。

2. 医学研究　高尔基体功能异常与多种疾病相关，如阿尔茨海默病和帕金森病。通过研究高尔基体，可以为相关疾病的治疗方法提供新的思路。例如，针对阿尔茨海默病，研究发现患者高尔基体功能异常导致β-淀粉样蛋白的聚集和分泌，开发了靶向高尔基体的药物，有效抑制了病情的发展。

3. 药物开发　高尔基体是药物分泌的重要场所，对其研究有助于开发新的药物递送系统。利用高尔基体分泌特性，开发了靶向高尔基体的药物递送系统，提高了药物的靶向性和治疗效果。

三、高尔基体常见染色手段

高尔基体（Golgi apparatus）作为细胞内负责蛋白质与脂质加工、分类和运输的关键细胞器，其结构和功能的研究往往依赖于有效的染色技术。下面是对几种常用高尔基体染色手段的梳理：

1. 银染法　银染技术利用高尔基体中丰富的酸性黏多糖成分，通过还原银离子产生金属银沉积，使高尔基体在显微镜下显著显现。该方法虽然能够提供明显的染色效果，但操作要求较高，且可能受到其他细胞结构的干扰，影响结果的准确性。

2. 荧光标记法　荧光标记法采用荧光染料或荧光抗体来特异性地结合高尔基体，使其在荧光显微镜下清晰可见。常用的荧光染料如BODIPY-TR-ceramide能够直接标记高尔基体，而Anti-Golgin抗体（例如针对GM130的抗体）则通过结合高尔基体特有的蛋白质，再与荧光标记的二抗共同使用来实现染色。这种方法特异性高，适用于观察活细胞及进行多重标记。

3. 酶组织化学染色　通过酶组织化学染色，高尔基体中特定的酶（如腺苷三磷酸酶，ATPase）催化底物反应生成可染色产物，进而实现高尔基体的可视化。这一方法能观察酶的活性，染色结果稳定，但对反应条件敏感，易受环境因素影响。

4. 免疫电镜染色　免疫电镜染色结合了免疫标记与电子显微镜技术，使用特异性抗体标记高尔基体蛋白，通过金颗粒标记的二抗增强信号，最终在电子显微镜下观察高尔基体的超微结构。这种方法虽能提供极高的分辨率，观察到亚细胞级别的细节，但设备成本高昂，操作复杂且耗时。

四、AIE在高尔基体成像中的应用

聚集诱导发光（AIE）材料在细胞生物学研究中展现出独特价值，特别是在高尔基体成像方面。通过使用AIE探针科学家们得以精细追踪外源有机分子在真核细胞内的动态运输路径，揭示其聚集现象由细胞内部生物活性而非简单扩散决定。进一步，AIE技术被应用于构建高效光捕获系统，如NPS-SC4AD-NiB体系，能在近红外区域（NIR）发出荧光，特别适用于高尔基体的深层组织成像。这种成像能力通过与高尔基体特异性标记物NBD C（6）-ceramide的共染色得到了验证，为复杂生理环境下的高尔基体研究提供了新视角。针对癌症早期检测，AIE探针NDSA-IMC被设计用于可视化高尔基体中过量的环氧合酶-2（COX-2）。NDSA-IMC在COX-2存在时荧光显著增强，能准确区分癌细胞与正常细胞，通过特定识别COX-2实现高尔基体成像，这为癌症早期诊断提供了有力工具。

为了提高光动力治疗（PDT）的精确性和有效性，基于AIEgen的光敏剂通过特定途径有效靶向高尔基体。这种靶向性提高了PDT的效率，同时激活了高尔基体氧化应激与线粒体间的凋亡途径，展示了AIE材料在癌症治疗领域的潜在应用。

五、染色图例

见图4-38～图4-45。

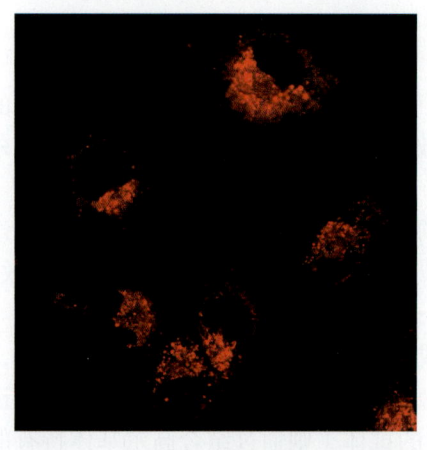

探针名称	TPE-T-CPS
成像通道	Ex：405 nm，Em：550～650 nm
成像条件	10 μmol/L探针与细胞共同孵育30分钟（37℃），PBS洗涤2次，激光强度为5%
说明	LO2细胞呈现明显的上皮细胞样，高尔基体充斥着细胞质，但是在靠近细胞核的一端分布比较集中，形态上呈现不明显的点状

图4-38　TPE-T-CPS在T24细胞中的成像效果图

第4章　探秘亚细胞：成像与探索

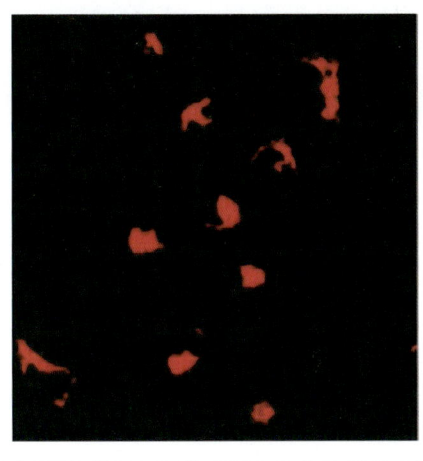

探针名称	NPS-SC4AD-NiB[4]
成像通道	Ex: 405 nm, Em: 650～710 nm
成像条件	探针与细胞共同孵育4小时（37 ℃），PBS洗涤3次，4%多聚甲醛固定，激光强度为5%
说明	PC-3细胞呈现明显的上皮细胞样，高尔基体充斥着细胞质，但是在靠近细胞核的一端分布比较集中

图 4-39　NPS-SC4AD-NiB 在 PC-3 细胞中的成像效果图

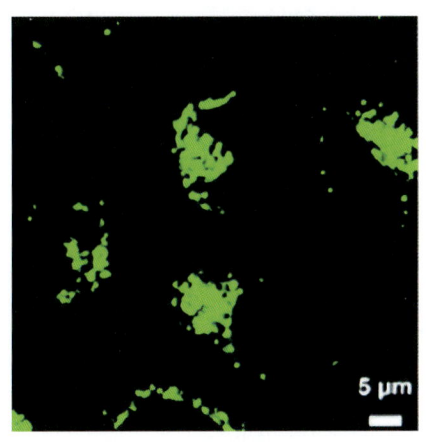

探针名称	TANBS[5]
成像通道	Ex: 405 nm, Em: 500～700 nm
成像条件	2 μmol/L探针与细胞共同孵育30分钟(37℃)，PBS洗涤3次
说明	HeLa细胞呈现明显的上皮细胞样，高尔基体充斥着细胞质，但是在靠近细胞核的一端分布比较集中

图 4-40　TANBS 在 HeLa 细胞中的成像效果图

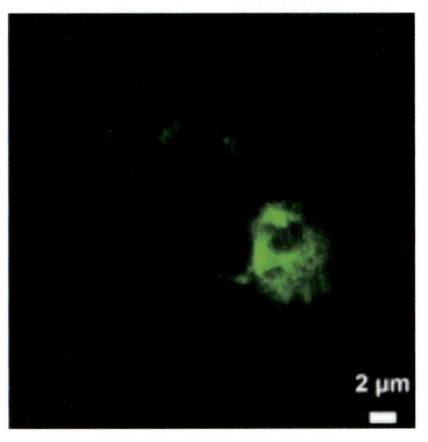

探针名称	TANBS[5]
成像通道	Ex: 405 nm, Em: 500～700 nm
成像条件	2 μmol/L探针与细胞共同孵育30分钟(37℃)，PBS洗涤3次
说明	4T1细胞呈现明显的上皮细胞样，高尔基体充斥着细胞质，但是在靠近细胞核的一端分布比较集中，不同细胞间荧光信号分布不均匀

图 4-41　TANBS 在 4T1 细胞中的成像效果图

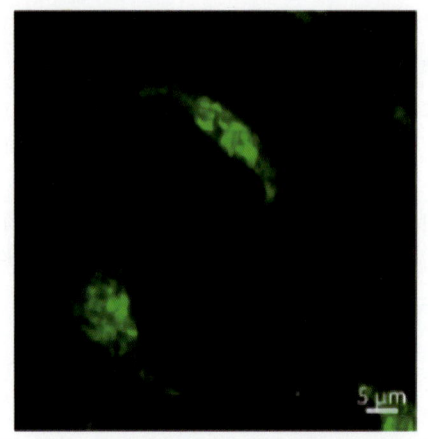

探针名称	TANBS[5]
成像通道	Ex: 405 nm, Em: 500～700 nm
成像条件	2 μmol/L探针与细胞共同孵育30分钟(37℃)，PBS洗涤3次
说明	A549细胞呈现明显的上皮细胞样，高尔基体充斥着细胞质，但是在靠近细胞核的一端分布比较集中，不同细胞荧光信号分布均匀

图4-42　TANBS在A549细胞中的成像效果图

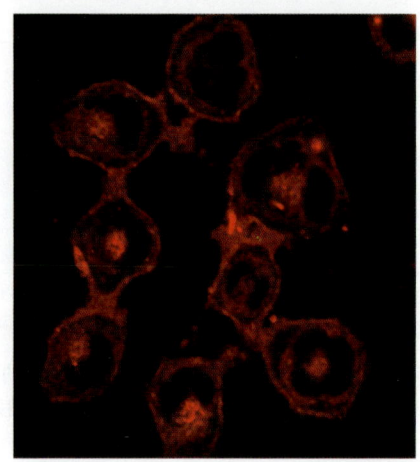

探针名称	TPE-Ade[6]
成像通道	Ex: 405 nm, Em: 500～700 nm
成像条件	2 μmol/L探针与细胞共同孵育30分钟(37℃)，PBS洗涤3次，4%多聚甲醛固定，激光强度为5%
说明	HL-7402细胞呈现明显的上皮细胞样，高尔基体充斥着细胞质，但是在靠近细胞核的一端分布比较集中，不同细胞荧光信号分布均匀

图4-43　TPE-Ade在HL-7402细胞中的成像效果图

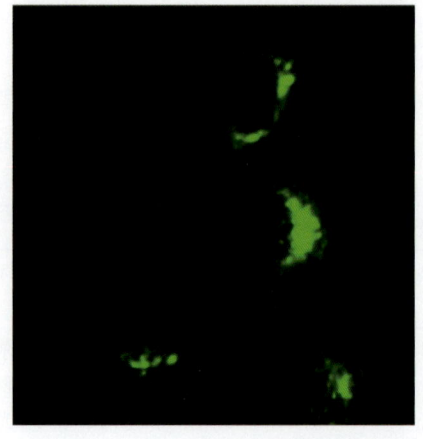

探针名称	NDSA-IMC[7]
成像通道	Ex: 488 nm, Em: 530～570 nm
成像条件	5.6 μmol/L探针与细胞共同孵育1.5小时(37℃)，PBS洗涤3次
说明	MCF-7细胞呈现明显的上皮细胞样，高尔基体充斥着细胞质，但是在靠近细胞核的一端分布比较集中，不同细胞荧光信号分布均匀

图4-44　NDSA-IMC在MCF-7细胞中的成像效果图

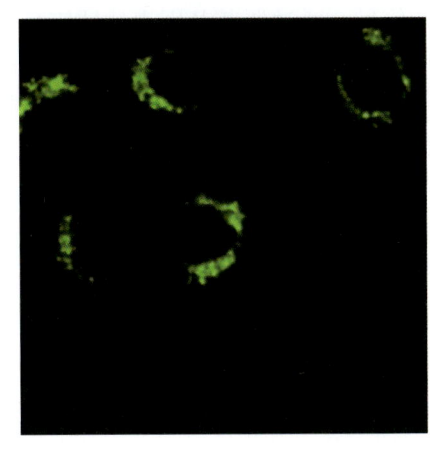

探针名称	NDSA-IMC[7]
成像通道	Ex：488 nm，Em：530～570 nm
成像条件	5.6 μmol/L探针与细胞共同孵育1.5小时（37℃），PBS洗涤3次
说明	Hep G2细胞呈现明显的上皮细胞样，高尔基体充斥着细胞质，但是在靠近细胞核的一端分布比较集中，不同细胞荧光信号分布不均匀

图4-45　NDSA-IMC在Hep G2细胞中的成像效果图

第七节　细　胞　核

一、细胞核介绍

细胞核，作为真核细胞的核心组成部分，占据着细胞中央的显要位置，扮演着遗传信息管理和细胞活动调控的中枢角色。它的存在对于细胞的生长、分化和代谢等生命过程具有不可替代的重要性。细胞核的结构和功能相互交织，共同维系着细胞的健康与活力。

细胞核的结构设计精妙，主要包括核膜、染色质、核仁和核质四个关键部分。核膜由双层膜构成，如同一道坚实的防线，不仅保护内部结构免受损害，还通过遍布的核孔复合体（nuclear pores）确保细胞核与细胞质之间有序的物质交流。染色质由DNA与蛋白质紧密结合而成，非分裂期呈现出松散状态，这种构象有利于基因表达和转录活动的进行。核仁作为一个独特的区域，富含RNA和蛋白质，承担着核糖体RNA（rRNA）的合成与成熟任务，是蛋白质合成工厂——核糖体的孕育之地。核质作为细胞核内的基质，充斥着多种分子机器，如转录因子和RNA聚合酶，它们参与了遗传信息的转录和加工过程。

细胞核的功能繁多且精密，涉及遗传信息的管理、细胞周期调控、RNA合成与成熟、核糖体生物发生、物质交换以及信号转导等核心环节。它保存着DNA——这一编码生物全部遗传特征的"蓝图"，并通过转录机制将遗传指令转化为mRNA，指导蛋白质合成。在细胞分裂过程中，细胞核负责遗传物质的精确复制与分配，确保遗传信息的连续性和稳定性。同时，细胞核是RNA合成与加工的中心，确保mRNA的成熟，为蛋白质合成提供合格的模板。核仁则专注于rRNA的合成与加工，组装成核糖体亚单位，推动蛋白质合成机制的运转。核膜上的核孔复合体作为物质进出的通道，维持了细胞核与细胞质间的物质平衡。细胞核还能够响应外部信号，通过调节基因表达适应环境变化，引导细胞分化，并执行DNA修复，保障基因组的完整性和细胞功能的正常发挥。

综上所述，细胞核作为细胞的遗传控制中心，其结构和功能的协调运作对于维持细胞的生命活动至关重要。它不仅保管着生命的遗传密码，还通过复杂的调控机制，确保细胞能够适应环境，完成生长、分化和代谢等一系列生命过程。

二、细胞核研究意义

细胞核作为细胞的控制中心，承载着生命活动的核心指令，其研究在生物学、医学、药学等多个领域中占据举足轻重的地位。细胞核内存储的DNA编码了生物体的遗传信息，通过精细的基因表达调控机制，决定了生物的性状、发育和功能。深入研究细胞核，不仅可以揭示基因如何被选择性表达，以及通过转录和翻译过程产生功能性蛋白质的奥秘，而且对于理解生物体的发育、分化以及功能调控机制至关重要。此外，细胞核研究对于遗传疾病和癌症的解析具有深远影响，它帮助科学家识别致病基因，理解其作用机制，为疾病的诊断、预防和治疗提供了理论基础。

在癌症研究中，细胞核控制着细胞周期的各个阶段，包括DNA的复制和细胞分裂，细胞周期的异常调控是癌症发展的关键因素。通过研究细胞核中的相关机制，科学家能够揭示癌症的发生机制，并开发出靶向细胞核内过程的新疗法，如抗肿瘤药物通常靶向DNA或相关酶，以抑制肿瘤细胞的增殖。在药物开发领域，细胞核中的分子机制研究帮助设计更加有效且特异的药物，核受体作为药物靶点，促进了内分泌系统疾病治疗药物的开发。

细胞核研究在再生医学和组织工程学中同样扮演着重要角色。干细胞的分化潜能受细胞核中基因表达的严格控制，通过研究细胞核，科学家可以揭示干细胞分化的分子机制，这对于促进受损组织的再生和改善治疗效果至关重要。此外，细胞核研究还推动了基因组学与个体化医学的发展，通过个体基因组信息的解析，可以预测疾病风险，制订个性化预防和治疗方案。

细胞核内的DNA序列和结构变化记录了物种的进化历史，为生物学的基础研究提供了关键证据。同时，研究细胞核中的基因表达差异，能够解释物种间的多样性以及适应性进化的分子基础。在神经科学领域，细胞核研究揭示了神经元功能调控与核内基因表达的密切关系，对于理解神经元的可塑性、记忆形成机制以及神经退行性疾病的发生机制具有重要意义。

最后，细胞核研究还关注环境因素对健康的影响，通过研究环境与细胞核内表观遗传机制的相互作用，能够理解环境对健康的长期影响，以及生物如何通过核内应答机制适应环境变化。总而言之，细胞核研究不仅深化了对生命本质的理解，还为疾病诊断和治疗、药物开发、再生医学、个体化医疗等多个领域带来了革命性的进展，为人类健康和疾病治疗提供了前所未有的机遇。

三、细胞核常见染色手段

细胞核染色技术在细胞生物学中扮演着至关重要的角色，通过特定染料与细胞核内DNA或其他成分的特异性结合，使得细胞核的细微结构在显微镜下得以清晰呈现。

1. 苏木精-伊红染色（H&E） 是最为经典和广泛使用的方法之一，苏木精作为碱性染料，能将细胞核染成蓝紫色，而伊红则将细胞质染成粉红色，这种鲜明的对比极大地便利了细胞核与细胞质的观察，尤其在病理学诊断中，H&E染色是癌症组织学检查的基石。

2. 吉姆萨染色 是另一种广泛应用的染色技术，这种复合染色法利用亚甲蓝和伊红的组合，不仅能清晰地展示细胞核的形态，还能区分细胞内其他结构，如核糖体，广泛应用于血液学研究、骨髓细胞分析以及寄生虫检测。

3. 荧光染色技术 如DAPI和Hoechst染色，是现代细胞生物学研究中的重要工具。DAPI和Hoechst均为荧光染料，与DNA结合力强，尤其是富含A-T碱基对的区域，当受到紫外线或蓝光激发时，细胞核会发出明亮的蓝色荧光，这使得荧光显微镜下的细胞核观察变得极为便捷。DAPI和Hoechst染色广泛应用于细胞周期分析、核分裂观察、DNA含量测定以及活细胞的DNA染色，特别适合于细胞计数、细胞周期分析和细胞凋亡检测。

4. 甲基绿-派罗宁染色 是一种能区分细胞内DNA和RNA的染色方法，通过甲基绿与DNA的结合，将细胞核染成绿色，而派罗宁则与RNA结合，将细胞质染成红色，适用于研究RNA合成活跃的细胞类型，如胚胎细胞和某些肿瘤细胞。

5. Feulgen染色 是专门用于DNA染色的技术，通过酸水解使DNA的脱氧核糖基团暴露，再使用苯胺品红染液与之反应，染色后的细胞核呈现出鲜艳的红色或紫色，主要用于DNA定量分析和染色体研究，特别是在需要精确分析DNA含量和形态学变化的场景中。

四、AIE在细胞核成像中的应用

聚集诱导发光（aggregation-induced emission，AIE）材料在细胞核研究领域展现了非凡的潜力，通过其独特的光学特性，如高亮度、低毒性和稳定性，成为细胞成像和生物传感的强大工具。AIE材料的应用跨越了从细胞核靶向成像到临床治疗的多个维度，为细胞核研究带来了革新。在细胞核结构解析方面，AIE材料不仅能够聚焦于细胞核，而且可以对细胞核的密度进行成像，同时，根据癌细胞与正常细胞在核结构上的差异，AIE材料不仅可以在细胞水平上区分癌细胞与正常细胞，还在组织标本中成功区分肿瘤区域与正常区域，以满足临床诊断和治疗中区分癌细胞与正常细胞的需求。而进一步的针对肿瘤的治疗，AIE材料也展现了巨大潜力，通过将AIE光敏剂与纳米载体系统结合，研究者们克服了现有材料的局限性，实现了具备癌细胞靶向功能、肿瘤微环境刺激响应性、荧光成像、溶酶体靶向化疗和细胞核靶向化疗等多重功能的光动力系统。此外，基于AIE材料高稳定性、刺激响应性等特性，其也被应用于细胞核的长期追踪与动态扩散的研究、焦磷酸盐（PPi）检测等领域。

五、染色图例

见图4-46～图4-52。

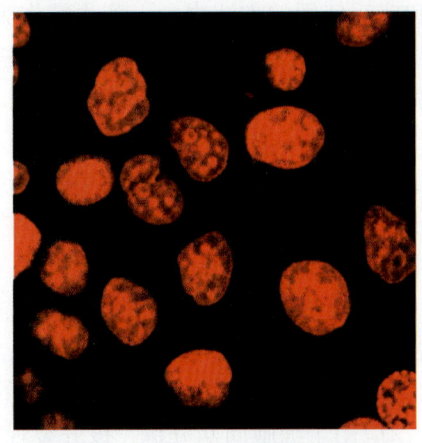

探针名称	AIE-Nul-R01
成像通道	Ex: 440 nm, Em: 550～650 nm
成像条件	细胞使用4%多聚甲醛固定，1 μmol/L探针与细胞共同孵育10分钟（37 ℃），使用PBS洗涤2次
说明	LO2细胞的细胞核呈现出圆形或椭圆形的形状，大小不一，有些稍微偏扁平，细胞核的边缘较为光滑，没有明显的凸起或凹陷。细胞核整体被染成了红色，但细胞核内部有一些细微的结构没有被染色到，不同细胞间荧光信号分布均匀

图4-46　AIE-Nul-R01在LO2细胞中的成像效果图

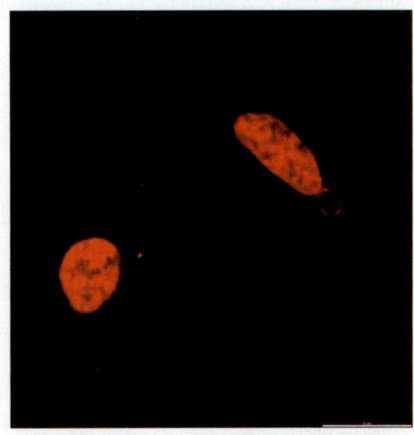

探针名称	AIE-Nul-R01
成像通道	Ex: 440 nm, Em: 550～650 nm
成像条件	细胞使用4%多聚甲醛固定，1 μmol/L探针与细胞共同孵育10分钟（37 ℃），使用PBS洗涤2次
说明	Hela细胞的细胞核呈现出圆形或椭圆形的形状，大小不一，有些稍微偏扁平，细胞核的边缘较为光滑，没有明显的凸起或凹陷。细胞核整体被染成了红色，但细胞核内部有一些细微的结构没有被染色到，不同细胞间荧光信号分布均匀

图4-47　AIE-Nul-R01在Hela细胞中的成像效果图

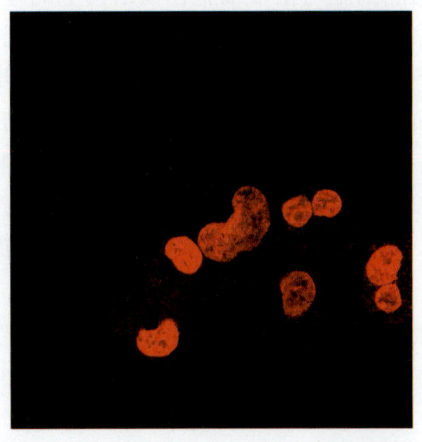

探针名称	AIE-Nul-R01
成像通道	Ex: 440 nm, Em: 550～650 nm
成像条件	细胞使用4%多聚甲醛固定，1 μmol/L探针与细胞共同孵育10分钟（37 ℃），使用PBS洗涤2次
说明	T24细胞的细胞核呈现出圆形或椭圆形的形状，大小不一，有些稍微偏扁平，细胞核的边缘较为光滑，有明显的凸起或凹陷。细胞核整体被染成了红色，但细胞核内部有一些细微的结构没有被染色到，不同细胞间荧光信号分布均匀

图4-48　AIE-Nul-R01在T24细胞中的成像效果图

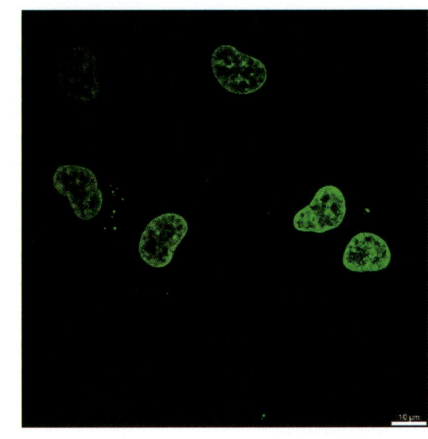

探针名称	TPBT
成像通道	Ex：440 nm，Em：550～650 nm
成像条件	细胞使用4%多聚甲醛固定，使用1%的肝素溶液配制10 μmol/L的探针，与细胞共同孵育10分钟（37 ℃），使用PBS洗涤2次
说明	T24细胞的细胞核呈现出圆形或椭圆形的形状，部分凹陷的圆形细胞核的边缘较为光滑，有明显的凸起或凹陷。细胞核整体被染成了绿色，但细胞核内部有较多细微的结构没有被染色到，不同细胞间荧光信号分布不均匀

图4-49　TPBT在T24细胞中的成像效果图

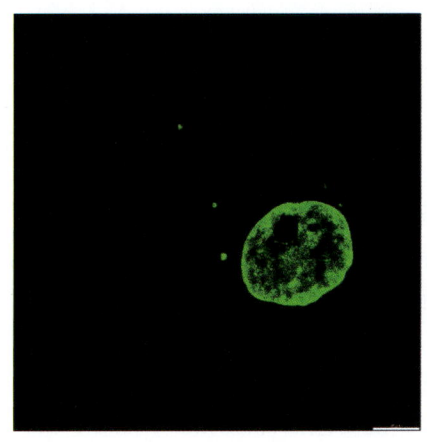

探针名称	TPBT
成像通道	Ex：440 nm，Em：550～650 nm
成像条件	细胞使用4%多聚甲醛固定，使用1%的肝素溶液配制10 μmol/L的探针，与细胞共同孵育10分钟（37 ℃），使用PBS洗涤2次
说明	Hela细胞的细胞核呈现出圆形或椭圆形的形状，细胞核的边缘较为光滑，没有明显的凸起或凹陷。细胞核整体被染成了绿色，但细胞核内部有较多细微的结构没有被染色到，不同细胞间荧光信号分布不均匀

图4-50　TPBT在Hela细胞中的成像效果图

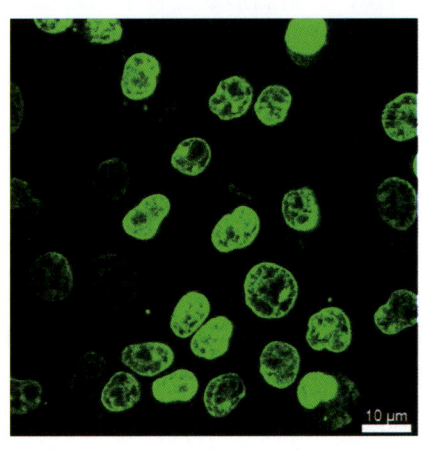

探针名称	TPBT
成像通道	Ex：440 nm，Em：550～650 nm
成像条件	细胞使用4%多聚甲醛固定，使用1%的肝素溶液配制10 μmol/L的探针，与细胞共同孵育10分钟（37 ℃），使用PBS洗涤2次
说明	RAW264.7细胞的细胞核呈现出圆形或椭圆形，大小均一，有些稍微偏扁平，细胞核的边缘较为光滑，部分细胞有明显的凸起或凹陷，细胞核整体被染成了绿色，但细胞核内部有较多细微的结构没有被染色到，不同细胞间荧光信号分布不均匀

图4-51　TPBT在RAW264.7细胞中的成像效果图

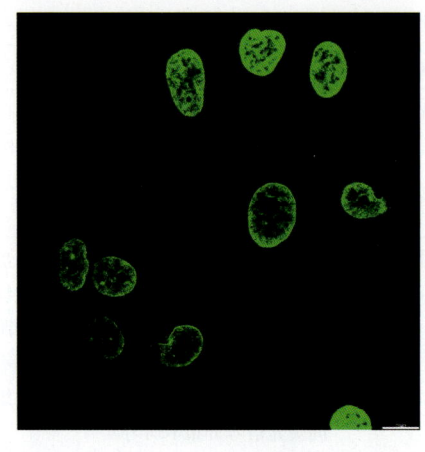

探针名称	TPBT
成像通道	Ex：440 nm，Em：550～650 nm
成像条件	细胞使用4%多聚甲醛固定，使用1%的肝素溶液配制10 μmol/L的探针，与细胞共孵育10分钟（37 ℃），用PBS洗涤2次
说明	A549细胞的细胞核呈现出圆形或椭圆形的形状，大小均一，有些稍微偏扁平，细胞核的边缘较为光滑，部分细胞有明显的凸起或凹陷。细胞核整体被染成了绿色，但细胞核内部有较多细微的结构没有被染色到，不同细胞间荧光信号分布不均匀

图4-52　TPBT在A549细胞中的成像效果图

第八节　脂　　滴

一、脂滴介绍

脂滴是细胞内一种特殊的细胞器，由内核包裹的脂质球体构成。它们存在于几乎所有的真核细胞中，包括动物、植物和微生物细胞。脂滴是细胞内重要的脂质储存和代谢中心，起着储存和释放脂质、调节脂质代谢平衡以及参与细胞信号转导等多种生物学功能。

1.脂滴的结构特性　脂滴（lipid droplets，LDs）是细胞内的脂质储存器官，存在于几乎所有的真核细胞中。它们的结构独特，由核心、单层磷脂膜和相关蛋白质组成。

（1）核心：脂滴的核心主要由中性脂质组成，主要包括甘油三酯（TAG）和胆固醇酯（CE）。这些中性脂质通过疏水性相互作用聚集在一起，形成脂滴的核心部分。

（2）单层磷脂膜：脂滴与其他细胞器不同，只有一层由磷脂分子构成的单层膜，而不是典型的双层磷脂膜。这个单层膜来源于内质网膜，在脂滴形成过程中包裹住脂滴的中性脂质核心。单层膜的外侧含有一些特殊的膜蛋白，这些蛋白在脂滴的形成、增长和代谢过程中起重要作用。

（3）相关蛋白质：脂滴的单层膜上附着有多种蛋白质，这些蛋白质包括脂滴相关蛋白（PAT蛋白家族），如Perilipin、Adipophilin和Tail-interacting protein of 47 kDa（TIP47），它们在调节脂滴的形成、储存脂质和脂质动员等过程中扮演关键角色。

2.脂滴的功能　脂滴不仅仅是细胞内的能量储存库，它们在多种细胞生理过程中发挥着重要功能。

（1）能量储存和供给：脂滴是细胞内储存能量的主要形式，特别是在营养充足时，脂质以中性脂质的形式存储在脂滴中。在能量需求增加或营养缺乏的情况下，脂滴中的脂质会被分解为脂肪酸，通过β-氧化为细胞提供能量。

（2）脂质代谢调节：脂滴在调节细胞脂质代谢方面起到关键作用。它们不仅是脂质储存库，还通过膜上的特定酶和蛋白质调控脂质的合成、分解与转运。

(3)细胞器相互作用：脂滴与其他细胞器（如内质网、线粒体和过氧化物酶体）之间存在复杂的相互作用。这些相互作用对于脂质代谢、膜脂质合成以及能量代谢等过程至关重要。

(4)应激反应与细胞保护：在细胞应激条件下（如氧化应激、毒性物质积累等），脂滴可以通过存储过剩的脂质或毒性物质，起到保护细胞的作用。

(5)信号转导与调节：脂滴参与多种信号通路的调节，包括炎症反应、免疫应答和代谢信号转导等。

二、脂滴研究意义

脂滴作为细胞内的微型脂质仓库，承载着丰富的生物学和医学研究价值。它们是能量储备的关键，富含甘油三酯和胆固醇酯，在能量需求高涨时，能够迅速转化为可用的能量源，从而揭示了细胞能量管理的精细调控机制。此外，脂滴的表面蛋白与信号转导网络交织，影响着代谢平衡、炎症反应、细胞生命周期等核心生理过程，凸显其在细胞功能调节中的核心地位。

脂滴的异常积聚与代谢性疾病，如肥胖、糖尿病、脂肪肝及心血管疾病紧密关联，提示了脂滴研究对于疾病预防和治疗的重要性。尤其在癌症领域，脂滴的异常代谢为肿瘤的生长和扩散提供燃料，同时也可能在肿瘤微环境中扮演信号调控的角色，这为癌症的靶向治疗提供了崭新的视角。

在免疫学范畴，脂滴在巨噬细胞中积极参与抗原处理和炎症调控，为理解免疫应答机制提供了新窗口。同时，脂滴与其他细胞器的互动，如与内质网、线粒体和溶酶体之间的交流，展示了细胞内复杂的生命活动调控网络，进一步深化了对细胞器间协作的理解。

脂滴的动态变化在疾病状态下表现出独特模式，使其成为极具潜力的生物标志物，可用于疾病的早期识别和监控。加之脂滴相关蛋白和酶作为药物靶点的潜在价值，研究脂滴不仅丰富了基础生物学知识体系，更为临床实践带来了创新的诊断和治疗策略，特别是在代谢病和癌症治疗领域展现出了广阔的前景。

三、脂滴常见染色手段

脂滴染色技术是细胞生物学和组织学研究中不可或缺的工具，旨在揭示脂质在细胞内的分布与储存情况。以下是对几种主流脂滴染色手段的概述。

油红O染色（oil red O staining）以其高灵敏度著称，通过疏水性染料油红O与细胞内中性脂质的结合，形成醒目的红色染色，清晰展示脂滴的存在。然而，油红O染色需谨慎操作，避免固定和染色过程中脂滴的损失，确保结果的准确性。苏丹黑B染色（sudan black B staining）利用脂溶性色素苏丹黑B的特性，特异性地与细胞内脂质结合，呈现黑色染色，对多种脂质类型具有良好的亲和力。但需注意控制染色时间，以防背景染色过强，影响结果判读。

荧光脂质探针（fluorescent lipid probes）通过与细胞膜上的脂质或特定脂质类型结合，发出荧光信号，提供脂质分布的详细信息。如尼罗红染色（Nile red staining），其借助荧光染料尼罗红，可与不同类型的脂质结合，产生红色或橙色荧光。

碘化油脂染色（lipid iodine staining）利用碘蒸气与脂质的特异性结合，使脂滴呈现为棕色或黑色，具有较高的脂质特异性。然而，碘化油脂染色需小心处理碘蒸气，以避免对细胞造成损伤。

四、AIE在脂滴成像中的应用

聚集诱导发光（AIE）材料在脂滴研究领域的应用，标志着细胞生物学和脂质代谢研究的重大进步。AIE材料以其独特的光学性质，如高亮度、高对比度、大的斯托克斯位移和优异的光稳定性，以及低细胞毒性和快速染色时间，成为脂滴特异性成像的有力工具。这些材料不仅能够实现脂滴的清晰可视化，还能在低背景荧光的环境下，提供高精度的脂滴定位信息。此外，利用AIE探针，研究者能够实时监测脂滴的动态变化，包括其形成过程、自噬、在细胞内的运动轨迹以及在细胞分裂过程中的演变，甚至揭示脂滴与其他细胞器，如溶酶体，之间的相互作用，从而深化了对脂滴生理功能和代谢过程的理解。

AIE材料的溶剂变色性赋予了它们检测脂滴内部极性变化的能力，通过反映脂滴的代谢状态，这些探针能够区分正常细胞与癌细胞中脂滴的极性差异，为脂质代谢研究提供了新的维度。更重要的是，AIE材料的双光子或三光子吸收特性，使得在无创条件下对深层组织中的脂滴进行成像成为可能，为诸如脂肪肝和动脉粥样硬化斑块等疾病的可视化提供了有效手段。

在脂滴相关疾病的诊断与研究方面，AIE探针的运用展现出了巨大潜力。它们不仅能够区分正常细胞与病变细胞，还能够研究脂滴异常与肥胖、糖尿病等代谢性疾病的关系，评估针对HIF-1（缺氧诱导因子1）的药物抑制效果，为脂质代谢疾病的诊疗策略提供了科学依据。

此外，AIE材料的应用还延伸到了超分辨率显微镜下的脂滴成像，以及微生物如酵母、细菌中脂滴的成像，充分体现了AIE材料在脂滴研究领域的灵活性和广泛适用性。

五、染色图例

见图4-53～图4-72。

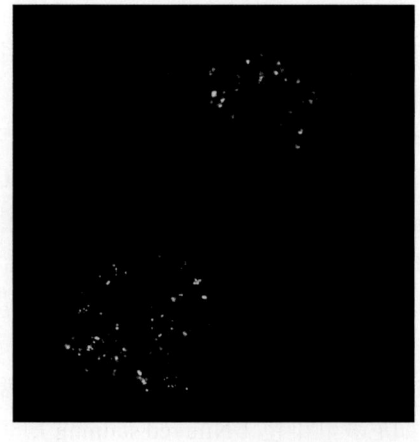

探针名称	AIE-LD-Y01
成像通道	Ex：488 nm，Em：540～650 nm
成像条件	使用10 μmol/L的探针与细胞共同孵育30分钟（37 ℃），使用PBS洗涤2次
说明	A549细胞呈现明显的上皮细胞样，脂滴呈现明显的离散圆、点形，分布在细胞内除细胞核以外的区域

图4-53　AIE-LD-Y01在A549细胞中的成像效果图

第4章 探秘亚细胞：成像与探索

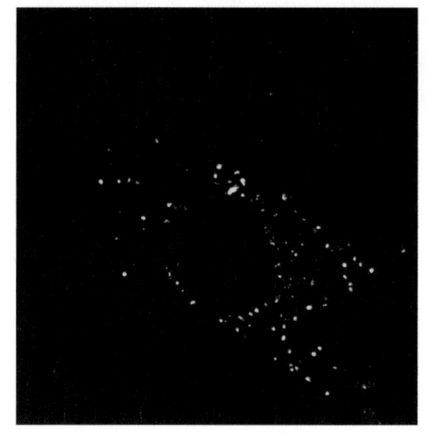

探针名称	AIE-LD-Y01
成像通道	Ex：488 nm，Em：540～650 nm
成像条件	使用10 μmol/L的探针与细胞共同孵育30分钟（37℃），使用PBS洗涤2次
说明	4T1细胞的脂滴分散在黑色背景中，呈现出点状或斑块状的形态，大小不一，有些聚集在一起形成了较大的簇。脂滴被染成了亮黄色，呈现实心的圆点状，零散分布在细胞核与细胞膜中间

图4-54 AIE-LD-Y01在4T1细胞中的成像效果图

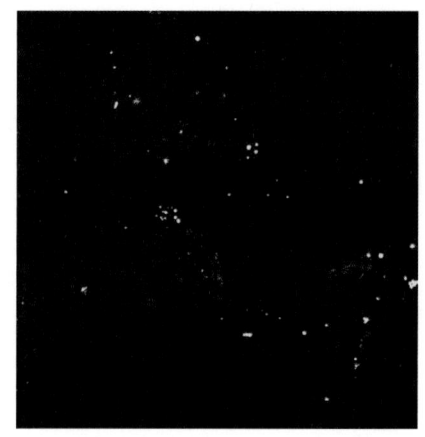

探针名称	AIE-LD-Y01
成像通道	Ex：488 nm，Em：540～650 nm
成像条件	使用10 μmol/L的探针与细胞共同孵育30分钟（37℃），使用PBS洗涤2次
说明	HeLa细胞的脂滴分散在黑色背景中，呈现出点状或斑块状的形态，大小不一，有些聚集在一起形成了较大的簇。脂滴被染成了亮黄色，呈现实心的圆点状，零散分布在细胞核与细胞膜中间

图4-55 AIE-LD-Y01在HeLa细胞中的成像效果图

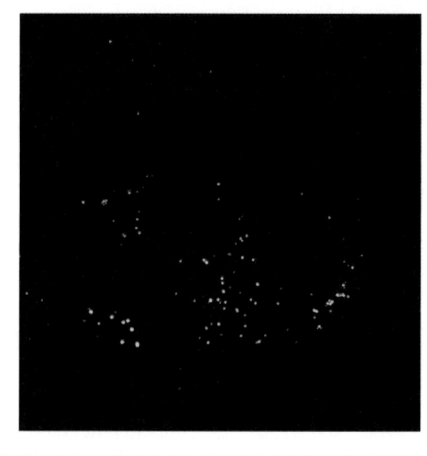

探针名称	AIE-LD-Y01
成像通道	Ex：488 nm，Em：540～650 nm
成像条件	使用10 μmol/L的探针与细胞共同孵育30分钟（37℃），使用PBS洗涤2次
说明	HK2细胞的脂滴分散在黑色背景中，呈现出点状或斑块状的形态，大小不一，有些聚集在一起形成了较大的簇。脂滴被染成了亮黄色，呈现实心的圆点状，零散分布在细胞核与细胞膜中间，不同细胞间荧光信号分布均匀

图4-56 AIE-LD-Y01在HK2细胞中的成像效果图

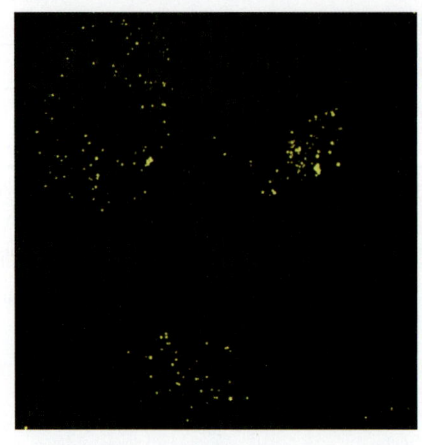

探针名称	AIE-LD-Y01
成像通道	Ex：488 nm，Em：540～650 nm
成像条件	使用10 μmol/L的探针与细胞共同孵育30分钟（37 ℃），使用PBS洗涤2次
说明	T24细胞的脂滴分散在黑色背景中，呈现出点状或斑块状，大小不一，有些聚集在一起形成较大的簇。脂滴被染成了亮黄色，呈现实心的圆点状，零散分布在细胞核与细胞膜中间，不同细胞间荧光信号分布均匀

图4-57　AIE-LD-Y01在T24细胞中的成像效果图

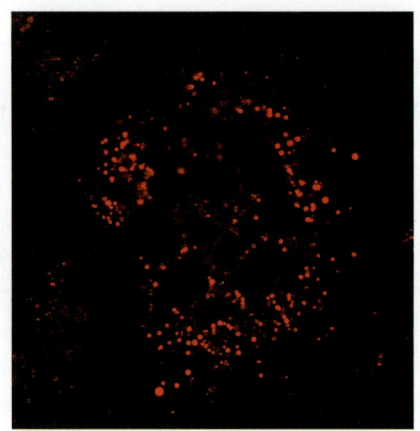

探针名称	AIE-LD-R01
成像通道	Ex：488 nm，Em：600～750 nm
成像条件	使用0.2 μmol/L的探针与细胞共同孵育30分钟（37 ℃），使用PBS洗涤2次
说明	4T1细胞的脂滴分散在黑色背景中，呈现出点状或斑块状，大小不一，有些聚集在一起形成较大的簇。脂滴被染成了红色，呈现实心的圆点状，零散分布在细胞核与细胞膜中间，不同细胞间荧光信号分布均匀

图4-58　AIE-LD-R01在4T1细胞中的成像效果图

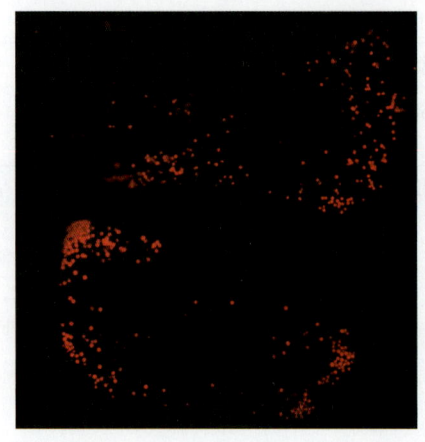

探针名称	AIE-LD-R01
成像通道	Ex：488 nm，Em：600～750 nm
成像条件	使用0.2 μmol/L的探针与细胞共同孵育30分钟（37 ℃），使用PBS洗涤2次
说明	A549细胞的脂滴分散在黑色背景中，呈现出点状或斑块状，大小不一，有些聚集在一起形成较大的簇。脂滴被染成了红色，呈现实心的圆点状，零散分布在细胞核与细胞膜中间，不同细胞间荧光信号分布均匀

图4-59　AIE-LD-R01在A549细胞中的成像效果图

第4章 探秘亚细胞：成像与探索

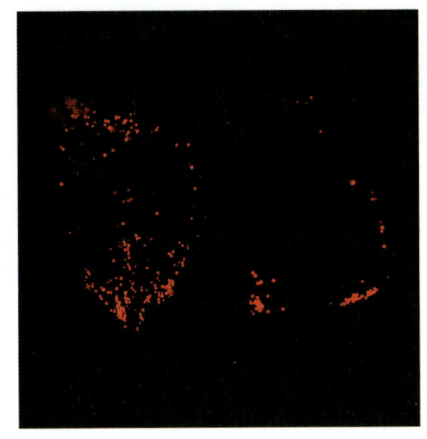

探针名称	AIE-LD-R01
成像通道	Ex: 488 nm，Em: 600～750 nm
成像条件	使用0.2 μmol/L的探针与细胞共同孵育30分钟（37 ℃），使用PBS洗涤2次
说明	HeLa细胞的脂滴分散在黑色背景中，呈现出点状或斑块状，大小不一，有些聚集在一起形成较大的簇。脂滴被染成了红色，呈现实心的圆点状，零散分布在细胞核与细胞膜中间，不同细胞间荧光信号分布均匀

图4-60　AIE-LD-R01在HeLa细胞中的成像效果图

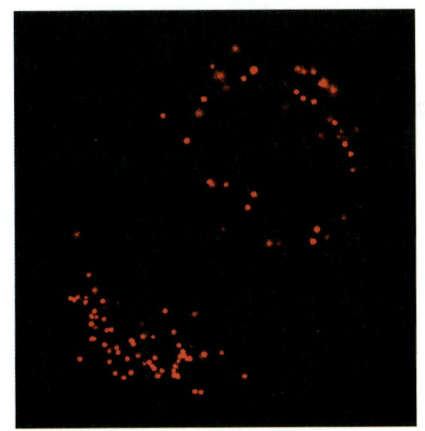

探针名称	AIE-LD-R01
成像通道	Ex: 488 nm，Em: 600～750 nm
成像条件	使用0.2 μmol/L的探针与细胞共同孵育30分钟（37 ℃），使用PBS洗涤2次
说明	LO2细胞的脂滴分散在黑色背景中，呈现出点状或斑块状，大小不一，有些聚集在一起形成较大的簇。脂滴被染成了红色，呈现实心的圆点状，零散分布在细胞核与细胞膜中间，不同细胞间荧光信号分布均匀

图4-61　AIE-LD-R01在LO2细胞中的成像效果图

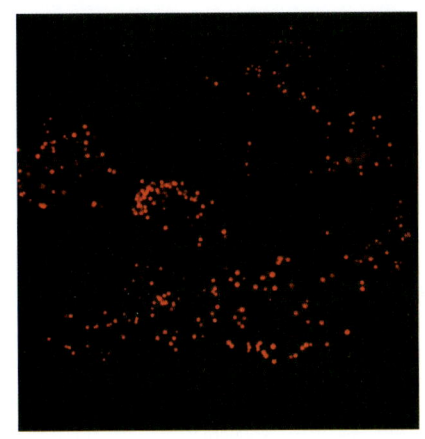

探针名称	AIE-LD-R01
成像通道	Ex: 488 nm，Em: 600～750 nm
成像条件	使用0.2 μmol/L的探针与细胞共同孵育30分钟（37 ℃），使用PBS洗涤2次
说明	MCF-7细胞的脂滴分散在黑色背景中，呈现出点状或斑块状，大小不一，有些聚集在一起形成较大的簇。脂滴被染成了红色，呈现实心的圆点状，零散分布在细胞核与细胞膜中间，不同细胞间荧光信号分布均匀

图4-62　AIE-LD-R01在MCF-7细胞中的成像效果图

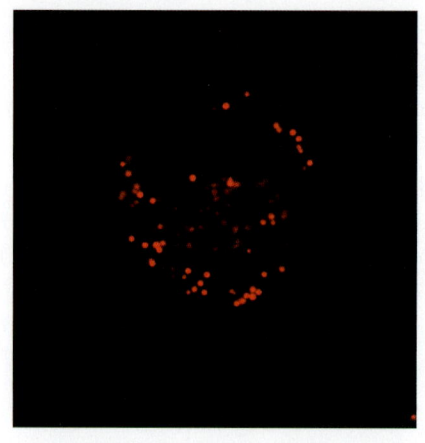

探针名称	AIE-LD-R01
成像通道	Ex：488 nm，Em：600～750 nm
成像条件	使用0.2 μmol/L的探针与细胞共同孵育30分钟（37 ℃），使用PBS洗涤2次
说明	T24细胞的脂滴分散在黑色背景中，呈现出点状或斑块状，大小不一，有些聚集在一起形成较大的簇。脂滴被染成了红色，呈现实心的圆点状，零散分布在细胞核与细胞膜中间，不同细胞间荧光信号分布均匀

图4-63　AIE-LD-R01在T24细胞中的成像效果图

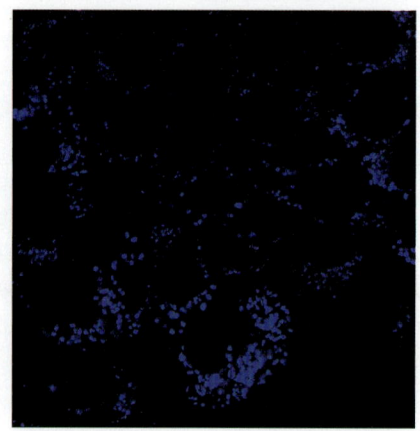

探针名称	AIE-LD-B01
成像通道	Ex：405 nm，Em：420～500 nm
成像条件	使用0.1 μmol/L的探针与细胞共同孵育30分钟（37 ℃），使用PBS洗涤2次
说明	4T1细胞的脂滴分散在黑色背景中，呈现出点状或斑块状，大小不一，有些聚集在一起形成较大的簇。脂滴被染成了红色，呈现实心的圆点状，零散分布在细胞核与细胞膜中间，不同细胞间荧光信号分布均匀

图4-64　AIE-LD-B01在4T1细胞中的成像效果图

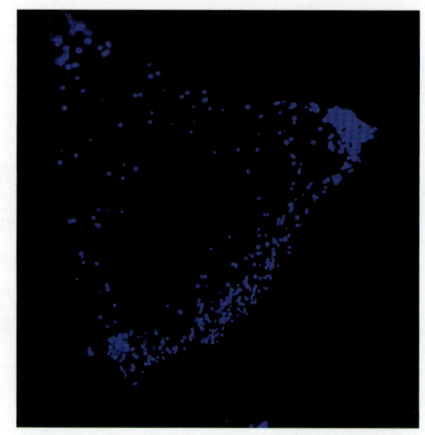

探针名称	AIE-LD-B01
成像通道	Ex：405 nm，Em：420～500 nm
成像条件	使用0.1 μmol/L的探针与细胞共同孵育30分钟（37 ℃），使用PBS洗涤2次
说明	A549细胞的脂滴分散在黑色背景中，呈现出点状或斑块状，大小不一，有些聚集在一起形成较大的簇。脂滴被染成了红色，呈现实心的圆点状，零散分布在细胞核与细胞膜中间，不同细胞间荧光信号分布均匀

图4-65　AIE-LD-B01在A549细胞中的成像效果图

第4章 探秘亚细胞：成像与探索

探针名称	AIE-LD-B01
成像通道	Ex：405 nm，Em：420～500 nm
成像条件	使用0.1 µmol/L的探针与细胞共同孵育30分钟（37 ℃），使用PBS洗涤2次
说明	FaDu细胞的脂滴分散在黑色背景中，呈现出点状或斑块状，大小不一，有些聚集在一起形成较大的簇。脂滴被染成了红色，呈现实心的圆点状，零散分布在细胞核与细胞膜中间，不同细胞间荧光信号分布均匀

图4-66　AIE-LD-B01在FaDu细胞中的成像效果图

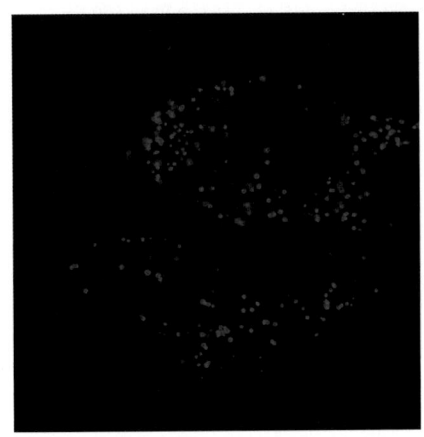

探针名称	AIE-LD-B01
成像通道	Ex：405 nm，Em：420～500 nm
成像条件	使用0.1 µmol/L的探针与细胞共同孵育30分钟（37 ℃），使用PBS洗涤2次
说明	HeLa细胞的脂滴分散在黑色背景中，呈现出点状或斑块状，大小不一，有些聚集在一起形成较大的簇。脂滴被染成了红色，呈现实心的圆点状，零散分布在细胞核与细胞膜中间，不同细胞间荧光信号分布均匀

图4-67　AIE-LD-B01在HeLa细胞中的成像效果图

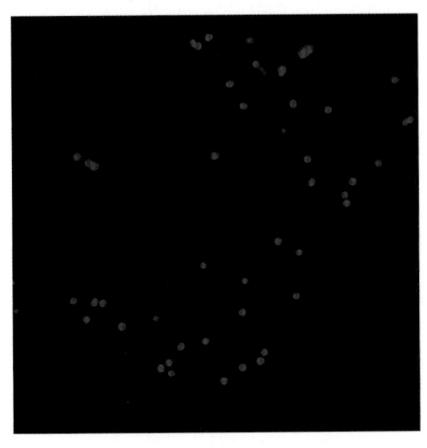

探针名称	AIE-LD-B01
成像通道	Ex：405 nm，Em：420～500 nm
成像条件	使用0.1 µmol/L的探针与细胞共同孵育30分钟（37 ℃），使用PBS洗涤2次
说明	HepG2细胞的脂滴分散在黑色背景中，呈现出点状或斑块状的形态，大小不一，有些聚集在一起形成了较大的簇。脂滴被染成了蓝色，呈现实心的圆点状，零散分布在细胞核与细胞膜中间，不同细胞间荧光信号分布均匀

图4-68　AIE-LD-B01在HepG2细胞中的成像效果图

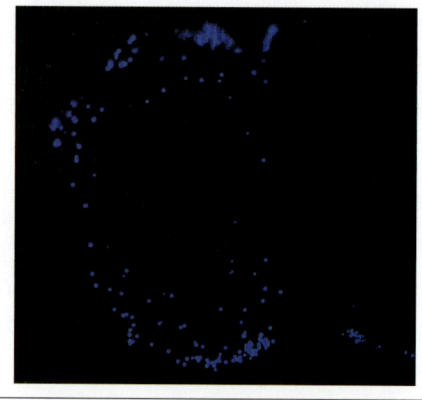

探针名称	AIE-LD-B01
成像通道	Ex：405 nm，Em：420～500 nm
成像条件	使用0.1 μmol/L的探针与细胞共同孵育30分钟（37 ℃），使用PBS洗涤2次
说明	HK2细胞的脂滴分散在黑色背景中，呈现出点状或斑块状的形态，大小不一，有些聚集在一起形成了较大的簇。脂滴被染成了蓝色，呈现实心的圆点状，零散分布在细胞核与细胞膜中间

图 4-69　AIE-LD-B01 在 HK2 细胞中的成像效果图

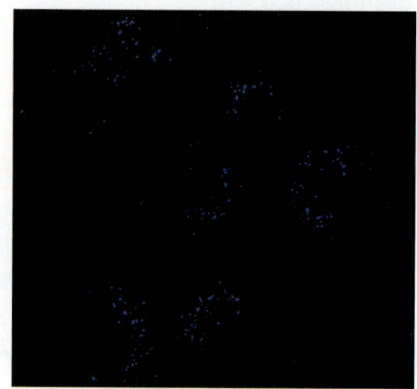

探针名称	AIE-LD-B01
成像通道	Ex：405 nm，Em：420～500 nm
成像条件	使用0.1 μmol/L的探针与细胞共同孵育30分钟（37 ℃），使用PBS洗涤2次
说明	LO2细胞的脂滴分散在黑色背景中，呈现出点状或斑块状的形态，大小不一，有些聚集在一起形成了较大的簇。脂滴被染成了蓝色，呈现实心的圆点状，零散分布在细胞核与细胞膜中间，不同细胞间荧光信号分布均匀

图 4-70　AIE-LD-B01 在 LO2 细胞中的成像效果图

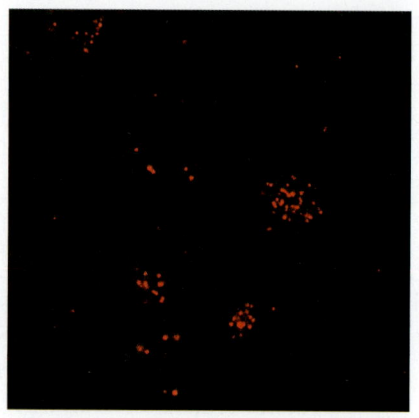

探针名称	K1-DPAS
成像通道	Ex：405 nm，Em：570～640 nm
成像条件	使用10 μmol/L的探针与细胞共同孵育30分钟（37 ℃），使用PBS洗涤2次
说明	HeLa细胞的脂滴分散在黑色背景中，呈现出点状或斑块状的形态，大小不一，有些聚集在一起形成了较大的簇。脂滴被染成了红色，呈现实心的圆点状，零散分布在细胞核与细胞膜中间，不同细胞间荧光信号分布均匀

图 4-71　K1-DPAS 在 HeLa 细胞中的成像效果图

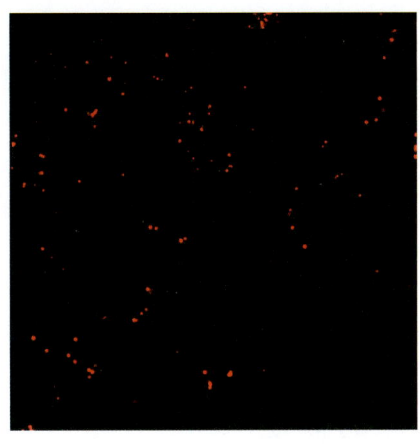

探针名称	2-DPAN
成像通道	Ex：405 nm，Em：570～640 nm
成像条件	使用10 μmol/L的探针与细胞共同孵育30分钟（37 ℃），使用PBS洗涤2次
说明	HeLa细胞的脂滴分散在黑色背景中，呈现出点状或斑块状的形态，大小不一，有些聚集在一起形成了较大的簇。脂滴被染成了红色，呈现实心的圆点状，零散分布在细胞核与细胞膜中间，不同细胞间荧光信号分布均匀

图4-72　2-DPAN在HeLa细胞中的成像效果图

（刘　勇　龚晓君）

参 考 文 献

1. Zhang C J, Cai X L, Xu S D, et al. A light-up endoplasmic reticulum probe based on a rational design of red-emissive fluorogens with aggregation-induced emission. Chemical Communications, 2017, 53 (78): 10792-10795.
2. Gao M, Hu Q L, Feng G X, et al. A fluorescent light-up probe with "AIE plus ESIPT" characteristics for specific detection of lysosomal esterase. Journal of Materials Chemistry B, 2014, 2 (22): 3438-3442.
3. Yang L, Wang X, Zhao Y F, et al. An AIE luminogen targeting the endoplasmic reticulum inhibits cancer cell growth via multicellular organelle oxidative stress. Bioorganic Chemistry, 2023, 132.
4. Chen X M, Cao Q, Bisoyi H K, et al. An Efficient Near-Infrared Emissive Artificial Supramolecular Light-Harvesting System for Imaging in the Golgi Apparatus. AngewandteChemie International Edition, 2020, 59 (26): 10493-10497.
5. Xiao P H, Ma K, Kang M M, et al. An aggregation-induced emission platform for efficient Golgi apparatus and endoplasmic reticulum specific imaging. Chemical Science, 2021, 12 (41): 13949-13957.
6. Xing X Y, Jia Y, Zhang J R, et al. A novel aggregation induced emission (AIE) fluorescence probe by combining tetraphenylethylene and 2′,3′-O-isopropylideneadenosine for localizing Golgi apparatus. Sensors and Actuators B: Chemical, 2021, 329: 129245.
7. Luo Y, Zhang S, Wang H, et al. Precise Detection and Visualization of Cyclooxygenase-2 for Golgi Imaging by a Light-Up Aggregation-Induced Emission-Based Probe. CCS Chemistry, 2022, 4 (2): 456-463.

第5章 细胞成像

第一节 细胞成像的概述

一、细胞的基本概念

细胞是几乎所有生物体（病毒除外）的基本结构和功能单位，已被公认为当代生物学最重要的基础之一。单个细胞由蛋白质、DNA、脂质和糖等生物分子组成，也是一个小而完整的生物体，具有复杂的生物结构。一般来说，细胞根据其结构差异可分为两种类型，即原核生物和真核生物。尽管所有细胞都包含称为质膜的外部物理屏障，可将细胞内成分与周围环境隔离开来，但原核细胞在其内部组织上与真核细胞有着根本的不同。原核生物缺乏细胞核和其他膜结合的细胞器，其所有细胞成分都位于细胞质中；相比之下，真核生物具有由各种膜细胞器组成的复杂内膜系统，例如内质网（ER）、高尔基体、线粒体和溶酶体等。这些细胞器与其他亚细胞结构协同工作，参与许多基本的生理及代谢过程，如细胞凋亡、自噬、有丝分裂、迁移、细胞信号转导和物质运输，以维持生物体的正常代谢和功能。

二、细胞成像的意义

细胞代谢和相关生理活动在人类疾病的病理生理学中起着至关重要的作用。因此，研究相关疾病细胞层面的变化及机制对解开许多疾病的发生发展有着非常重要的意义。然而，目前对细胞病理生理学的理解仍然不完整，并受到传统成像技术局限性的阻碍。

细胞成像是指在成像系统的帮助下对细胞形态、结构和相关动态过程进行可视化。现代细胞生物学的发展在很大程度上依赖于各种成像技术的使用，这些技术充当了生物学家的"眼睛"。1962年，绿色荧光蛋白（GFP）作为一种来自生物发光水母维多利亚水母的内在荧光基因产物，将细胞荧光成像带入了一个新时代。因此，荧光蛋白发展成为揭示多种细胞相关过程的理想工具，例如基因表达动力学、分子间相互作用、细胞器行为、细胞有丝分裂、膜动力学和离子信号转导等。然而，荧光蛋白是大生物分子，在某些情况下，不可避免地会影响附着的细胞蛋白的功能；此外，荧光蛋白的荧光强度不仅取决于其结构，还取决于标记蛋白表达的细胞环境。在过去的几十年里，人工合成的荧光探针多样性的爆炸式增长极大地促进了细胞生物学的发展。与内源性荧光分子相比，合成的荧光材料主要被研究人员用于实现细胞的荧光成像，这主要归因于其染色程序简单、荧光量子产率高、光稳定性好等。通常，这些细胞探针可分为小分子染料（例如，氰、罗丹明、Alexa Fluor 染料系列、BODIPY 染料系列、荧光素基染料、香豆素和芘）、荧光抗体和荧光纳米材料[例如，无机量子点、碳点（CDs）、荧光金属纳米团簇和荧光染料负载纳米粒子]。到目前为止，有机化学家已经设计并合成了数千种荧光分子，满足细胞成像的众多需求。更重要的是，已有大量分子探针已经发展成成熟的市售产品，为从事相关工作的研究人员提供了极大的便利。目前已经有成熟的探针分子可以用于靶向细胞骨架蛋白、线粒体、溶酶体、过氧化物酶体、酵母液泡、内质网、高尔基体、细胞核、脂滴和质膜的高性能成像。此外，许多荧光分子还可以作为细胞功能的示踪剂，如活力、增殖、内吞作用和信号转导，或作为细胞内活性氧（ROS）、谷胱甘肽、离子、pH、膜电位等的敏感指标。

第二节　哺乳动物细胞成像

一、哺乳动物细胞概述

哺乳动物细胞的培养在现代生活的各个领域都具有重要意义。中国仓鼠卵巢（CHO）细胞、小仓鼠肾（BHK）细胞、人胚胎肾（HEK）细胞、非洲绿猴肾（COS）细胞、小鼠骨髓瘤（NSO）细胞、人纤维瘤（HT1080）细胞、人胚胎视网膜（PER-C6）细胞等多种哺乳动物细胞系被广泛使用，不仅用于了解哺乳动物细胞生理学，还应用于临床、制药和工业领域。使用体外培养的哺乳动物细胞研究相关药物等对哺乳动物细胞的形状、大小、形态、结构和功能的影响，以了解细胞增殖（生长）、存活和细胞凋亡的生理学和病理生理学机制。值得注意的是，细胞增殖和程序性死亡（如细胞凋亡、铁死亡等）是哺乳动物细胞的突出生理现象。体外细胞培养常用于促进对体内细胞行为机制的理解，这些行为包括细胞生长（分裂/增殖）、分化、迁移和力学特性，所有这些都受到其生化和生物力学微环境的敏感影响。破译这些行为背后的机制对于理解最终形成组织和器官以及分配其功能的体内过程至关重要。

1.哺乳动物细胞研究意义　研究哺乳动物细胞可以帮助我们更好地了解生命的基本原理。其次，哺乳动物细胞的研究有助于揭示细胞的结构和功能，进而有助于探索基因调控、细胞信号转导等生命活动的机制。此外，通过研究哺乳动物细胞，我们还可以深入探讨疾病的发病机制，寻找新的治疗方法和药物。哺乳动物细胞的研究在干细胞和再生医学领域也展现出巨大的应用潜力，对于推动生命科学领域的发展具有重要的科研意义。

2.哺乳动物细胞常见染色手段　哺乳动物细胞的常见染色手段如下。

（1）Giemsa 染色：用于观察染色体的形态和数量。

（2）基于荧光的染色方法：如 DAPI（4',6-二脒基-α-苯基吲哚）染色、荧光 in situ 杂交（FISH）等。

（3）Wright 染色：用于鉴定白细胞类型，特别是血液细胞。

（4）甲苯胺蓝（toluidine blue）染色：用于显示细胞核及胞外基质多糖成分。

（5）中性红（neutral red）染色：用于观察细胞活力和内含物。

（6）尼尔蓝（nile blue）染色：用于标记脂质代谢产物及脂滴。

（7）银染色：用于观察细胞的形态和结构。
（8）伊红染色：用于观察细胞器和细胞核。

这些染色方法可以根据需要选择不同的染色试剂和步骤，以达到对细胞或组织中特定结构和成分的观察和分析。

二、AIE在哺乳动物细胞成像中染色图例

1.活细胞及死细胞区分　研究活死细胞区分的意义在于能够深入了解细胞的生理状态和功能，以及它们在生物体中的角色和作用。活死细胞染色技术是一种实验技术，基于活细胞和死细胞对特定染料的亲和力差异，利用染料与细胞内的不同成分发生特异性反应，从而使这些成分在显微镜下呈现出不同颜色和形态。通过这种技术，研究人员可以清晰地观察到活细胞与死细胞，以及细胞内各种结构如细胞核、染色体、细胞器等的位置和形态。这种技术不仅有助于区分活细胞和死细胞，还能够提供关于细胞健康状态的重要信息。例如，通过观察细胞的形态和结构，可以判断细胞的活力、生长状态以及是否存在病变等。这不仅有助于了解细胞的生理状态和功能，还能够揭示细胞死亡和炎症在正常生理和疾病状态下的作用机制，为医学研究和临床治疗提供重要的科学依据（图5-1）。

活细胞成像

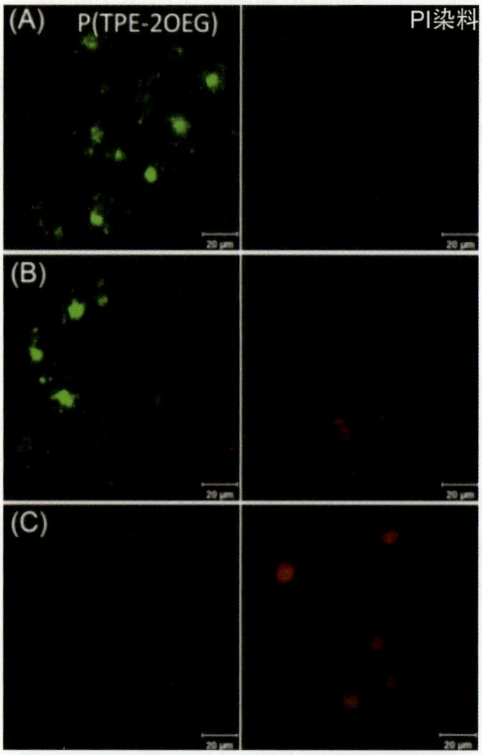

绿色活细胞荧光探针 P（TPE-2OEG）[1]

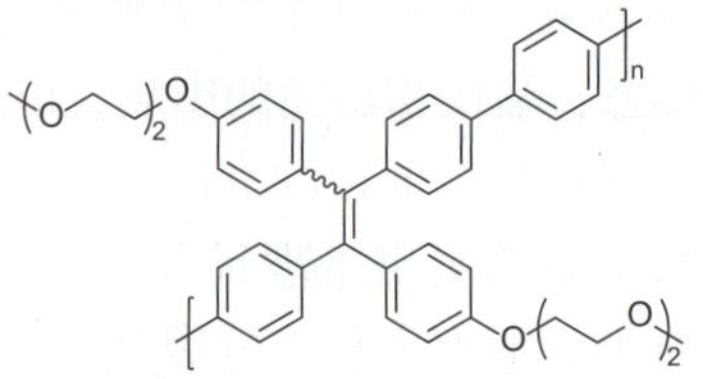

性能	最大吸收356 nm，最大发射521 nm，固态量子产率为56.2%
原理	与凋亡细胞和死细胞相比，活细胞膜上的负电荷密度最小。适当负电荷的聚合物可以选择性地区分活的哺乳动物细胞
条件	37 ℃，4 μmol/L染料，与HeLa细胞共孵育4小时

图5-1　分别对（A）活细胞，（B）凋亡细胞和（C）死细胞的成像

2.肿瘤微环境成像 癌症是多种因素长期共同作用引发的基因异常疾病,对人类健康产生了巨大的威胁。癌症精准诊断对于提高患者的生存率极为重要。癌组织/细胞具有一些与正常组织/细胞显著不同的生物学特征,包括更高的酸性pH、高还原性和乏氧、更高的线粒体膜电位和蛋白过表达等特有的微环境。因此,AIE探针通过针对这些特征,可以开发不同的癌症鉴别策略。研究表明,由于旺盛的细胞活动,癌细胞的线粒体膜电位一般高于正常细胞。利用该特征,一系列带正电荷的AIE探针被设计开发,通过静电相互作用靶向具有负膜电位的线粒体。由于癌细胞和正常细胞的膜电位差别,带正电荷的AIEgens更容易进入癌细胞,而进入正常细胞的AIEgens较少,使癌细胞的荧光比正常细胞更强,从而实现癌细胞的区分(图5-2~图5-8)。

癌细胞线粒体成像

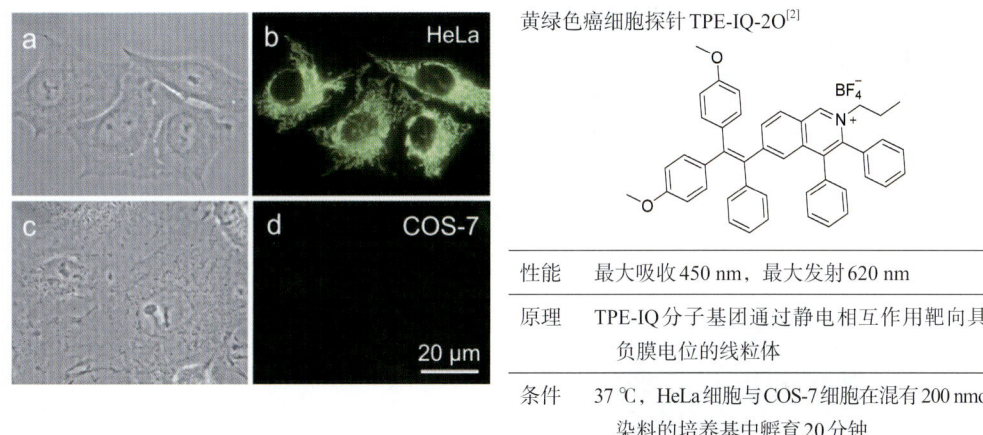

黄绿色癌细胞探针TPE-IQ-2O[2]

性能	最大吸收450 nm,最大发射620 nm
原理	TPE-IQ分子基团通过静电相互作用靶向具有负膜电位的线粒体
条件	37 ℃,HeLa细胞与COS-7细胞在混有200 nmol/L染料的培养基中孵育20分钟

图5-2 探针分别对子宫颈癌细胞HeLa和正常细胞COS-7的成像

癌细胞线粒体成像

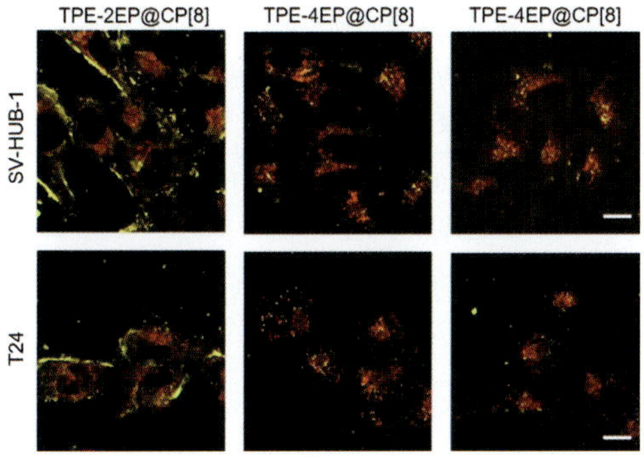

黄色荧光探针TPE-2EP@CB[8][3]

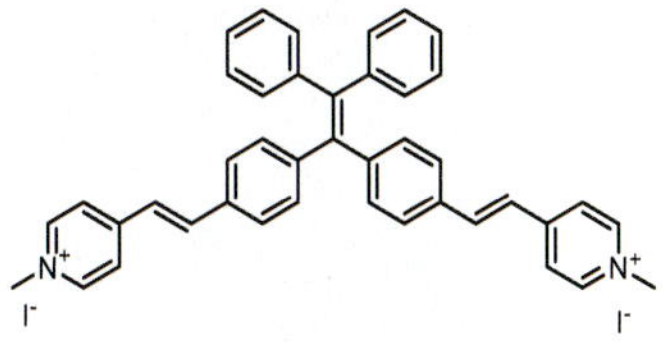

性能	最大吸收420 nm,最大发射620 nm
原理	正电荷的AIE探针通过静电相互作用靶向具有负膜电位的线粒体
条件	37 ℃,30 μmol/L染料,与T24细胞和SV-HUB-1细胞共染色20分钟

图5-3 膀胱移行癌细胞,线粒体成像

酸性微环境成像

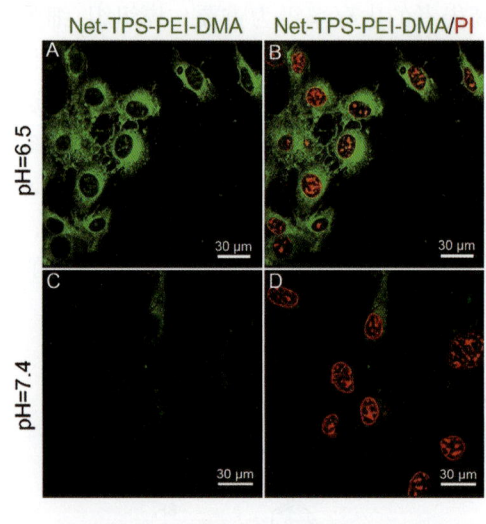

绿色荧光探针 Net-TPS-PEI-DMA[4]

性能	最大吸收 360 nm，最大发射 500 nm
原理	染料在生理条件（pH 7.4）下带负电，几乎不发光。一旦暴露于肿瘤酸性微环境中（pH 6.5），该纳米探针的酰胺键就会被切割，表面电荷变为正电荷，纳米颗粒残基的大量聚集而激活荧光
条件	37 ℃，5 μmol/L 染料与 MCF-7 癌细胞共孵育 1 小时
形态特征	在 pH 为 6.5 时，MCF-7 癌细胞内部观察到强烈的绿色荧光，而 pH 为 7.4 时，绿色荧光变得很弱

图 5-4　健康状态 MCF-7 癌细胞，细胞质成像

乏氧微环境氧气浓度成像

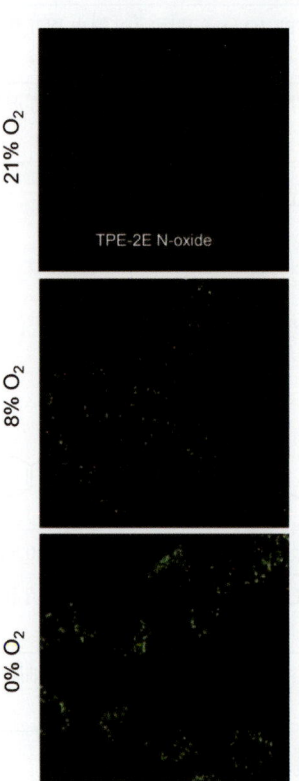

绿色乏氧响应荧光探针 TPE-2EN-oxide[5]

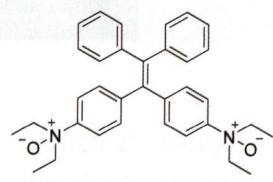

性能	最大吸收 310&360 nm（双峰），最大发射 520 nm
原理	TPE-2E N-oxide 的 NO 共价键在缺氧条件下可被癌细胞过量产生的还原酶选择性裂解，所得产物 TPE-2E 由于其疏水性而聚集发出增强的绿色荧光
条件	37 ℃，200 μmol/L 染料在不同氧浓度下与 HeLa 细胞共孵育 3 小时

图 5-5　不同含氧条件下 HeLa 细胞，细胞质成像

细胞核密度成像

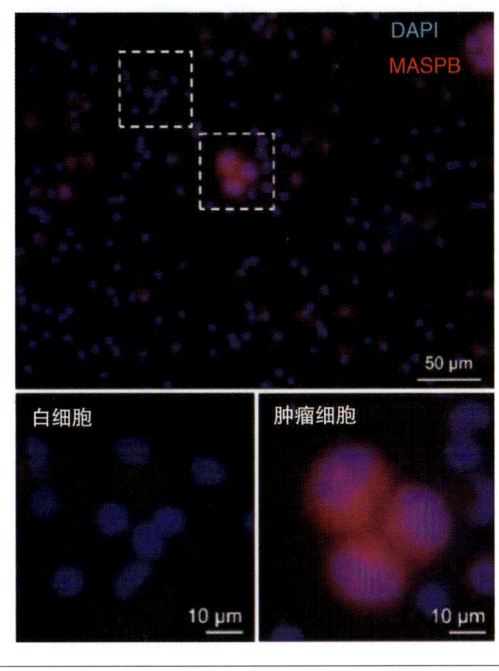

红色细胞核密度荧光探针 MASPB[6]

性能	最大吸收 483 nm，最大发射 621 nm
原理	核密度响应探针 MASPB 可以很容易地穿透细胞核并发射红色荧光，其荧光强度与核凝结程度相关
条件	37 ℃，20 μmol/L 染料与各种癌细胞共孵育 5 分钟

图 5-6　人乳腺癌细胞 MDA-MB-231，细胞核成像

肿瘤过表达受体蛋白响应成像

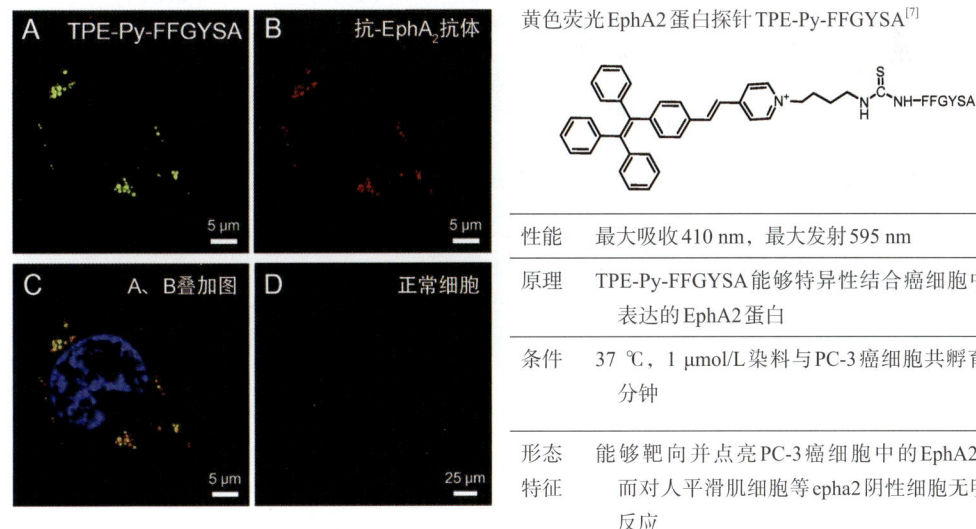

黄色荧光 EphA2 蛋白探针 TPE-Py-FFGYSA[7]

性能	最大吸收 410 nm，最大发射 595 nm
原理	TPE-Py-FFGYSA 能够特异性结合癌细胞中过表达的 EphA2 蛋白
条件	37 ℃，1 μmol/L 染料与 PC-3 癌细胞共孵育 90 分钟
形态特征	能够靶向并点亮 PC-3 癌细胞中的 EphA2 簇，而对人平滑肌细胞等 epha2 阴性细胞无明显反应

图 5-7　（A～C）PC-3 癌细胞，细胞核周围蛋白 EphA2 成像；（D）正常平滑肌细胞成像

肿瘤过表达受体蛋白响应成像

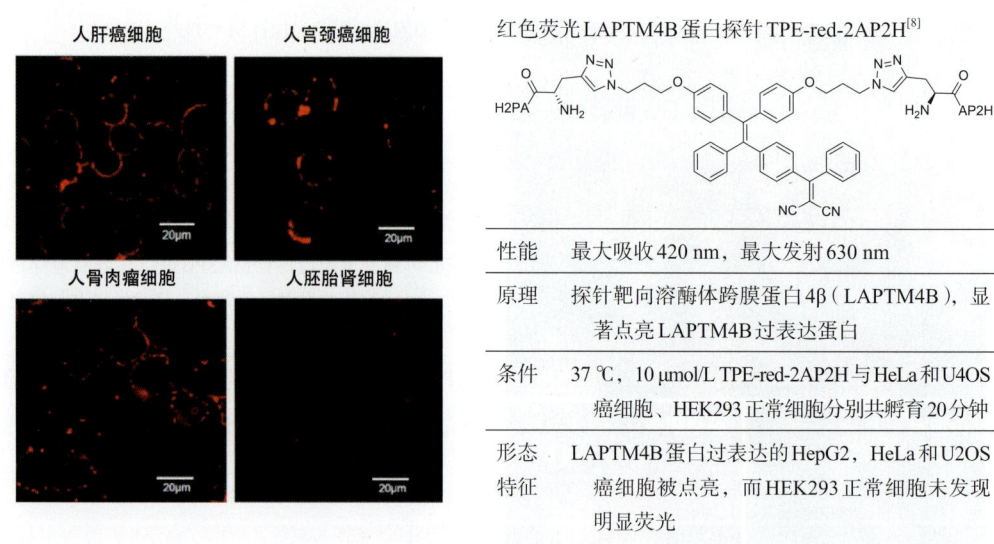

红色荧光 LAPTM4B 蛋白探针 TPE-red-2AP2H[8]

性能	最大吸收 420 nm，最大发射 630 nm
原理	探针靶向溶酶体跨膜蛋白4β（LAPTM4B），显著点亮 LAPTM4B 过表达蛋白
条件	37 ℃，10 μmol/L TPE-red-2AP2H 与 HeLa 和 U4OS 癌细胞、HEK293 正常细胞分别共孵育20分钟
形态特征	LAPTM4B 蛋白过表达的 HepG2，HeLa 和 U2OS 癌细胞被点亮，而 HEK293 正常细胞未发现明显荧光

图 5-8　HeLa、U4OS 和 HepG2 细胞，LAPTM4B 过表达蛋白成像

3. 成骨分化细胞成像（图 5-9 ～ 图 5-13）

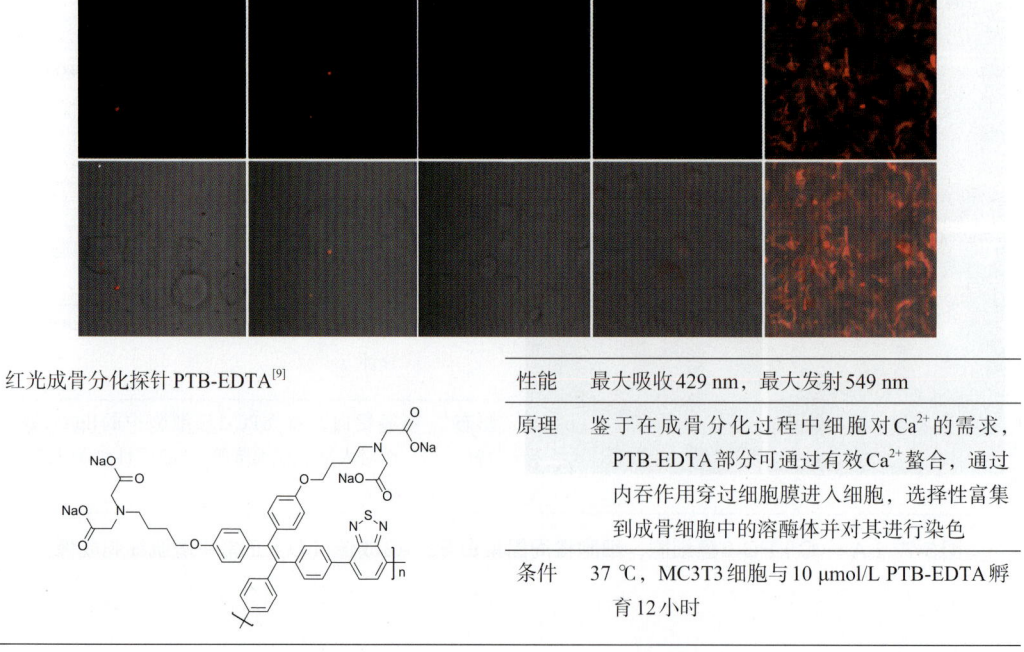

红光成骨分化探针 PTB-EDTA[9]

性能	最大吸收 429 nm，最大发射 549 nm
原理	鉴于在成骨分化过程中细胞对 Ca^{2+} 的需求，PTB-EDTA 部分可通过有效 Ca^{2+} 螯合，通过内吞作用穿过细胞膜进入细胞，选择性富集到成骨细胞中的溶酶体并对其进行染色
条件	37 ℃，MC3T3 细胞与 10 μmol/L PTB-EDTA 孵育 12 小时

图 5-9　小鼠胚胎成骨细胞（MC3T3，诱导分化）成像

成骨分化细胞成像

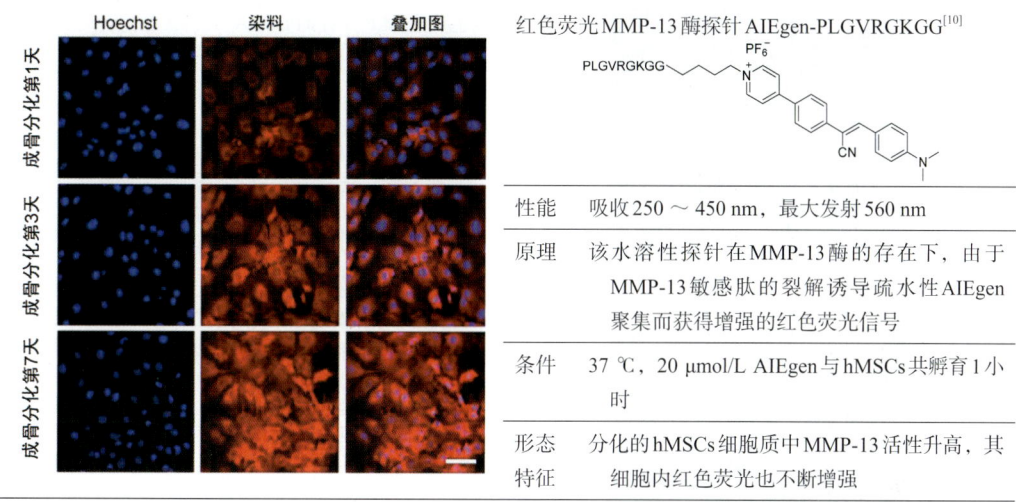

图 5-10 hMSCs 细胞，细胞质成像

成骨分化细胞成像

【探针制备】通过将光活化笼状化合物（DMNPE/siRNA）封装，并将基质金属蛋白酶 13（MMP13）裂解成像肽-四苯基乙烯（TPE）单元与介孔二氧化硅包被的上转换纳米颗粒（UCNPs）结合在一起，形成 UCNP-peptide-AIE-siRNA[11]。

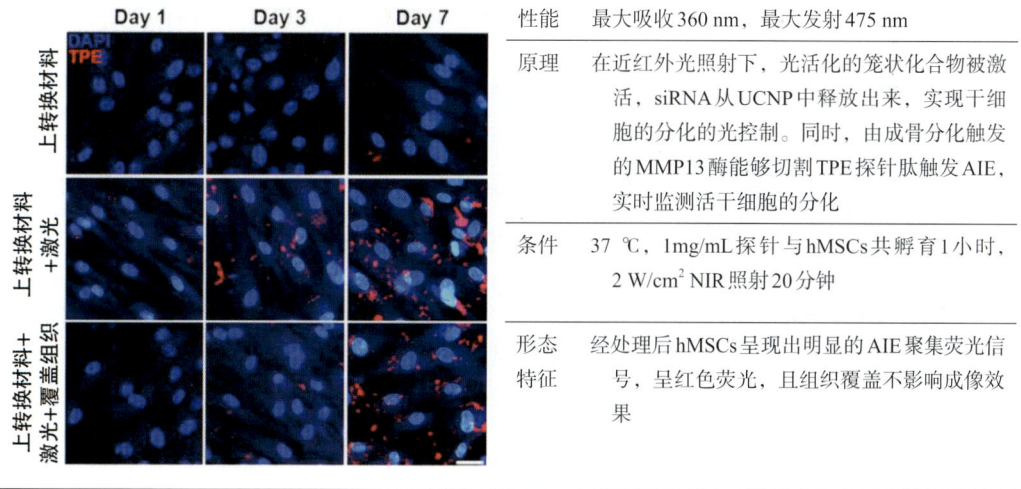

图 5-11 人间充质干细胞，通过分化标记物 MMP13 酶染色检测成骨干细胞分化

成骨分化细胞成像

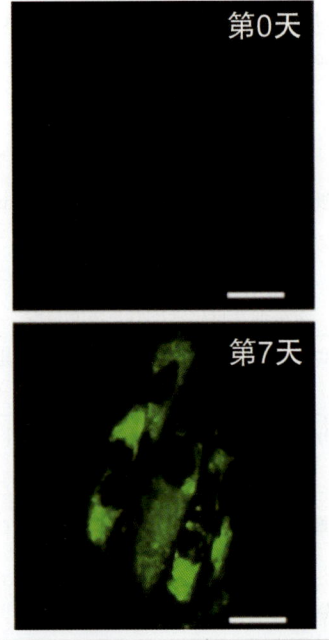

绿色荧光 ALP 探针 TPE-2PA[12]

性能	最大吸收 337 nm，最大发射 457 nm，量子产率为 11.8%
原理	在碱性磷酸酶（ALP）存在的情况下，TPE-2PA 探针可以迅速水解触发 AIE 效应，开启高信噪比绿色荧光
条件	37 ℃，20 μmol/L TPE-2PA 与 BMSCs 共孵育 4 小时

图 5-12　小鼠 BMSC 细胞，通过分化标记物 ALP 染色检测成骨分化

成骨分化细胞成像

【探针制备】由 DSPE-PEG 2000 和 DSPE-PEG2000-马来酰亚胺的混合物包载 PITBT-TPE，并用 Tat 肽（RKKRRQRRRC）修饰载体表面。

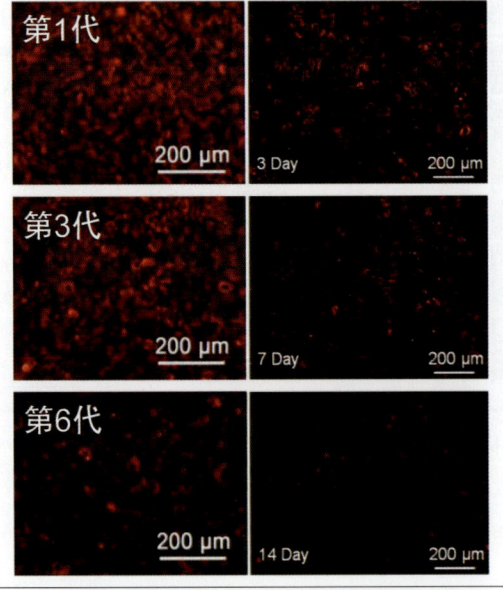

红色荧光成骨细胞探针 AIE-Tat NPs[13]

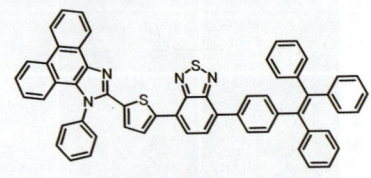

性能	最大吸收 482 nm，最大发射 645 nm，量子产率为 23.5%
原理	基于细胞穿透肽 Tat 的能力，与细胞结合后内吞进入细胞
条件	37 ℃，50 pmol/L AIE-Tat NPs 与 BMSCs 共孵育 4 小时
形态特征	AIE-Tat NPs 处理的小鼠 BMSC 在 14 天以上的成骨分化过程中显示出明亮的红色荧光

图 5-13　小鼠 BMSC 细胞，不同传代次数后的细胞质染色；在羟基磷灰石支架上生长的 BMSCs 不同天数后的荧光成像

4. 干细胞成像（图 5-14，图 5-15）

胚胎干细胞成像

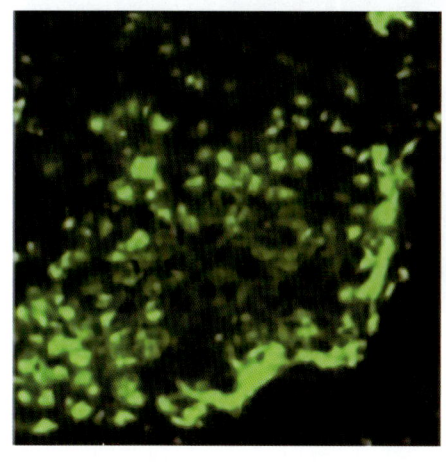

绿色荧光 TPE-11 纳米颗粒[14]

性能	吸收：200～300 nm，最大发射 460 nm
原理	低浓度的 TPE-11 纳米颗粒处理人类胚胎干细胞（hES），可以标记致密的 hES 细胞集落和多能干细胞
条件	37 ℃，8 μg/mL TPE-11 与 hES-H9 细胞共孵育 12 小时
形态特征	可以长期监测 hES 细胞向神经元样细胞的分化，不干扰 hES 细胞功能，且能示踪近 40 天的分化过程

图 5-14　人类胚胎干细胞 hES，细胞表面标志物成像

人胚胎肾细胞成像

【探针制备】DSPE-PEG$_{2000}$ 和 DSPE-PEG$_{2000}$-Mal 的混合物作为包封基质，将 HIV-1 转录蛋白反激活子（TaT）衍生的细胞穿透肽偶联到纳米粒子表面，得到具有高细胞内化效率的 AIE-TaT 纳米粒子。

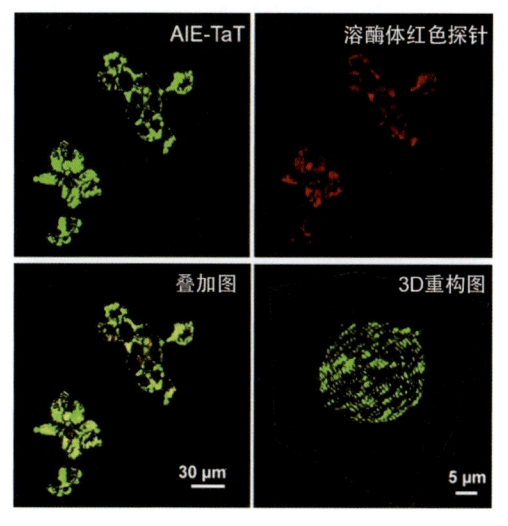

绿色荧光探针 AIE-TaT[15]

性能	最大吸收 318 nm，最大发射 547 nm，量子产率为 63%
原理	该探针由 TaT 肽介导细胞摄取，能够与细胞膜表面结合，通过膜解体内化到细胞质中
条件	37 ℃，2 nmol/L AIE-TaT 与 HEK 293T 细胞共孵育 2 小时
形态特征	所有经过 AIE-TaT 处理的细胞都显示出明亮的绿色荧光，荧光强度在孵育后第 90 天仍保持在 5% 以上

图 5-15　人胚胎肾细胞，细胞质成像

5. 神经细胞成像（图 5-16 ~ 图 5-18）

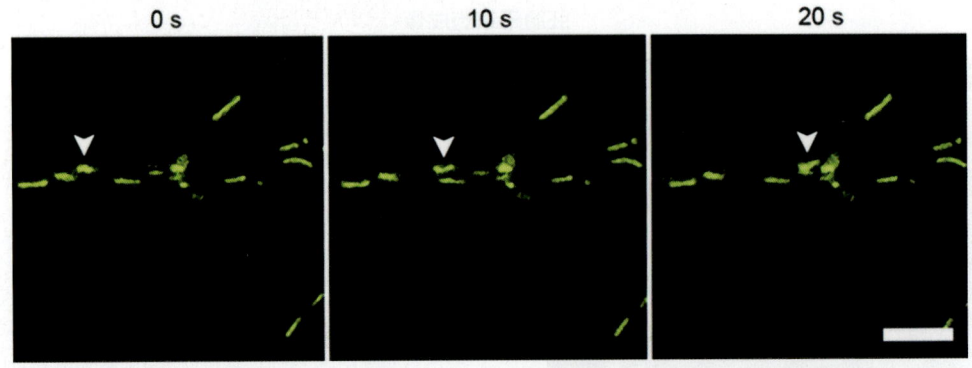

可见细胞质中条带状线粒体结构，能够观察到线粒体位置明显变化

黄色荧光线粒体探针 TPAP-C5-yne[16]	性能	最大吸收 425 nm，最大发射 560 nm，量子产率为 13.3%
	原理	该探针末端的结构可以通过生物偶联实现与线粒体上裸露的氨基共价结合，特异性标记原代神经元中的线粒体
	条件	37 ℃，5% CO_2，300 nmol/L TPAP-C5-yne 与海马神经元细胞共孵育 30 分钟

图 5-16 海马神经元细胞，线粒体成像

脑胶质细胞双光子显微成像

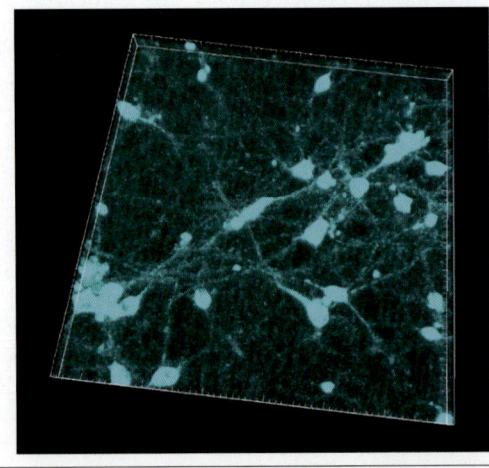

蓝色荧光神经元探针 TPE-TPP[17]		
	性能	最大吸收 320 nm，最大发射 480 nm
	原理	分子净正电荷促使其穿过细胞膜扩散，染色原代神经元
	条件	37 ℃，2 μmol/L TPE-TPP 与小鼠大脑小胶质细胞共孵育 2 小时

图 5-17 小鼠大脑小胶质细胞，细胞质成像

坐骨神经细胞成像

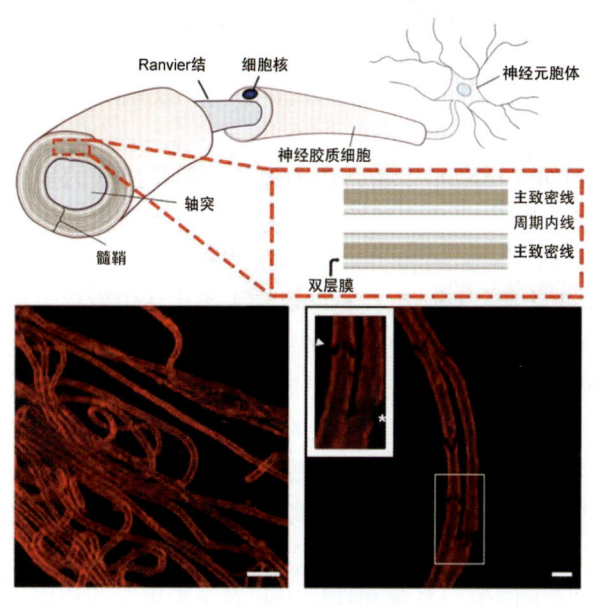

红色荧光探针 PM-ML[18]

性能	最大吸收 495 nm，最大发射 708 nm，量子产率为 8.5%
原理	其强磷脂结合特性使其能够特异性标记活细胞和固定细胞中的质膜
条件	37 ℃，5 μmol/L PM-ML 与小鼠脑部坐骨神经纤维髓共染色 24 小时
形态特征	标记了坐骨神经纤维的边缘，沿神经纤维识别出 Schmidt-Lanterman 切口和 Ranvier 结的组织学结构

图 5-18　小鼠脑部的坐骨神经细胞，有髓神经纤维成像

6. 胚胎细胞成像（图 5-19）

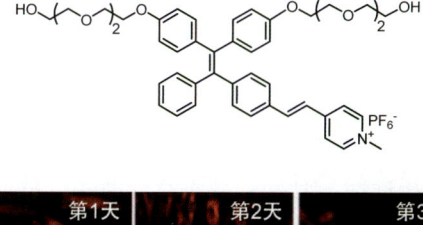

红色荧光探针 TPEPy-TEG-Ac[19]

性能	最大吸收 405 nm，最大发射 730 nm
原理	TPEPy-TEG-Ac 被注射到原代细胞后，可以被富集在细胞中而不会泄漏，它们能与细胞内不同生物分子结合激活 AIE 特性，从而能够对处理过的原代细胞的后代进行特异性追踪，从而实现谱系追踪
条件	37 ℃，10 μmol/L TPEPy-TEG-Ac 与 3T3 细胞共孵育 24 小时

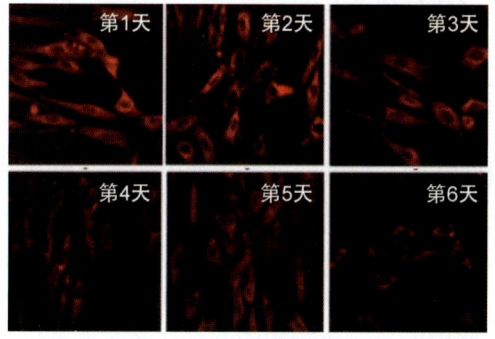

图 5-19　小鼠胚胎成纤维细胞，细胞质成像

第三节 微生物成像

一、微生物特征介绍

微生物是指肉眼无法直接观察到的一类微小生物,作为地球上最早出现的生命形式之一,其独特的遗传机制、代谢途径及生态适应性为生命起源、进化和生物多样性等核心科学问题提供了宝贵的研究材料。它们的种类多种多样,包括细菌、真菌、病毒、支原体、原生动物和一些微小的藻类等。微生物在自然界和人类生活中发挥着重要的作用,既有益的,也有致病的。例如细菌、真菌、病毒和一系列原生生物等。这些微生物在生物圈中扮演着重要角色,与生活息息相关。在生命健康领域,微生物研究对于感染性疾病的诊断、治疗及预防策略的制订具有不可替代的作用。许多细菌、病毒及真菌等微生物是引起人类疾病的重要病原体,深入研究其致病机制、传播途径及宿主免疫应答,有助于开发新型疫苗、抗生素及免疫疗法,提高公共卫生水平,保障人类健康。

1.微生物研究意义　微生物在地球上的生态系统和环境中起着至关重要的作用,影响着生物多样性、能量流动以及营养循环。此外,微生物还是许多生物过程的关键参与者,包括食物生产、药物开发和生态恢复等方面。微生物研究不仅深化了人类对生命科学的认识,还促进了医疗健康、农业生产、环境保护等多个领域的科技进步和社会发展。随着高通量测序、合成生物学等新兴技术的不断进步,微生物学的未来研究将更加深入。通过研究微生物,科学家们能够更好地理解生命的基本原理,解决疾病、环境问题和食品安全等挑战。

2.微生物常见染色手段

(1)革兰氏染色法:基于细菌细胞壁组分的差异进行分辨,例如革兰氏阳性和阴性区分。

(2)抗酸染色法:用于鉴别分枝杆菌(如结核杆菌,其细胞壁含分枝菌酸,可抵抗酸性乙醇脱色)。

(3)苏丹Ⅲ染色法:利用苏丹Ⅲ与脂肪之间的强亲和力进行染色,例如染色胶囊杆菌的胶囊。

(4)尼氏染色法:利用DNA和RNA的酸性特征,用碱性染料(如甲酚紫、甲苯胺蓝)染色酵母菌等。

(5)盖姆萨染色法:该染料能够与DNA、RNA及细胞质中的蛋白质结合,使细胞的不同结构呈现不同的颜色,适用于疟原虫、巴贝斯虫或细胞染片的核质对比染色。

(6)过氧化物酶染色法:染色过程中,细胞内的过氧化物酶能够将许多胺类氧化为有色化合物(如联苯胺蓝),进而变为棕色产物沉淀于细胞内。根据颜色反应可以判定过氧化物酶的有无或多少。该染色法用于染色嗜热古生菌。

(7)嗜热硫杆菌染色法:基于微生物细胞壁组分、细胞结构或代谢特性的差异进行染色和区分。用于染色嗜热硫杆菌。

二、AIE在微生物成像中染色图例

1. 活/死细菌染色（图5-20，图5-21）

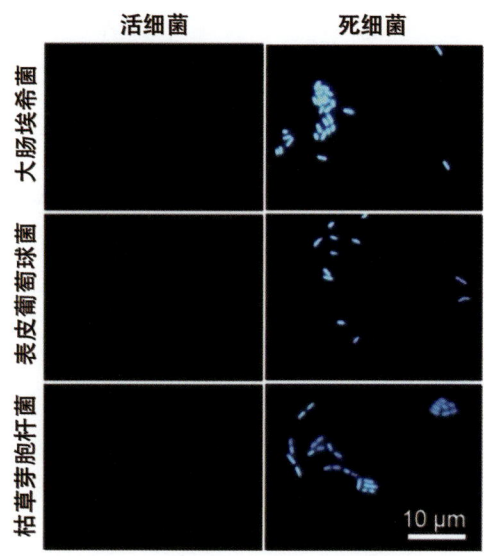

蓝色荧光死细菌探针 TPE-2BA[20]

性能	最大发射450 nm
原理	TPE-2BA 是一种细胞不可渗透的DNA 染色剂，可与双链DNA 结合。TPE-BA能够与膜受损细菌的DNA结合并发出蓝色荧光。表明它是一种用于长期细菌活力测定的优良探针
条件	37 ℃，100 μmol/L TPE-2BA与各类活死细菌共染色0.5小时

图5-20　死亡或膜受损细菌，DNA成像

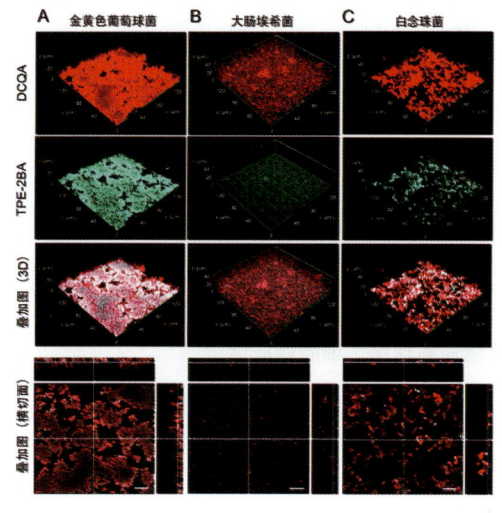

DCAQ、TPE-2BA 双AIEgen染色剂[21]

性能	DCQA：最大吸收519 nm，最大发射729 nm；TPE-2BA最大发射450 nm
原理	DCAQ 能够对各种微生物进行染色，包括革兰氏阳性菌、革兰氏阴性菌和真菌。TPE-2BA由于其只探测死微生物的特点，同时测定了死亡微生物的数量。二者结合具备测定活/死细菌定量能力
条件	10 μmol/L DCAQ与50 μmol/L TPE-2BA与各种细菌共染色30分钟
形态特征	所有活/死细菌均显示出红色荧光，其中死亡细菌被TPE-2BA染色呈蓝色荧光，交叉后显示出明亮的红白色荧光

图5-21　各类活死细菌，细胞质成像

2.革兰氏阳性菌成像（图5-22～图5-25）

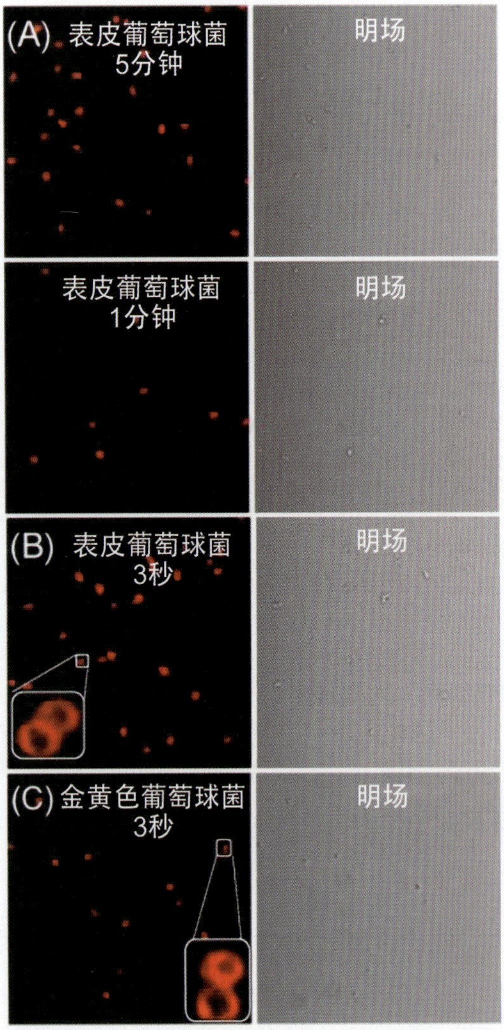

红色荧光探针TTVP[22]

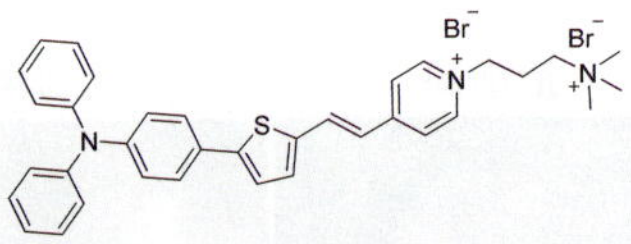

性能	最大吸收480 nm，最大发射704 nm
原理	带负电荷的细菌细胞壁和带正电荷的TTVP之间的静电相互作用导致荧光增强，使得细菌超快成像
条件	37 ℃，1 μmol/L TTVP与革兰氏阳性菌共孵育数秒

图5-22　表皮葡萄球菌、金黄色葡萄球菌，细胞壁成像

革兰氏阳性菌细胞质成像

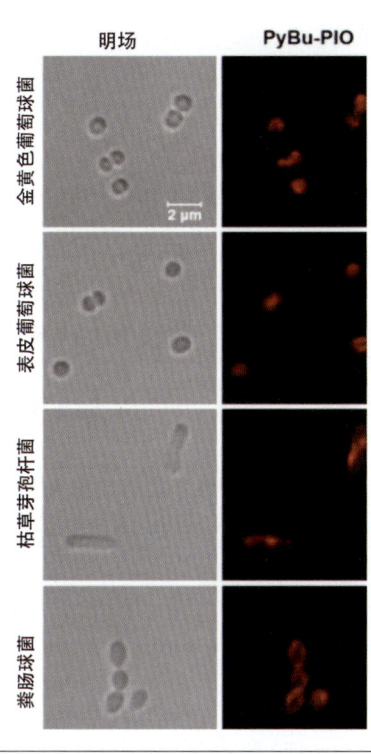

红色荧光探针 PyBu-PIO[23]

性能	最大吸收450 nm,最大发射650 nm
原理	PIO-PyBu 分子烷基链的延长有利于阳离子 PIO 衍生物与脂质膜的相互作用,有效地提高了它们的细菌亲和力
条件	37 ℃,5 μmol/LPyBu-PIO 与革兰氏阳性菌孵育30分钟

图5-23 革兰氏阳性菌,细胞质成像

革兰氏阳性菌肽聚糖成像

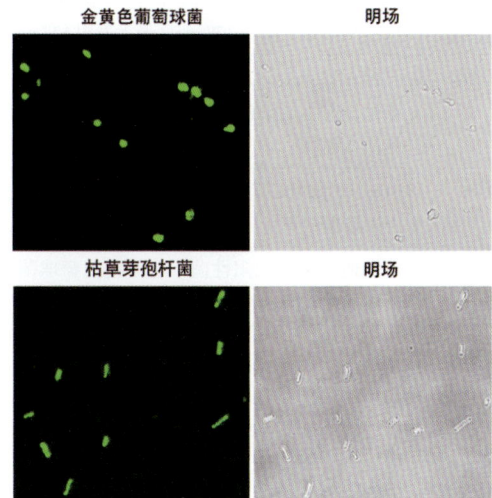

绿色荧光探针 alkyne-TPA[24]

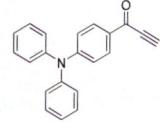

性能	最大发射540 nm
原理	该AIEgen可以与革兰氏阳性菌肽聚糖层中丰富的氨基等基团发生金属点击反应,从而产生有效的荧光标记
条件	37 ℃,2 μmol/L 的 alkyne-TPA 与金黄色葡萄球菌和枯草芽孢杆菌共孵育2分钟

图5-24 金黄色葡萄球菌和枯草芽孢杆菌,外侧表面肽聚糖成像

革兰氏阳性菌细胞质成像

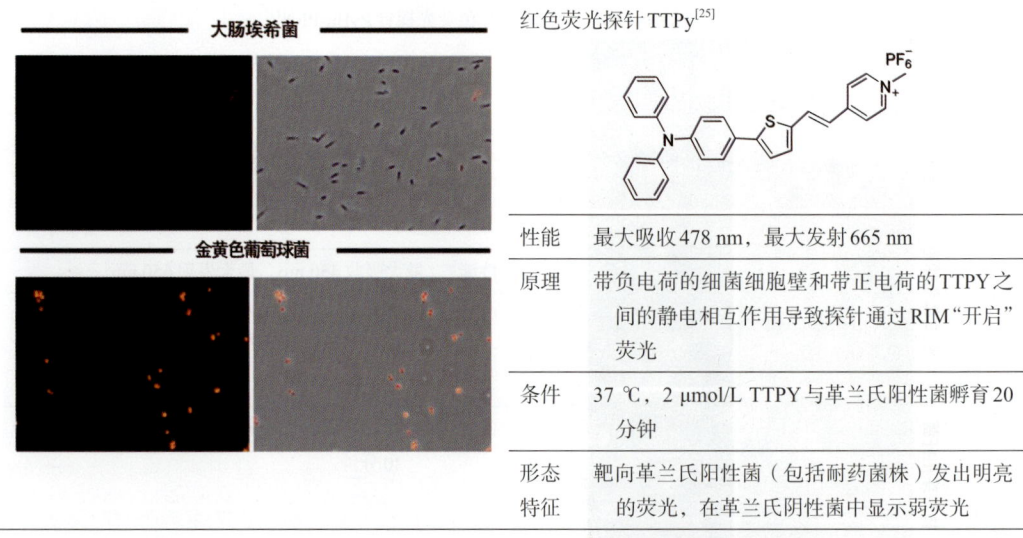

红色荧光探针 TTPy[25]

性能	最大吸收 478 nm，最大发射 665 nm
原理	带负电荷的细菌细胞壁和带正电荷的 TTPY 之间的静电相互作用导致探针通过 RIM "开启" 荧光
条件	37 ℃，2 μmol/L TTPY 与革兰氏阳性菌孵育 20 分钟
形态特征	靶向革兰氏阳性菌（包括耐药菌株）发出明亮的荧光，在革兰氏阴性菌中显示弱荧光

图 5-25　靶向革兰氏阳性（G⁺）菌，细胞质成像

3. 革兰氏阳性菌生物膜成像（图 5-26）

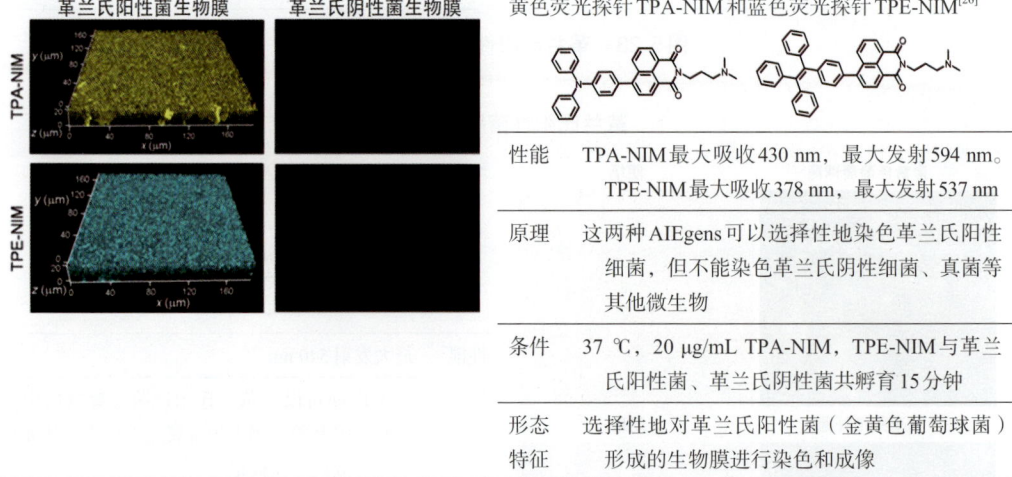

黄色荧光探针 TPA-NIM 和蓝色荧光探针 TPE-NIM[26]

性能	TPA-NIM 最大吸收 430 nm，最大发射 594 nm。TPE-NIM 最大吸收 378 nm，最大发射 537 nm
原理	这两种 AIEgens 可以选择性地染色革兰氏阳性细菌，但不能染色革兰氏阴性细菌、真菌等其他微生物
条件	37 ℃，20 μg/mL TPA-NIM，TPE-NIM 与革兰氏阳性菌、革兰氏阴性菌共孵育 15 分钟
形态特征	选择性地对革兰氏阳性菌（金黄色葡萄球菌）形成的生物膜进行染色和成像

图 5-26　G⁺细菌生物膜成像

4. 革兰氏阴性菌成像（图 5-27～图 5-29）

大肠埃希菌细胞壁成像

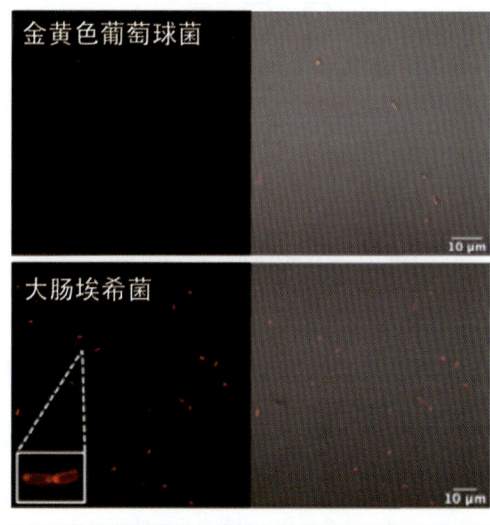

橙色荧光探针 TPAPy-Kdo[27]

性能	最大吸收 447 nm，最大发射 595 nm
原理	TPEPy-Kdo 的代谢片段对革兰氏阴性菌的 LPS 具有高特异性，几乎不与周围细胞环境相互作用
条件	37 ℃，10 μmol/L TPEPy-Kdo 与大肠埃希菌共染色 2 小时

图 5-27　大肠埃希菌，细胞壁脂多糖成像

表皮葡萄球菌和大肠埃希菌成像

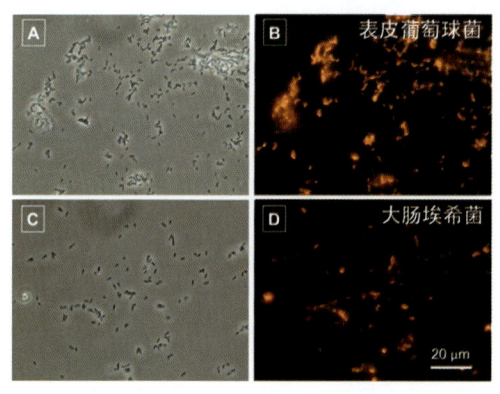

橙色荧光探针 TPE-Bac[28]

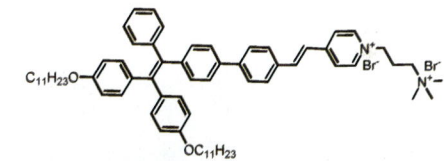

性能	最大吸收 428 nm，最大发射 641 nm
原理	带负电荷的细菌细胞包膜和带正电荷的 TPE-Bac 之间的静电相互作用导致 AIEgens 通过 RIM "开启" 荧光
条件	37 ℃，10 μmol/L TPE-Bac 与表皮链球菌和大肠埃希菌培养 10 分钟

图 5-28　表皮葡萄球菌和大肠埃希菌成像

大肠埃希菌细胞壁成像

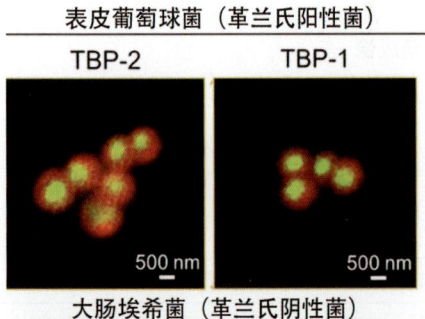

红色荧光探针 TBP-1，TBP-2[29]

性能	TBP-1：吸收486 nm，发射720 nm TBP-2：吸收493 nm，发射705 nm
原理	带负电荷的细菌细胞壁和带正电荷的TBP-1、TBP-2之间的静电相互作用导致AIEgens通过RIM"开启"荧光
条件	37 ℃，10 μmol/L TBP-1、TBP-2与大肠埃希菌（G⁻）共培养10分钟
形态特征	TPS-1：1个电荷，对革兰氏阴性菌弱染色 TPS-2：2个电荷，对革兰氏阴性菌强染色

图5-29　大肠埃希菌G⁻，细胞壁和细胞质成像

5.细菌-细胞作用识别（图5-30～图5-34）

胞内细菌标记及示踪

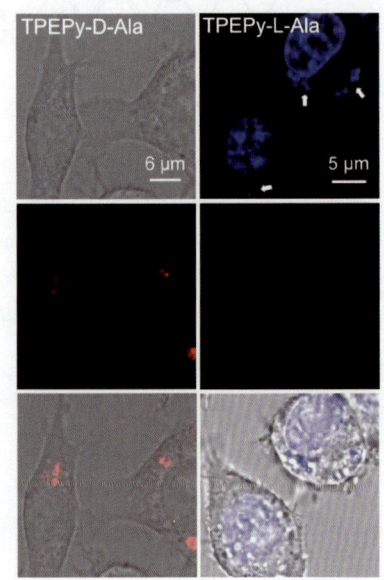

红色荧光探针 TPEPy-D-Ala[30]

性能	最大吸收390 nm，最大发射700 nm
原理	具有带正电的TPEPy-Ala与带负电的生物分子之间的静电相互作用增强结合
条件	37 ℃，10 μmol/L TPEPy-D-Ala与RAW 264.7细胞共孵育20分钟

图5-30　MRSA细胞，细菌壁肽聚糖成像

细菌选择性成像

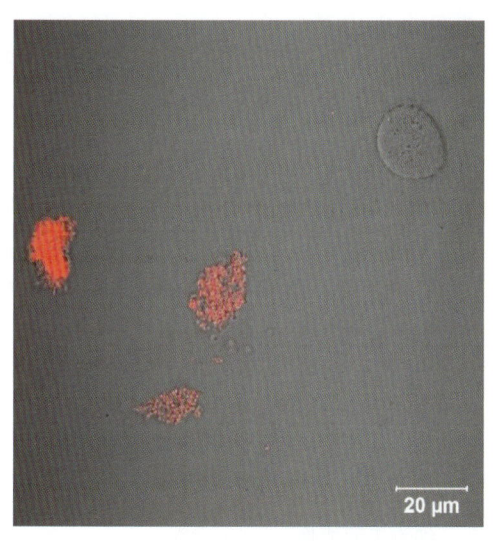

红色荧光探针 PTB-APFB[31]

性能	最大吸收 429 nm,最大发射 621 nm
原理	带正电的 PTB-APFB 与带负电的生物分子之间的静电相互作用
条件	37 ℃,5 μmol/L PTB-APFB 与微生物、HeLa 细胞共染色 20 分钟
形态特征	特异性点亮金黄色葡萄球菌(革兰氏阳性菌),但不点亮哺乳动物细胞(HeLa)

图 5-31 对 HeLa 细胞和金黄色葡萄球菌成像

巨噬细胞与细菌相互作用示踪

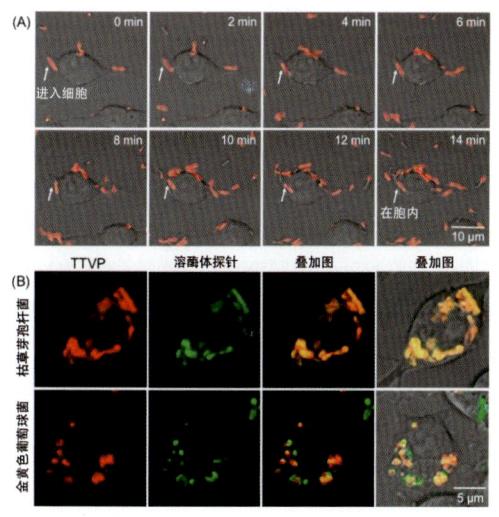

红色荧光探针 TTVP[32]

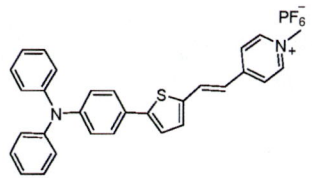

性能	最大吸收 480 nm,最大发射 704 nm
原理	带负电荷的细菌细胞包膜和带正电荷的 AIEgens 之间的静电相互作用导致荧光增强,使得细菌超快成像
条件	37 ℃,1 μmol/L TTVB 与巨噬细胞、细菌共培养,以 2 分钟的时间间隔捕获光场和荧光信号的合并图像

图 5-32 枯草芽孢杆菌细菌膜层成像

巨噬细胞内吞细菌示踪

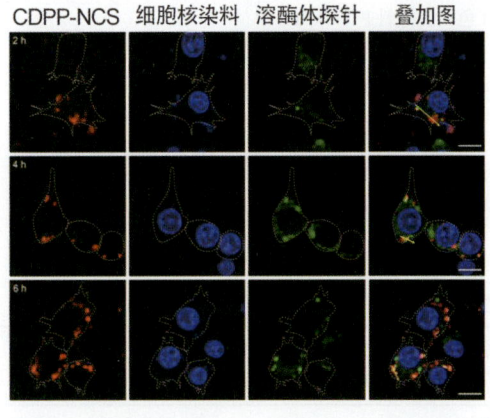

红色荧光探针 CDPP-NCS[33]

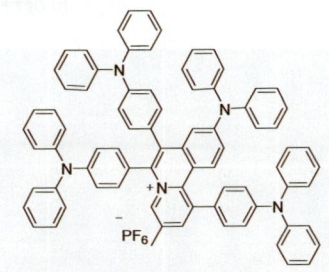

性能	吸收 455 nm，发射 595 nm
原理	CDPP-NCS 可以与细菌壁中的氨基基团发生点击反应，以实现细菌靶向并与细菌壁上的氨基共价结合，其生物偶联物呈现红色荧光
条件	37 ℃，10 μmol/L CDPP-NCS 与金黄色葡萄球菌共孵育 6 小时
形态特征	标记的金黄色葡萄球菌与巨噬细胞相互作用成功地可视化，监测吞噬作用

图 5-33　金黄色葡萄球菌，细胞表面成像

细菌与哺乳动物细胞互作示踪

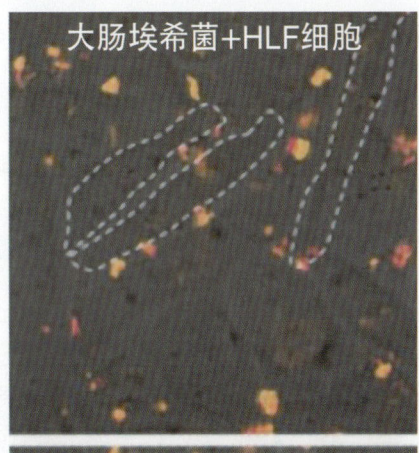

橙红色荧光探针 4TPA-BQ[34]

性能	吸收 490 nm，发射 594 nm，固态量子产率为 15.3%
原理	4TPA-BQ 带正电荷，通过静电相互作用靶向细菌和细胞
条件	37 ℃，5 μmol/L 4TPA-BQ 与大肠埃希菌等在白光照射下共培养 15 分钟

图 5-34　大肠埃希菌及人肺成纤维细胞（HLF）细胞混合样品，细胞表面成像

6. 真菌成像（图 5-35，图 5-36）

白念珠菌选择性成像

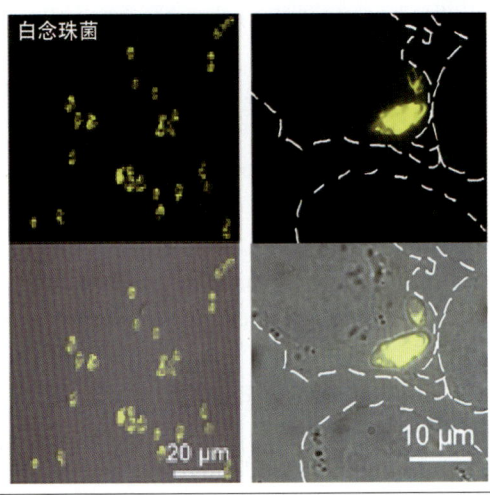

黄色荧光探针 IQ-TPA[35]

性能	吸收 450 nm，发射 610 nm，固态量子产率为 19%
原理	由于真菌和哺乳动物细胞之间表面膜电位内在差异，能选择性地照亮真菌的线粒体
条件	37 ℃，1 μmol/L IQ-TPA 与白念珠菌在 20 mW/cm² 光照下染色 30 分钟

图 5-35　健康状态白念珠菌成像

真菌及细菌悬浮液成像

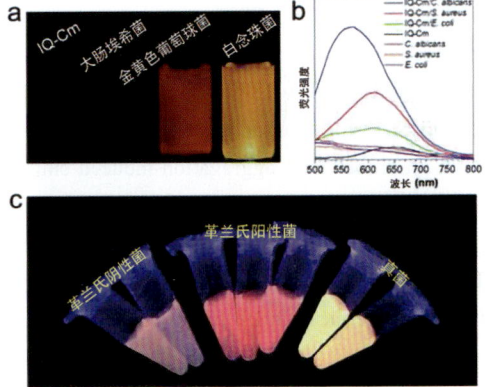

绿色荧光探针 IQ-CM[36]

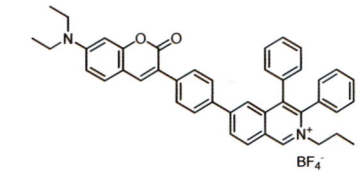

性能	最大发射 620 nm，量子产率为 5.7%
原理	在病原体内在结构差异的驱动下，以阳离子异喹啉部分和膜活性香豆素单元为靶向和相互作用基团的 IQ-Cm 选择性地定位在 3 种病原体的不同位点，并给出 3 种肉眼可辨别的发射颜色
条件	室温下，10 μmol/L 的 IQ-Cm 与大肠埃希菌、金黄色葡萄球菌和白念珠菌共孵育 10 分钟，在 365 nm 紫外照射下观察
形态特征	与 3 种微生物共孵育后，IQ-Cm 的荧光发射明显增强，有 3 种可区分的发射颜色。IQ-Cm 对 3 种微生物的裸眼视觉识别，大肠埃希菌发出淡粉色荧光，金黄色葡萄球菌发出明亮的橙红色荧光，而白念珠菌发出最强的黄色荧光

图 5-36　IQ-Cm 对 3 种微生物的裸眼视觉识别

（张天富　上官萍　孟子翔）

参 考 文 献

1. Hu R, Zhou T, Li B, et al. Selective viable cell discrimination by a conjugated polymer featuring aggregation-induced emission characteristic. Biomaterials, 2020, 230: 119658.
2. Gui C, Zhao E, Kwok R, et al. AIE-active theranostic system: selective staining and killing of cancer cells. Chemical Science, 2017, 8 (3): 1822-1830.
3. Bai H, Liu Z, Zhang T, et al. Multifunctional supramolecular assemblies with aggregation-induced emission (AIE) for cell line identification, cell contamination evaluation, and cancer cell discrimination. ACS Nano, 2020, 14 (6), 7552-7563.
4. Ding D, Kwok R, Yuan Y, et al. A fluorescent light-up nanoparticle probe with aggregation-induced emission characteristics and tumor-acidity responsiveness for targeted imaging and selective suppression of cancer cells. Material Horizon, 2015, 2 (1): 100-105.
5. Xu C, Zou H, Zhao Z, et al. A new strategy toward "simple" water-soluble AIE probes for hypoxia detection. Advanced Functional Materials, 2019, 29 (34): 1-12.
6. Situ B, He B, Chen X, et al. Fluorescent sensing of nucleus density assists in identifying tumor cells using an AIE luminogen. Chemical Engineering Journal, 2021, 410: 128183.
7. Chen C, Song Z, Zheng X, et al. AIEgen-based theranostic system: targeted imaging of cancer cells and adjuvant amplification of antitumor efficacy of paclitaxel. Chemical Science, 2017, 8 (3): 2191-2198.
8. Hu F, Huang Y, Zhang G, et al. Targeted bioimaging and photodynamic therapy of cancer cells with an activatable red fluorescent bioprobe. Analytical Chemistry, 2014, 86 (15): 7987-7995.
9. Zheng Z, Zhou T, Hu R, et al. A specific aggregation-induced emission-conjugated polymer enables visual monitoring of osteogenic differentiation. Bioactive Materials, 2020, 5 (4): 1018-1025.
10. Li J, Lee W, Wu T, et al. Detection of matrix metallopeptidase 13 for monitoring stem cell differentiation and early diagnosis of osteoarthritis by fluorescent light-up probes with aggregation-induced emission characteristics. Advanced Biosystems, 2018, 2 (10): 1-10.
11. Li J, Leung C, Wong D, et al. Photocontrolledsirna delivery and biomarker-triggered luminogens of aggregation-induced emission by up-conversion $NaYF_4$:Yb^{3+} Tm^{3+}@SiO_2 nanoparticles for inducing and monitoring stem-cell differentiation. ACS Applied Materials & Interfaces, 2019, 11 (25): 22074-22084.
12. Cao F, Long Y, Wang S, et al. Fluorescence light-up AIE probe for monitoring cellular alkaline phosphatase activity and detecting osteogenic differentiation. Journal of Materials Chemistry B, 2016, 4 (26): 4534-4541.
13. Gao M, Chen J, Lin G, et al. Long-term tracking of the osteogenic differentiation of mouse BMSCs by aggregation-induced emission nanoparticles. ACS Applied Materials & Interfaces, 2016, 8 (28): 17878-17884.
14. Zhou S, Zhao H, Feng R, et al. Application of amphiphilic fluorophore-derived nanoparticles to provide contrast to human embryonic stem cells without affecting their pluripotency and to monitor their differentiation into neuron-like cells. Acta Biomaterialia, 2018, 78: 274-284.
15. Feng G, Tay C, Chui Q, et al. Ultrabright organic dots with aggregation-induced emission characteristics for cell tracking. Biomaterials, 2014, 35 (30): 8669-8677.
16. Park H, Niu G, Wu C, et al. Precise and long-term tracking of mitochondria in neurons using a bioconjugatable and photostable aieluminogen. Chemical Science, 2022, 13 (10): 2965-2970.
17. Qian J, Zhu Z, Leung C, et al. Long-term two-photon neuroimaging with a photostable AIE luminogen.

Biomedical Optics Express, 2015, 6 (4): 1477.
18. Wu M, Wong A, Leung J, et al. A near-infrared AIE fluorescent probe for myelin imaging: from sciatic nerve to the optically cleared brain tissue in 3D. Proceedings of the National Academy of Sciences. USA, 2021, 118 (45): e2106143118
19. Hu F, Manghnani P, Feng G, et al. Visualize embryogenesis and cell fate using fluorescent probes with aggregation-induced emission. ACS Applied Materials & Interfaces, 2019, 11 (4): 3737-3744.
20. Zhao E, Hong Y, Chen S, et al. Highly fluorescent and photostable probe for long-term bacterial viability assay based on aggregation-induced emission. Advanced Healthcare Materials, 2014, 3 (1): 88-96.
21. He W, Zheng Z, Bai H, et al. A biocompatible dual-aiegen system without spectral overlap for quantitation of microbial viability and monitoring of biofilm formation. Materials Horizons, 2021, 8 (6): 1816-1824.
22. Lee M, Xu W, Zheng L, et al. Ultrafast discrimination of gram-positive bacteria and highly efficient photodynamic antibacterial therapy using near-infrared photosensitizer with aggregation-induced emission characteristics. Biomaterials, 2020, 230: 119582.
23. Zhuang Z, Meng Z, Li J, et al. Antibacterial theranostic agents with negligible living cell invasiveness: AIE-active cationic amphiphiles regulated by alkyl chain engineering. ACS Nano, 2022, 16 (8): 11912-11930.
24. Hu X, Zhao X, He B, et al. A simple approach to bioconjugation at diverse levels: metal-free click reactions of activated alkynes with native groups of biotargets without prefunctionalization. Research, 2018, 2018: 3152870.
25. Kang M, Zhou C, Wu S, et al. Evaluation of structure-function relationships of aggregation-induced emission luminogens for simultaneous dual applications of specific discrimination and efficient photodynamic killing of gram-positive bacteria. Journal of the American Chemical Society, 2019, 141 (42): 16781-16789.
26. Sayed S, Xu K, Jia H, et al. Naphthalimide-based multifunctional AIEgens: selective, fast, and wash-free fluorescence tracking and identification of gram-positive bacteria. Analytica Chimica Acta, 2021, 1146: 41-52.
27. Yu E, Lee M, Chau J, et al. One-step light-up metabolic probes for in situ discrimination and killing of intracellular bacteria. Materials Chemistry Frontiers, 2022, 6 (4): 450-458.
28. Zhao E, Chen Y, Wang H, et al. Light-enhanced bacterial killing and wash-free imaging based on AIE fluorogen. ACS Applied Materials & Interfaces, 2015, 7 (13): 7180-7188.
29. Shi X, Sung S, Chau J, et al. Killing G(＋) or G(−) bacteria? The important role of molecular charge in AIE-active photosensitizers, Small Methods, 2020, 4(7): 2000046.
30. Hu F, Qi G, Kenry, et al. Visualization and in situ ablation of intracellular bacterial pathogens through metabolic labeling. AngewandteChemie International Edition, 2020, 59 (24): 9288-9292.
31. Zhou T, Hu R, Wang L, et al. An AIE-active conjugated polymer with high ros-generation ability and biocompatibility for efficient photodynamic therapy of bacterial infections. AngewandteChemie International Edition, 2020, 59 (25): 9952-9956.
32. Lee M, Yan D, Chau J, et al. Highly efficient phototheranostics of macrophage-engulfed gram-positive bacteria using a NIR luminogen with aggregation-induced emission characteristics. Biomaterials, 2020, 261: 120340.
33. Zhang Z, He W, Deng Z, et al. A clickable aiegen for visualization of macrophage-microbe interaction. Biosensors and Bioelectronics, 2022, 216: 114614.
34. Li Q, Li Y, Min T, et al. Time-dependent photodynamic therapy for multiple targets: A highly efficient AIE-active photosensitizer for selective bacterial elimination and cancer cell ablation. AngewandteChemie

International Edition, 2020, 59 (24): 9470-9477.
35. Zhou C, Peng C, Shi C, et al. Mitochondria-specific aggregation-induced emission luminogens for selective photodynamic killing of fungi and efficacious treatment of keratitis. ACS Nano, 2021, 15 (7): 12129-12139.
36. Zhou C, Jiang M, Du J, et al. One stone, three birds: one AIEgen with three colors for fast differentiation of three pathogens. Chemical Science, 2020, 11 (18): 4730-4740.

第6章 活体成像

第一节 活体成像概述

活体成像技术是一种在生物体内对细胞、组织或器官进行实时、无创或微创观察的技术。其核心概念在于使用非侵入性手段，对生命体在自然状态下的结构、功能及动态变化进行可视化记录。活体成像技术不仅能呈现生物体内部的解剖结构，还可以反映代谢、血流、神经活动等生理过程，乃至更加细致的细胞和分子过程。这项技术为生物学和医学研究提供了强有力的工具。

一、活体成像的意义

活体成像技术在生命科学研究、临床疾病诊断治疗和生物医药开发中起着不可替代的作用，推动了对复杂生命现象的深入理解，为疾病早期诊断、病程实时监控及药物疗效评估等提供了技术支撑，也为个性化医疗和精准治疗的实施奠定了坚实的基础。以下是活体成像技术在临床应用中的几个关键方面：

1.活体成像技术在临床前研究中扮演着重要角色　通过在动物模型中观察疾病的发展和监测治疗效果，能够更好地理解疾病的发生发展机制，为临床试验提供理论依据。这种基于活体成像的研究不仅减少了实验动物的使用，还提高了实验数据的可靠性和重复性。

2.活体成像技术在药物研发中的作用不可低估　在新药开发过程中，活体成像能够提供药物在体内的分布、代谢和作用机制等重要信息，这对于优化药物设计、提高药物安全性和有效性至关重要。此外，活体成像还可以用于评估药物候选物的毒性，减少临床试验的风险。

3.活体成像技术为疾病的早期诊断提供了新的可能　通过高灵敏度的成像技术，研究人员能够在疾病症状出现之前，观察到体内的分子和细胞变化，从而实现疾病的早期发现。这对于那些一旦发现即为晚期的疾病，如癌症等，具有尤为重要的意义。早期诊断意味着更早的治疗干预，从而显著提高患者的生存率和生活质量。

4.活体成像技术在监测治疗效果和疾病复发方面也显示出巨大潜力　通过连续监测治疗后的生物标志物变化，医生能够及时了解治疗效果，对复发风险进行评估，从而制订更为合理的随访和干预策略。

5.活体成像技术有助于精准医疗的发展　通过实时跟踪特定药物或治疗剂在体内的

分布，可以更准确地评估治疗效果，及时调整治疗方案。这种个性化的治疗策略能够减少不必要的副作用，提高治疗的针对性和效率。

综上所述，活体成像技术在临床医学中的应用具有革命性的意义。它不仅提高了疾病的诊断准确性和治疗效果，还加速了新药的研发进程，为个性化医疗的实现提供了技术支持。随着技术的不断进步，活体成像有望在未来的临床实践中发挥更加重要的作用，为人类健康事业作出更大的贡献。

二、常见的活体成像手段

常见的活体成像技术和手段包括：

1. 生物发光成像（bioluminescence imaging，BLI） 利用荧光素酶与底物反应产生光信号，再通过光学设备捕捉成像。生物发光成像具有背景信号低、灵敏度高、成本低廉等优点，但穿透深度浅、分辨率低，依赖外源标记和底物代谢，成像持续时间短，难以用于深层、长效或高分辨率观察，主要适用于小动物和浅层组织的实时成像，常见于肿瘤生长、感染、基因表达等研究。

2. 荧光成像（fluorescence imaging，Fl） 荧光成像具有无放射毒性、灵敏度高、分辨率较高、标记灵活、快速成像、检测便捷等优点，适合观察细胞蛋白质、细胞器和信号通路的动态变化，但穿透深度和光稳定性有限，广泛用于分子生物学、细胞生物学和药物筛选等研究，主要适用于表层组织或透明组织的观察。

3. 光学相干断层扫描（optical coherence tomography，OCT） OCT通过近红外光的散射和干涉获得组织断层图像。OCT具有非侵入、无放射性、实时快速成像等优点，但穿透深度有限、设备复杂、成本高，主要适用于眼科、皮肤科、心血管成像和其他表面或浅层组织的观察。

4. 磁共振成像（magnetic resonance imaging，MRI） MRI利用强磁场和射频脉冲激发体内的氢原子核，并通过检测原子核的共振信号来构建体内结构的图像。MRI具有高分辨率、无放射性损伤等优点，具有良好的软组织对比度，但成像耗时长，设备成本高，广泛应用于临床诊断和神经科学研究中，主要适用于深层组织成像。

5. 正电子发射断层扫描（positron emission tomography，PET） PET通过注射放射性核素标记的示踪剂，检测其在体内的分布和代谢情况。PET具有灵敏度高、可反映分子层面信息、易定量分析等优点，但有放射毒性、扫描时间长、检测频率不宜过高，主要适用于肿瘤、神经和心脏病学研究中探测生理和代谢活动。

6. 计算机断层扫描（computed tomography，CT） CT利用X射线进行断层扫描，通过计算机处理获得三维图像。CT成像具有成像速度快、分辨率高、成本较低等优点，但辐射剂量高，不适合长期随访和敏感人群，主要适用于骨骼、肺部和腹部等疾病，以及创伤和癌症的诊断。

这些活体成像手段各有特点，相互补充，为科学家和医生提供了强大的工具，以便更好地理解生物体内的复杂过程，并为疾病的诊断和治疗提供了重要的技术支持。随着技术的不断发展，活体成像技术将更加精细和高效，为生物医学研究带来新的突破。

三、AIE材料在活体成像中的优势

随着科学研究的不断深入，AIE材料正逐渐成为活体成像技术领域的一颗璀璨新星，有望为这一技术带来革命性的进步，并为生物学和医学研究提供更为强大的工具。

与传统荧光材料相比，AIE材料在成像质量上展现出了一系列独特的优势：

1. 抗聚集猝灭性质　AIE材料的突出优势在于其强抗聚集猝灭性能，即使在高度聚集的状态下也能维持稳定的荧光发射。在活体成像中，这种特性极大地减少了因分子聚集而导致的荧光损失，使得探针浓度能够得到真实反映。相比传统荧光材料，AIE材料的这种特性使得研究人员可以在更复杂的环境下获取更精确的生物图像，特别是在多分子聚集的细胞或组织内，AIE材料展现了优异的成像稳定性。

2. 耐光漂白性质　保证了在长时间照射下仍能保持较高的荧光强度，从而满足了长期监测的需求。此外，AIE材料的高亮度和高信噪比进一步提升了成像的清晰度和准确性，使得研究人员能够更准确地捕捉到生物体内的细微变化。AIE材料的耐光漂白性能显著提升了其在长时间成像中的表现，即便长时间照射也能保持较高的荧光强度和信噪比，这一优势不仅满足了生物体内动态过程的长期观测需求，也便于通过延长曝光时间提高图像质量，有利于提升成像的清晰度和精确性，从而准确捕捉到细微的生物体内变化。

3. 穿透深度显著提升　近年来，AIE材料在非线性光学成像技术以及近红外（NIR）波段的开发上取得了重要进展，实现了荧光成像在穿透深度上的显著提升，使其成像范围能够覆盖更深的组织层级。这种创新大大拓宽了活体成像的应用范围，为更复杂的生物过程提供了深入的成像手段，进一步助力肿瘤、神经等深部组织的研究。

4. 生物相容性与安全性　AIE材料的设计和优化充分考虑了生物体内环境的复杂性，其良好的生物相容性大幅降低了对生物体的免疫反应和其他不良反应，保证了在活体成像中的应用更加安全可靠。这种特性不仅扩展了AIE材料在不同组织和器官成像中的应用，还显著增强了材料在医学领域的应用前景。

四、AIE材料在活体成像中的应用

目前，AIE材料已经成功实现多种动物的活体成像，涵盖了从小型水生脊椎动物到小、中型哺乳动物，如小鼠、大鼠和兔，甚至扩展到了非人灵长类动物（如猴等），成像部位不仅囊括了血液系统、消化系统、泌尿生殖系统、免疫系统等多处的组织器官，而且也涉及了各种肿瘤的成像。AIE材料在活体成像中的具体应用包括：

1. 组织器官结构观察　通过荧光信号的分布观察活体组织器官的复杂结构，如血管分布、直径、壁厚、肠壁间隙等，揭示活体组织器官的生理形态和结构特征。

2. 生理活动监测　通过追踪荧光信号的分布和变化实现对血液流速、心跳、呼吸、胃肠道蠕动等生理活动的实时监测，为评估生物体的健康状况提供实时数据支持，有助于在早期识别潜在的生理问题。

3. 药物代谢监测　在药物开发与临床应用中，通过追踪荧光信号的分布和变化观察药物在生物体内的动态过程，包括吸收、分布、代谢和排泄，为药物的有效性和安全性评估提供重要信息。

4. 疾病早期诊断　利用荧光信号的分布和变化检测活体组织器官的异常结构或功能变化，提供疾病相关的关键信息。目前已成功应用于多个疾病模型的诊断，如血管梗死、尿路损伤/梗死、子宫损伤/梗死、肿瘤识别、前哨淋巴结识别等，为临床早期干预提供了可能。

5. 外科手术导航和术后检验　在外科手术中，利用荧光信号的分布可以实时定位肿瘤或其他病变区域，或检测活体组织器官的异常结构或功能，从而降低手术风险，提高手术成功率。并且可以通过手术前后伤口及周围组织荧光信号的分布和变化，实时反映手术的成功与否，并识别并发症的发生，以便及时采取相应措施进行干预，确保患者的康复。目前已成功应用于肿瘤切除手术、前哨淋巴结切除手术、肠炎病变切除手术、肾移植手术、子宫修复手术等，极大地提升了外科操作的精准度。

综上所述，AIE材料在活体成像技术中的应用前景广阔，它不仅为生物学和医学研究提供了新的视角和方法，也为未来的临床转化和精准医疗奠定了坚实的基础。随着材料科学和成像技术的进一步发展，AIE材料有望在活体成像领域发挥更加重要的作用，为人类健康事业作出更大的贡献。

第二节　血管成像图例

血管是血液循环系统的核心组成部分，主要分为动脉、静脉和毛细血管3种类型。它们通过复杂的网络将氧气、营养物质及激素输送至身体各个部位，同时回收二氧化碳和代谢废物，维持机体正常的生理功能。动脉负责将富含氧气的血液从心脏输送到全身，而静脉则负责将缺氧血液送回心脏。毛细血管作为微循环的关键，促进了组织细胞与血液之间的物质交换。因此，血管的健康与功能直接关系到机体的生命活动及健康状态。

一、血管成像的意义

活体血管成像技术是一种能够实时观察血管结构及血液流动状态的技术。这一技术的意义在于其能够直观地反映血管的生理和病理状态，提供精准的血管分布、直径、壁厚、血流动力学以及相关的病变情况等信息，为冠心病、动脉粥样硬化、卒中、动脉瘤、静脉血栓等心脑血管疾病的诊断和治疗提供了重要的依据。此外，血管成像在再生医学中也扮演着重要角色，可用于器官移植监测，帮助研究人员评估新生血管的形成与功能，观察移植器官的血流情况，判断移植是否成功并及时识别并发症。

二、AIE材料在血管成像中的应用

目前，AIE材料因其独特的优势，已广泛应用于多种组织器官的活体血管成像，包括脑、耳、肺、肌肉等。特别是在脑血管成像领域，AIE材料的应用取得了显著进展。从最初的颅骨开窗成像，到能够穿透完整颅骨，甚至是在保持完整头皮和颅骨的情况下进行成像，呈现血管的分布、直径、壁厚等信息，这些技术的突破极大地推动了脑血管研究的发展。根据现有文献报道，颅骨开窗的脑血管显像深度已逼近2mm，而在完整颅骨条件下的显像深度也能达到1.2mm，为研究人员提供了更为深入的观察视角。

同时，基于AIE材料的血管成像不仅可实现血液流速测量、心跳和呼吸监测，还能用于血栓检测、血管手术导航及术后并发症的诊断，显示出其广泛的应用前景。

根据成像尺度的不同，可以从血管显微成像和血管宏观成像两个角度来探讨AIE材料的应用案例。在血管显微成像方面，AIE材料的高分辨率和强穿透力使得研究人员能够清晰地观察到微血管的结构和功能，这对于研究血管新生、炎症反应等生物学过程具有重要意义。而在血管宏观成像方面，AIE材料的应用则有助于监测大血管的血流动力学变化，为心血管疾病的早期发现和风险评估提供了有力工具。总之，AIE材料在活体血管成像领域的应用，不仅拓宽了对血管生物学和疾病机制的理解，也为临床诊疗提供了新的策略和方法。

三、血管显微成像图例

见图6-1～图6-71。

小鼠耳血管、脑血管及脑骨髓双光子显微成像

绿色荧光探针BTPEBT[1]

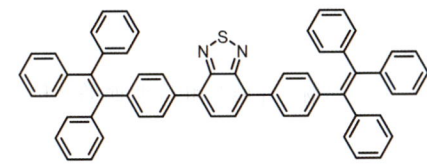

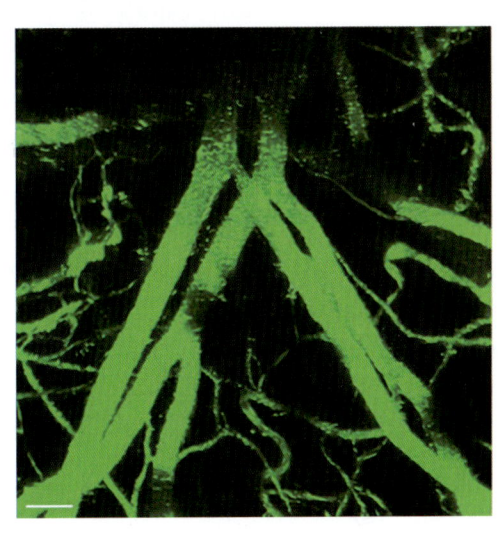

性能	在四氢呋喃中最大吸收418 nm，最大发射547 nm。可使用DSPE-PEG制备纳米颗粒，在水中最大吸收425 nm，最大发射547 nm，最大双光子吸收810 nm，水合动力学直径33 nm±0.5 nm	条件	100 μL 80 nmol/L BTPEBT/DSPE-PEG（颗粒浓度）静脉注射
原理	荧光纳米颗粒随血液流动，分布于血管中	形态特征	可见血管网络分布，显像深度达132 μm

图6-1　小鼠耳血管，双光子血管显微成像

（激发800 nm，采集542 nm±27 nm，标尺50 μm）

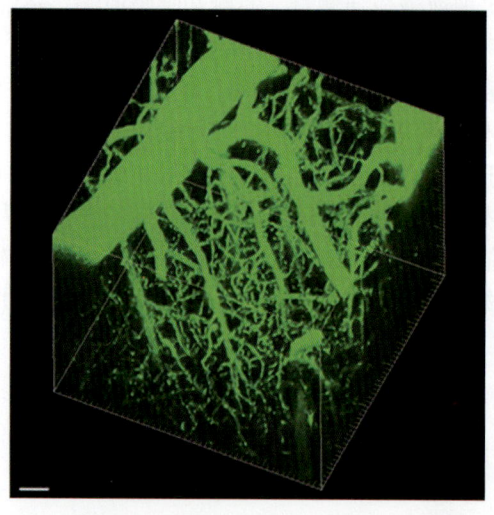

条件　100 μL 80 nmol/L BTPEBT/DSPE-PEG（颗粒浓度）眼眶后静脉注射，小鼠颅骨开窗

图6-2　BL/6小鼠脑血管，双光子血管显微成像

（激发800 nm，采集542 nm±27 nm）：可见血管网络分布，显像深度达424 μm

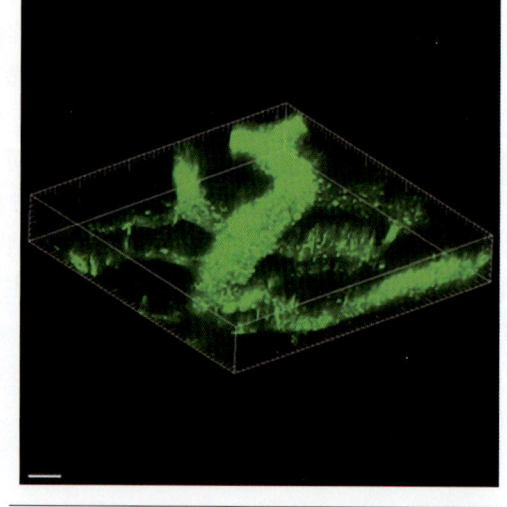

条件　100 μL 80 nmol/L BTPEBT/DSPE-PEG（颗粒浓度）眼眶后静脉注射，小鼠颅骨开窗

图6-3　BL/6小鼠脑骨髓，双光子血管3D显微成像

（激发800 nm，采集542 nm±27 nm）：可见血管网络分布，显像深度达108 μm

小鼠耳血管双光子显微成像

绿色荧光探针 PIPBT-TPE [2]

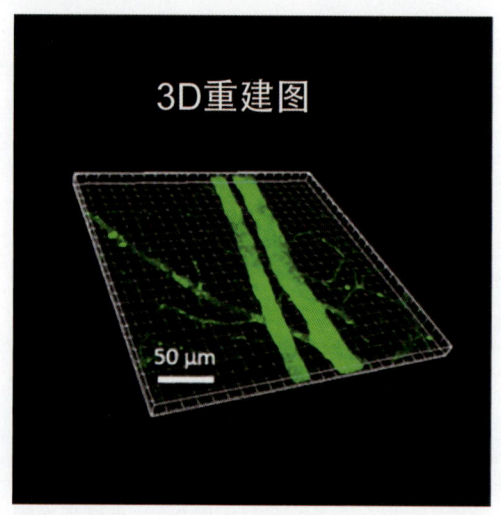

性能　在四氢呋喃中最大吸收418 nm，最大发射550 nm。可使用DSPE-PEG制备纳米颗粒：最大吸收425 nm，最大发射560 nm，最大双光子吸收810 nm，水合动力学直径45 nm

条件　100 μL 50 nmol/L PIPBT-TPE/DSPE-PEG（颗粒浓度）眼眶后静脉注射

图6-4　小鼠耳血管，双光子血管3D显微成像：可见血管网络分布，显像深度达80 μm

小鼠耳血管双光子显微成像

红色荧光探针 PITBT-TPE [2]

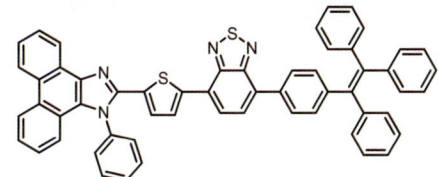

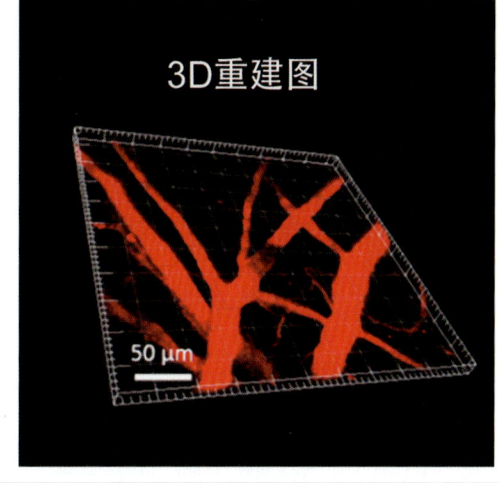

性能	在四氢呋喃中最大吸收476 nm，最大发射598 nm。可使用DSPE-PEG制备纳米颗粒，在水中最大吸收483 nm，最大发射645 nm，最大双光子吸收810 nm，水合动力学直径40 nm	条件	100 μL 50 nmol/L PITBT-TPE/DSPE-PEG（颗粒浓度）眼眶后静脉注射

图6-5　小鼠耳血管，双光子血管3D显微成像，显像深度达80 μm

小鼠肺血管双光子显微成像

绿色荧光探针 BTPEBD [3]

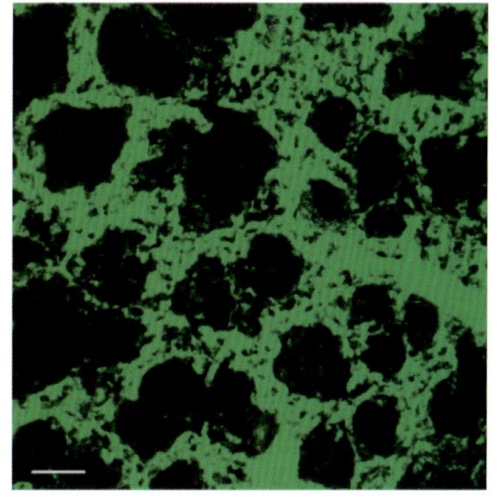

性能	在四氢呋喃中最大吸收426 nm，最大发射563 nm。可使用DSPE-PEG制备纳米颗粒，在水中最大吸收436 nm，最大发射574 nm，最大双光子吸收740～810 nm，水合动力学直径39 nm	条件	100 μL 0.5 mg/mL BTPEBD/DSPE-PEG（BTPEBD浓度）静脉注射，小鼠胸部皮肤肋骨移除暴露肺部，并用真空压力环加以固定

图6-6　小鼠肺血管，双光子血管z轴投影显微成像
（激发800 nm，采集525/50 nm，标尺50 μm），显像深度达80 μm

小鼠脑血管双光子显微成像

红色荧光探针 3TPE-BODIPY[4]

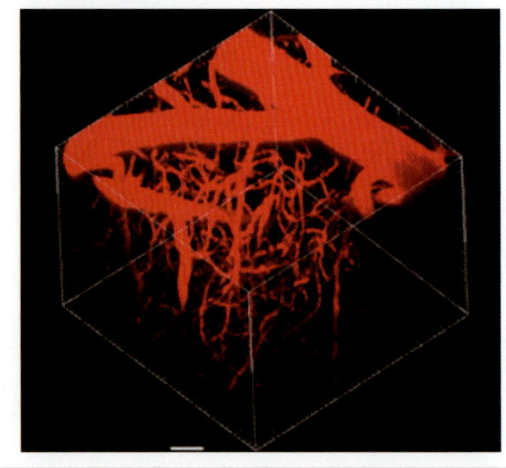

性能	在四氢呋喃中最大吸收 534 nm，最大发射 584 nm，最大双光子吸收 810 nm。可使用 DSPE-PEG 制备纳米颗粒，在水中最大吸收 536 nm，最大发射 596 nm，水合动力学直径 70 nm	条件	200 μL 50 μmol/L 3TPE-BODIPY/DSPE-PEG（3TPE-BODIPY 浓度）眼眶后静脉注射

图 6-7　小鼠脑血管，双光子血管 3D 显微成像

（激发 800 nm，采集 542 nm±27 nm，标尺 50 μm）：可见血管网络分布，显像深度达 300 μm

小鼠脑血管双光子显微成像

红色荧光探针 TPEPy[5]

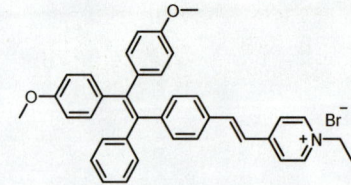

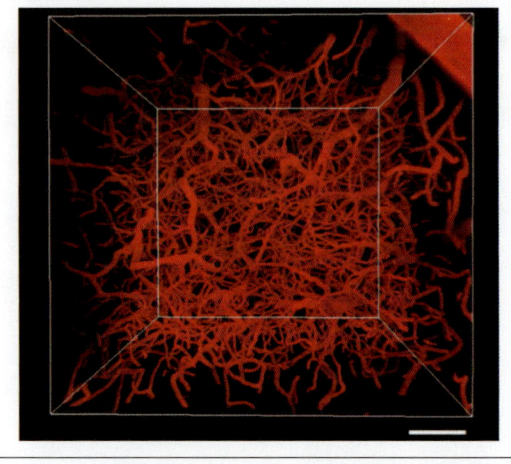

性能	TPEPy 在水（含 1 vol% 二甲基亚砜）中最大吸收 405 nm，最大发射 670 nm。可使用 FBS 制备为 TPEPy/FBS 纳米颗粒，在水中最大吸收 415 nm，最大发射 640 nm，最大双光子吸收 840 nm，水合动力学直径 6.6 nm	条件	200 μL 0.25 mg/mL TPEPy/FBS（TPEPy 浓度）眼眶后静脉注射，小鼠颅骨开窗
原理	荧光纳米颗粒随血液流动，分布于血管中	形态特征	可见血管网络分布，显像深度达 656 μm，在 656 μm 处分辨率极限为 1.05 μm，信噪比为 58

图 6-8　Balb/c 小鼠脑血管，双光子血管 3D 显微成像

（激发 840 nm，采集 635～675 nm，标尺 100 μm）

小鼠脑血管双光子显微成像

红色荧光探针 3-ABO-2TPE[6]

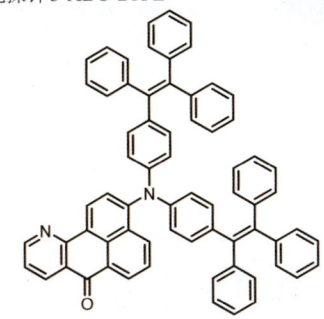

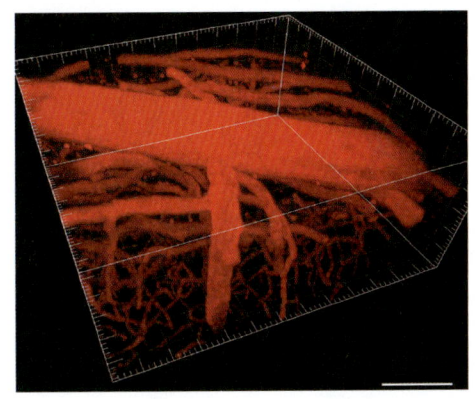

性能	3-ABO-2TPE 在四氢呋喃中最大吸收 515 nm，最大发射 655 nm；在 99 vol% 水（含 1 vol% 四氢呋喃）最大发射 649 nm。可使用 F127 制备为 3-ABO-2TPE/F127 纳米颗粒	条件	1 mg/mL 3-ABO-2TPE/F127（3-ABO-2TPE 浓度）尾静脉注射，小鼠颅骨开窗
原理	荧光纳米颗粒随血液流动，分布于血管中	形态特征	可见血管分布，显像深度达 280 μm

图6-9　小鼠脑血管，双光子血管显微成像
（激发 1040 nm，采集 560～700 nm，标尺 100 μm）

小鼠脑血管双光子显微成像

红色荧光探针 DCPE-TPA[7]

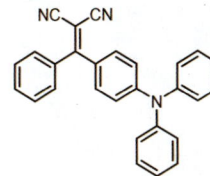

性能	在四氢呋喃中最大吸收 425 nm，最大发射 650 nm。可使用 F127 制备纳米颗粒，在水中最大吸收 539 nm，最大双光子吸收 850 nm，最大发射 656 nm，在1550nm激发下产生峰值 517 nm 的三次谐波和峰值 645 nm 的三光子荧光，水合动力学直径 185.2 nm	条件	200 μL 0.2 mg/mL DCPE-TPA/DSPE-PEG（DCPE-TPA 浓度）尾静脉注射，小鼠颅骨开窗
原理	荧光纳米颗粒随血液流动，分布于血管中	形态特征	可见血管网络分布，显像深度达 300 μm，在 100 μm 处分辨率极限为 1.6 μm，信噪比为 36；在 300 μm 处分辨率极限为 1.8 μm，信噪比为 14

图6-10　ICR小鼠脑血管，双光子血管3D显微成像
（激发 1560 nm，采集 590～900 nm，标尺 100 μm）

小鼠脑血管双光子显微成像

红色荧光探针 TPA-BDTO[8]

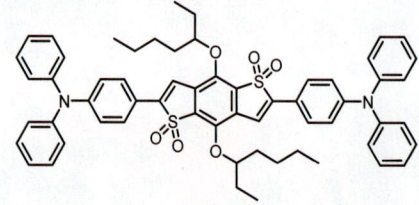

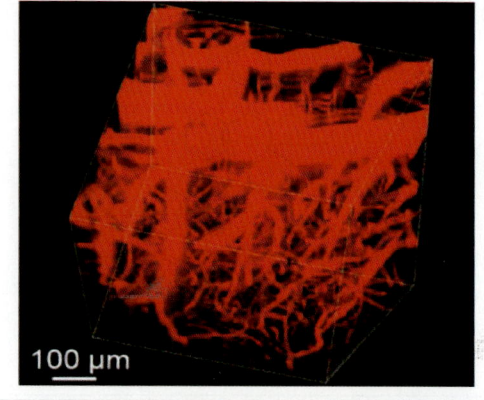

性能	在四氢呋喃中最大吸收530nm，最大发射630 nm，最大双光子吸收820 nm。可使用DSPE-PEG制备纳米颗粒，在水中最大吸收523 nm，最大发射680 nm，最大双光子吸收850 nm，水合动力学直径36 nm±2 nm	条件	100 μL 0.5 mg/mL TPA-BDTO/DSPE-PEG（TPA-BDTO 浓度）眼眶后静脉注射，小鼠颅骨开窗
原理	荧光纳米颗粒随血液流动，分布于血管中	形态特征	可见血管网络分布，显像深度达600 μm

图 6-11　小鼠脑血管，双光子血管3D显微成像
（激发 850 nm，采集 645～685 nm）

小鼠脑血管双光子显微成像

红色/近红外荧光探针 BTPETQ[9]

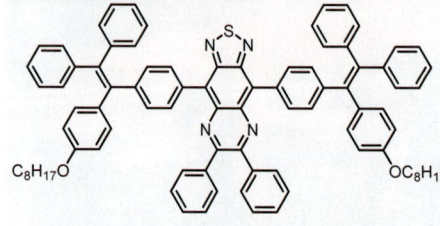

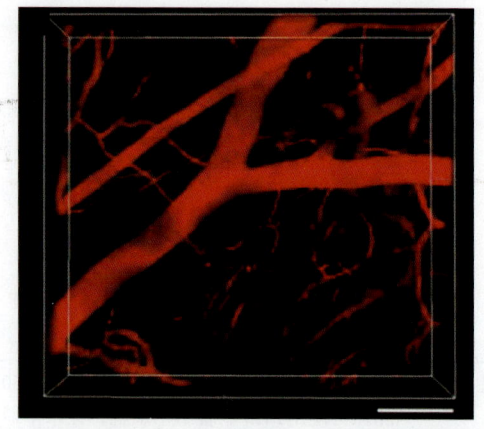

性能	BTPETQ在四氢呋喃中最大吸收550nm，最大发射700 nm。可使用DSPE-PEG制备为BTPETQ/DSPE-PEG纳米颗粒，在水中最大吸收550 nm，最大发射700 nm，最大双光子吸收1160 nm，水合动力学直径42 nm	条件	100 μL 0.5 mg/mL BTPETQ/DSPE-PEG（BTPETQ浓度）眼眶后静脉注射
原理	荧光纳米颗粒随血液流动，分布于血管中	形态特征	可见血管网络分布

图 6-12　Balb/c 小鼠耳血管，双光子血管3D显微成像
（激发 1200 nm，采集 660～750 nm，标尺 100 μm）

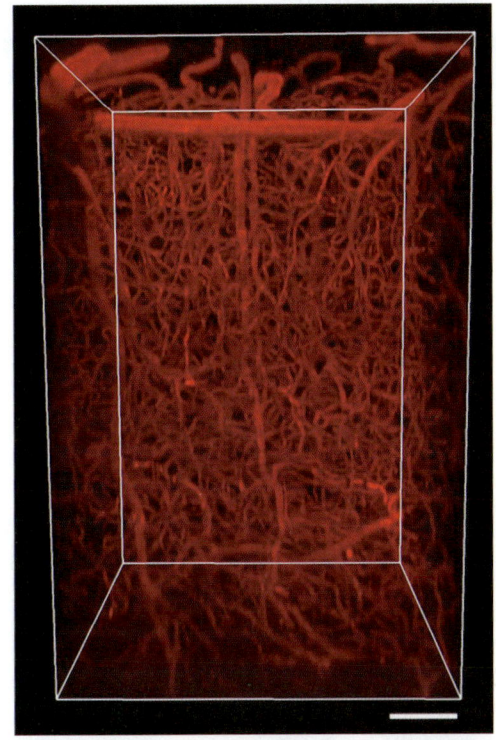
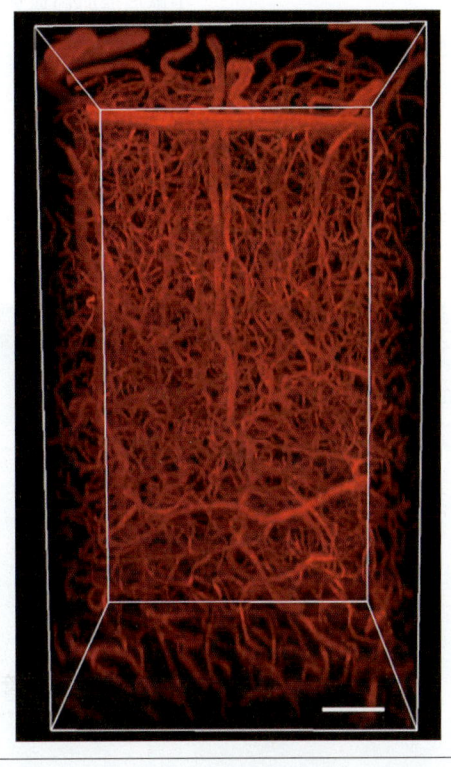

条件	100 μL 0.5 mg/mL BTPETQ/DSPE-PEG（BTPETQ 浓度）眼眶后静脉注射，小鼠颅骨开窗
形态特征	可见血管网络分布，显像深度达 788 μm

条件	100 μL 0.5 mg/mL BTPETQ/DSPE-PEG（BTPETQ 浓度）眼眶后静脉注射，小鼠颅骨开窗
形态特征	可见血管网络分布，显像深度达 924 μm，在 900 μm 处分辨率极限为 1.2 μm

图 6-13　Balb/c 小鼠脑血管，双光子血管 3D 显微成像

（激发 920 nm，采集 660～750 nm，标尺 100 μm）

图 6-14　Balb/c 小鼠脑血管，双光子血管 3D 显微成像

（激发 1200 nm，采集 660～750 nm，标尺 100 μm）

小鼠后肢肌肉血管、耳血管双光子显微成像

红色荧光探针（MesB）$_2$DTTPS[10]

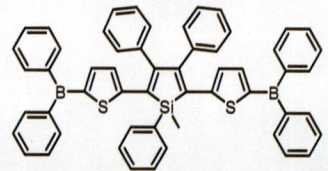

性能　在四氢呋喃中最大吸收483 nm，最大发射568 nm。可使用DSPE-PEG制备纳米颗粒，在水中最大吸收485 nm，最大发射598 nm，最大双光子吸收820 nm，水合动力学直径51 nm

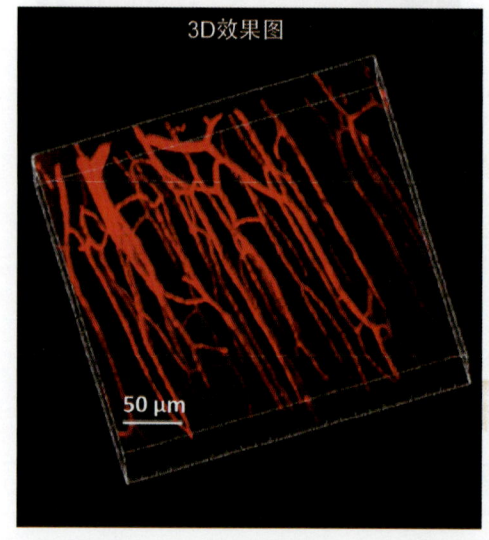

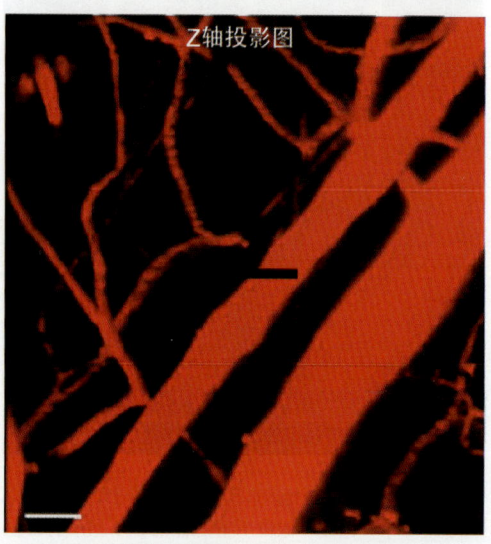

条件　150 μL 50 nmol/L（MesB）2DTTPS/DSPE-PEG（颗粒浓度）眼眶后静脉注射

条件　150 μL 50 nmol/L（MesB）2DTTPS/DSPE-PEG（颗粒浓度）眼眶后静脉注射

图6-15　B6（Cg）-Tyrc-2J/J小鼠后肢肌肉血管，双光子血管3D显微成像（激发820 nm，采集595/30 nm）：可见血管网络分布，显像深度达100 μm

图6-16　B6（Cg）-Tyrc-2J/J小鼠耳血管，双光子血管z轴投影显微成像（激发820 nm，采集595/30 nm，标尺50 μm）：可见血管网络分布，显像深度达80 μm

小鼠耳血管、脑血管双光子显微成像

红色荧光探针 BODIPY-TPE [11]

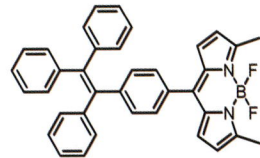

性能	BODIPY-TPE 在四氢呋喃中最大吸收 511 nm，最大发射 532 nm。可使用 DSPE-PEG 制备为 BODIPY-TPE/DSPE-PEG 纳米颗粒，在水中最大吸收 522 nm，最大发射 620 nm
原理	荧光纳米颗粒随血液流动，分布于血管中

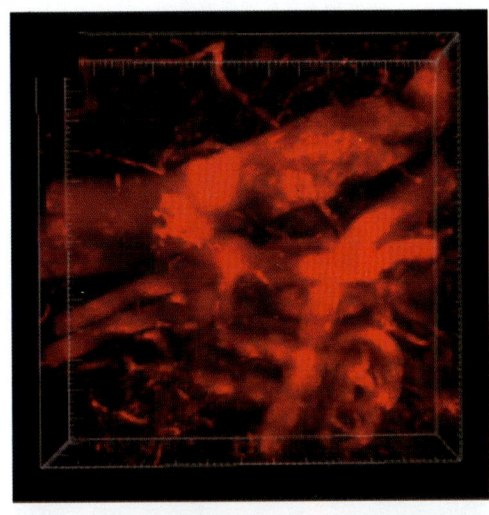

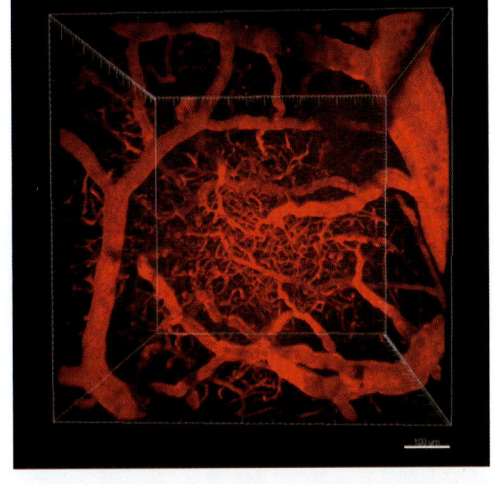

条件	200 μL 1.25 mg/mL BODIPY-TPE/DSPE-PEG（BODIPY-TPE 浓度）尾静脉注射
形态特征	可见血管网络分布，显像深度达 120 μm

条件	200 μL 1.25 mg/mL BODIPY-TPE/DSPE-PEG（BODIPY-TPE 浓度）尾静脉注射，小鼠颅骨开窗
形态特征	可见血管网络分布，显像深度达 700 μm

图 6-17　Balb/c 小鼠耳血管，双光子血管 3D 显微成像

（激发 1040 nm，采集 590～900 nm，标尺 100 μm）

图 6-18　Balb/c 小鼠脑血管，双光子血管 3D 显微成像

（激发 1040 nm，采集 590～900 nm，标尺 100 μm）

小鼠耳血管、脑血管双光子显微成像

红色荧光探针 TTS[12]

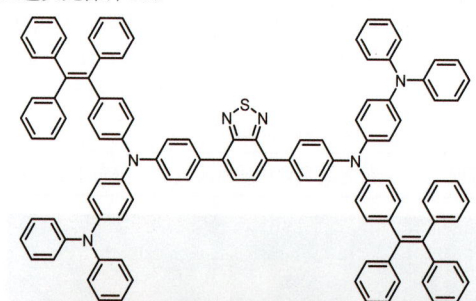

性能	TTS在甲苯中最大吸收484 nm，最大发射623 nm；在四氢呋喃中最大吸收481 nm，几乎无发射。可使用DSPE-PEG制备为TTS/DSPE-PEG纳米颗粒，在水中最大吸收497 nm，最大发射630 nm，最大双光子吸收900 nm，水合动力学直径120 nm
原理	荧光纳米颗粒随血液流动，分布于血管中

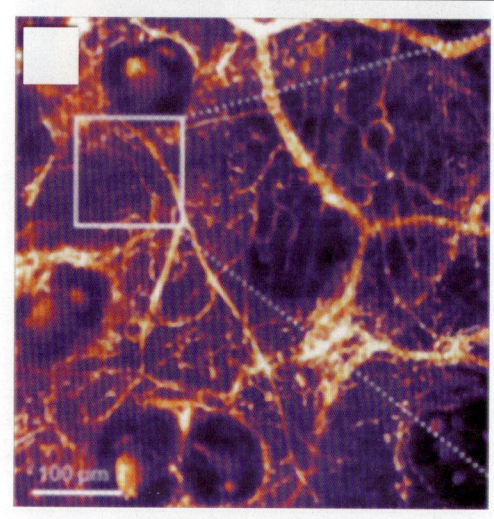

条件	100 μL 0.1 mg/mL TTS/DSPE-PEG（TTS浓度）静脉注射	条件	100 μL 0.1 mg/mL TTS/DSPE-PEG（TTS浓度）静脉注射，小鼠颅骨开窗
形态特征	可见血管网络分布，显像深度达140 μm，在110 μm处分辨率极限为2 μm	形态特征	可见血管网络分布，显像深度达350 μm

图6-19 Balb/c-nu小鼠耳血管，双光子血管显微成像

（激发900 nm，采集590～900 nm）

图6-20 Balb/c-nu小鼠脑血管，双光子血管3D显微成像

（激发900 nm，采集590～900 nm）

小鼠脑血管三光子显微成像

红色荧光探针 TPA-BT [13,14]

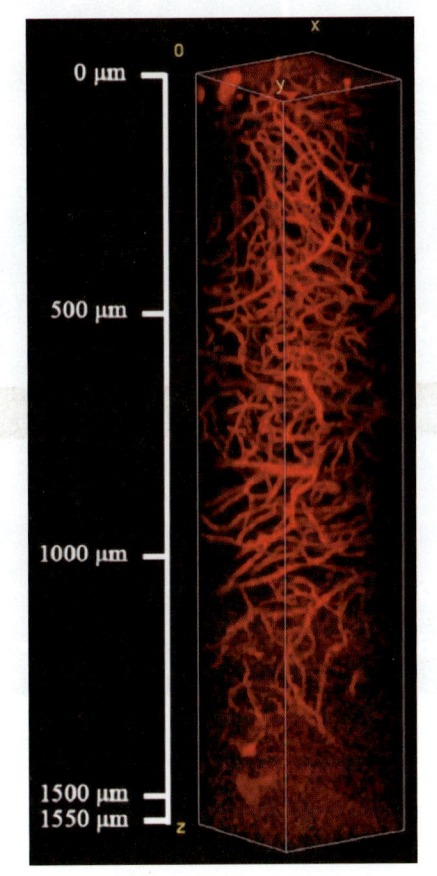

性能	TPA-BT在四氢呋喃中最大吸收460 nm，最大发射609 nm。可使用DSPE-PEG制备为TPA-BT/DSPE-PEG纳米颗粒，在水中最大吸收470 nm，最大发射606 nm，在1665 nm激发下产生峰值620 nm的双光子荧光，水合动力学直径107.5 nm
原理	荧光纳米颗粒随血液流动，分布于血管中

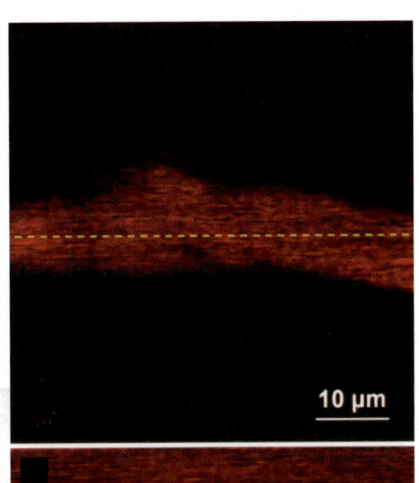

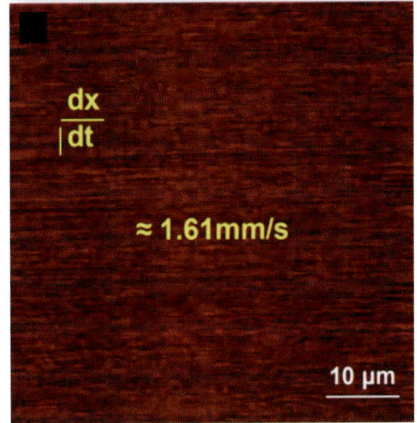

条件	200 μL 0.5 mg/mL TPA-BT/DSPE-PEG（TPA-BT浓度）静脉注射，小鼠颅骨开窗
形态特征	可见血管网络分布，显像深度达1550 μm，在500 μm处信噪比为228；在1000 μm处信噪比为125；在1500 μm处信噪比为2.4

条件	200 μL 0.5 mg/mL TPA-BT/DSPE-PEG（TPA-BT浓度）静脉注射，小鼠颅骨开窗
形态特征	可见血管中流动的荧光信号和黑色阴影（红细胞），沿线扫描可测定红细胞的流动速度（dx/dt），测定深度达1340 μm

图6-21　C57小鼠脑血管，三光子血管3D显微成像

（激发1665 nm，采集593～900 nm）

图6-22　C57小鼠脑血管，三光子血管显微成像用于红细胞流速测定

（激发1665 nm，采集593～900 nm）

小鼠脑血管三光子显微成像

红色荧光探针 DPNA-BT[14]

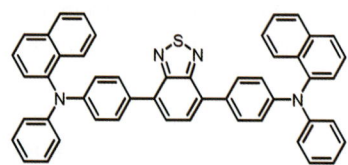

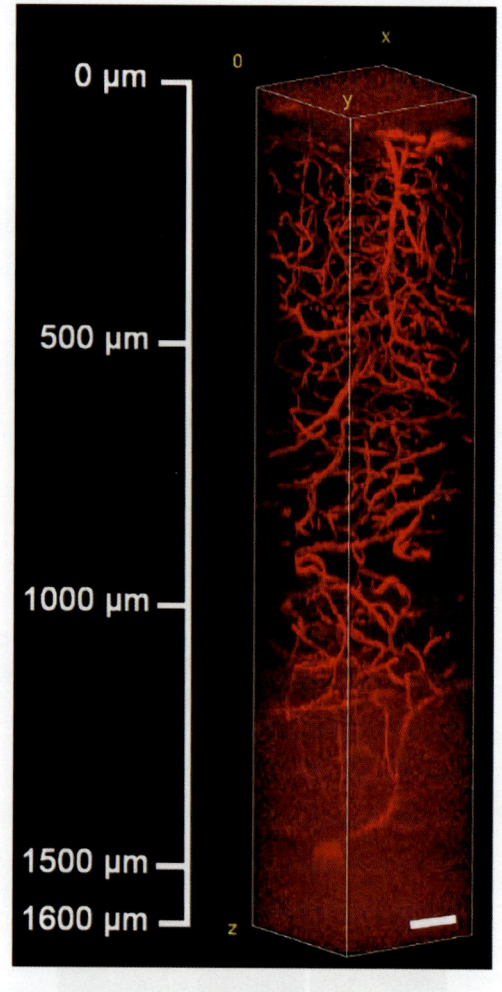

性能	DPNA-BT 在四氢呋喃中最大吸收 467 nm，最大发射 603 nm。可使用 DSPE-PEG 制备为 DPNA-BT/DSPE-PEG 纳米颗粒，在水中最大吸收 475 nm，最大发射 610 nm，在 1665 nm 激发下产生峰值 610 nm 的三光子荧光，水合动力学直径 59.2 nm±17.9 nm	条件	200 μL 2 mmol/L DPNA-BT/DSPE-PEG（DPNA-BT 浓度）眼眶后静脉注射，大鼠颅骨开窗
原理	荧光纳米颗粒随血液流动，分布于血管中	形态特征	可见血管网络分布，显像深度达 1600 μm

图 6-23　C57 小鼠脑血管，三光子血管 3D 显微成像
（激发 1665 nm，采集 593～900 nm）

小鼠脑血管三光子显微成像

红色荧光探针 DPCZ-BT [13]

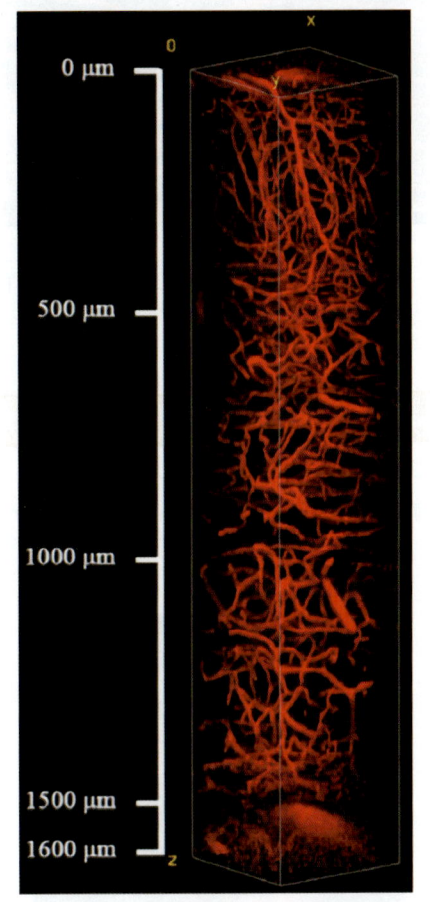

性能	在四氢呋喃中最大吸收454 nm, 最大发射616 nm。可使用DSPE-PEG制备纳米颗粒, 在水中最大吸收470 nm, 最大发射615 nm, 在1665 nm激发下产生峰值625 nm的双光子荧光, 水合动力学直径108.7 nm
原理	荧光纳米颗粒随血液流动, 分布于血管中

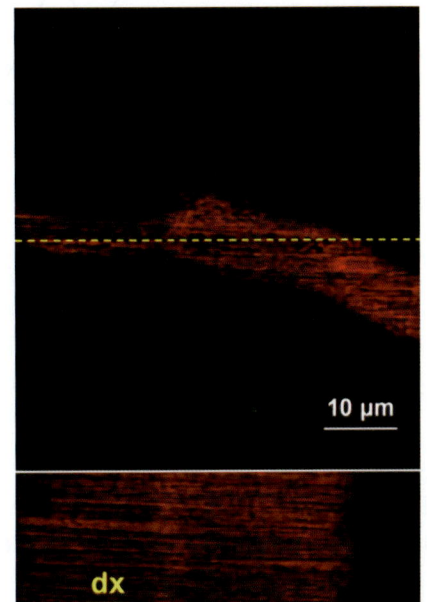

条件	200 μL 0.5 mg/mL DPCZ-BT/DSPE-PEG (DPCZ-BT浓度) 静脉注射, 小鼠颅骨开窗
形态特征	可见血管网络分布, 显像深度达1600 μm, 在500 μm处信噪比为217; 在1000 μm处信噪比为85; 在1500 μm处信噪比为12.4; 在1600 μm处信噪比为1.4

图6-24 C57小鼠脑血管, 三光子血管3D显微成像

(激发1665 nm, 采集593～900 nm)

条件	200 μL 0.5 mg/mL DPCZ-BT/DSPE-PEG (DPCZ-BT浓度) 静脉注射, 小鼠颅骨开窗
形态特征	可见血管中流动的荧光信号和黑色阴影 (红细胞), 沿线扫描可测定红细胞的流动速度 (dx/dt), 测定深度达1400 μm

图6-25 C57小鼠脑血管, 三光子血管显微成像用于红细胞流速测定

(激发1665 nm, 采集593～900 nm)

小鼠胫骨肌血管、脑血管、耳血管双/三光子显微成像

红色荧光探针 TPETPAFN[15-18]

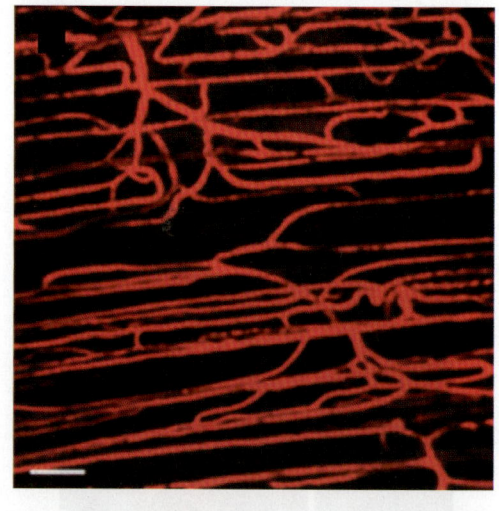

性能	在四氢呋喃中最大吸收497 nm, 最大发射652 nm。可使用DSPE-PEG制备纳米颗粒，在水中最大吸收510 nm, 最大发射630 nm, 在1560 nm激发下产生峰值520 nm的三次谐波和峰值660 nm的三光子荧光，水合动力学直径20 nm	条件	150 μL 200 μg/mL TPETPAFN/F127-SiO$_2$（TPETPAFN浓度）眼眶后静脉注射

图6-26 小鼠胫骨肌血管，双光子血管z轴投影显微成像（激发810 nm, 采集655/40 nm, 标尺50 μm）：可见血管网络分布，显像深度达80 μm

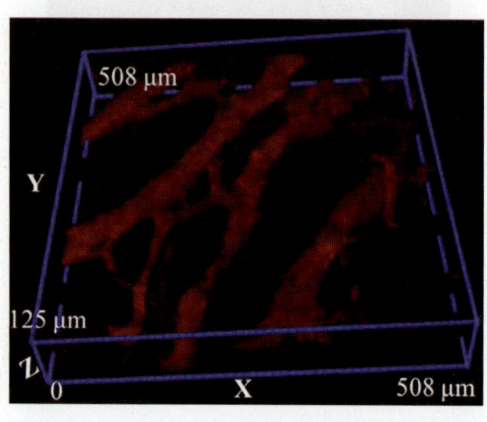

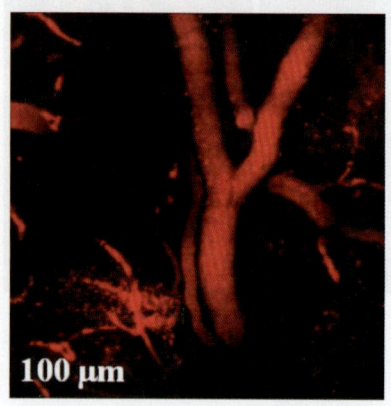

条件　100 μL 125 μg/mL TPETPAFN/DSPE-PEG（TPETPAFN浓度）尾静脉注射，小鼠颅骨开窗

条件　250 μL 1 mg/mL TPETPAFN/DSPE-PEG（TPETPAFN浓度）尾静脉注射，小鼠颅骨开窗

图6-27 C57小鼠脑血管，双光子3D血管显微成像（激发800 nm, 采集570～670 nm）：可见血管网络分布，显像深度达300 μm

图6-28 Balb/c小鼠脑血管，三光子血管显微成像（激发1560 nm, 采集590～900 nm）：可见血管网络分布，显像深度达550 μm

第6章 活体成像

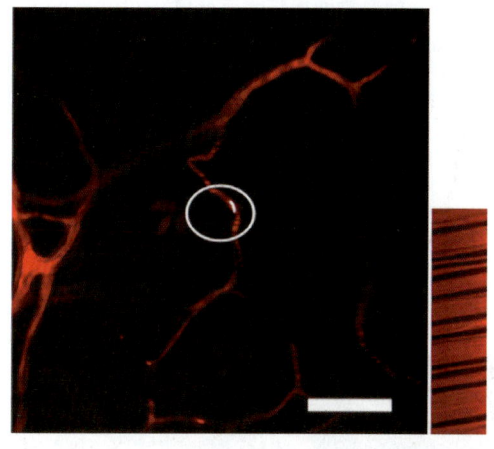

条件	100 μL 125 μg/mL TPETPAFN/DSPE-PEG（TPETPAFN浓度）尾静脉注射	条件	250 μL 1 mg/mL TPETPAFN/NGO（TPET-PAFN浓度）尾静脉注射
形态特征	可见血管中流动的荧光信号和黑色阴影（红细胞），沿线扫描可测定红细胞的流动速度（dx/dt）	形态特征	可见血管网络分布，显像深度达65 μm

图6-29 C57小鼠耳血管，双光子3D血管显微成像用于红细胞流速测定

（激发800 nm，采集570～670 nm，右图水平方向为线扫描区，标尺20 μm，垂直方向为时间，标尺100毫秒）

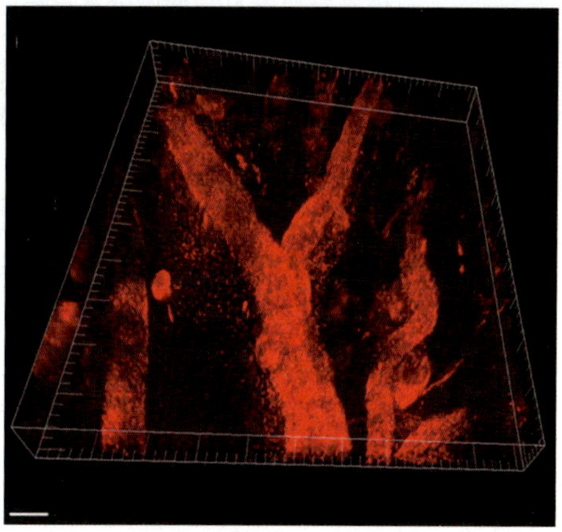

图6-30 Balb/c小鼠耳血管，三光子血管显微成像

（激发1560 nm，采集590～900 nm，标尺100 μm）

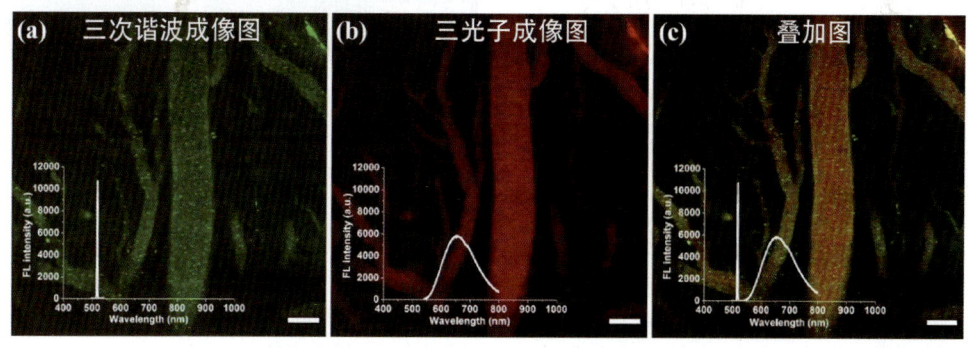

条件	200 μL 1 mg/mL TPATCN/F127（TPATCN浓度）尾静脉注射，小鼠颅骨开窗
形态特征	可见血管网络分布，三次谐波信号与三光子信号分布位置基本一致，但三次谐波信号具有方向性，强度不一，三光子信号则强度均匀

图6-31 Balb/c小鼠脑血管，非线性光学（绿）、三光子（红）及其叠加血管显微成像

[激发1550 nm，三次谐波通道（绿）采集495～540 nm，三光子通道（红）采集570～800 nm，标尺50 μm]

小鼠脑血管及管壁厚分布三光子显微成像、脑血管非线性光学成像

红色/近红外荧光探针 TPATCN [19,20]

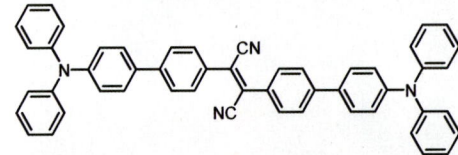

性能　TPATCN 在四氢呋喃中最大吸收 446 nm，最大发射 785 nm。可使用 DSPE-PEG 制备为 TPATCN/F127 纳米颗粒，在水中最大吸收 443 nm，最大发射 642 nm，在 1550 nm 激发下产生峰值 517 nm 的三次谐波和峰值 650 nm 的三光子荧光，水合动力学直径 31.4 nm±3.9 nm

原理　荧光纳米颗粒随血液流动，分布于血管中

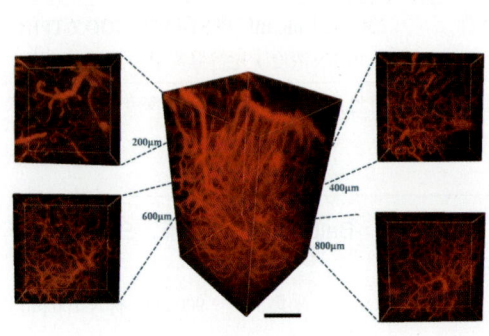

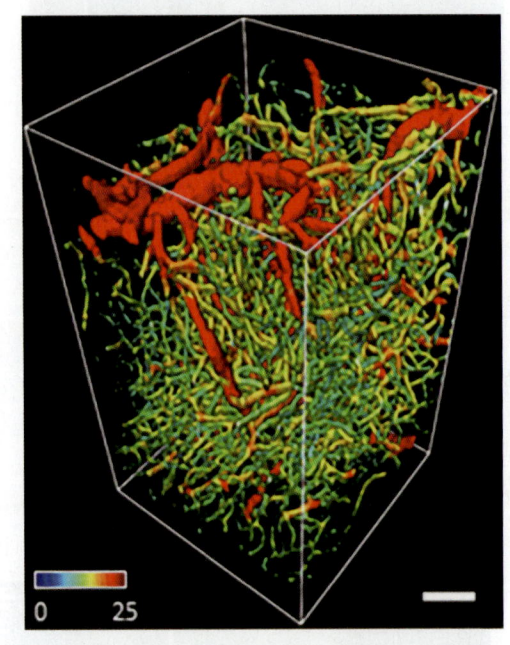

条件　200 μL 1 mg/mL TPATCN/F127（TPATCN 浓度）尾静脉注射，小鼠颅骨开窗

形态特征　可见血管网络分布，显像深度达 875 μm，在 200 μm 处信噪比为 21.8，在 875 μm 处信噪比为 4.7

条件　200 μL 1 mg/mL TPATCN/F127（TPATCN 浓度）尾静脉注射，小鼠颅骨开窗

形态特征　可见血管厚度分布不均，总体上由浅至深厚度减小，大部分血管厚度约为 10 μm

图 6-32　Balb/c 小鼠脑血管，三光子血管 3D 显微成像
（激发 1550 nm，采集 590～900 nm，标尺 200 μm）

图 6-33　Balb/c 小鼠脑血管壁厚度分布，三光子血管 3D 显微成像
（激发 1550 nm，采集 590～900 nm，标尺 100 μm，色坐标单位 μm）

小鼠脑血管三光子显微成像

红色荧光探针 DCDPP-2TPA [21]

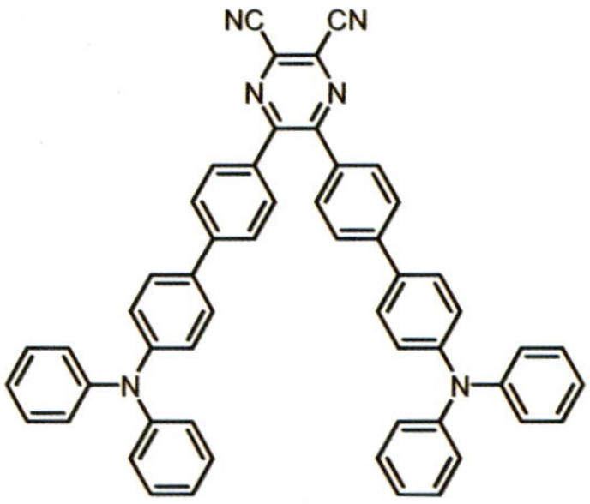

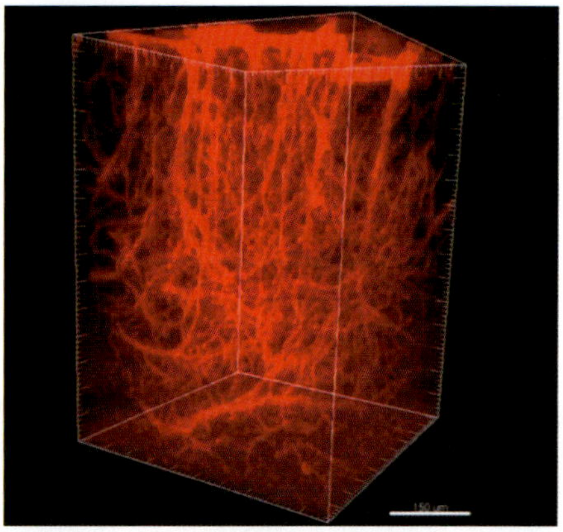

性能	DCDPP-2TPA 在四氢呋喃中最大发射 690 nm。可使用 F127 制备为 DCDPP-2TPA/F127 纳米颗粒，在水中最大吸收 443 nm，最大发射 642 nm，在 1550 nm 激发下产生峰值 650 nm 的三光子荧光，水合动力学直径 40 nm	条件	200 μL 1 mg/mL DCDPP-2TPA/DSPE-PEG（BTPETQ 浓度）静脉注射，小鼠颅骨开窗
原理	荧光纳米颗粒随血液流动，分布于血管中	形态特征	可见血管网络分布，显像深度达 785 μm

图 6-34　Balb/c 小鼠脑血管，三光子血管 3D 显微成像

（激发 1550 nm，采集 590～900 nm）

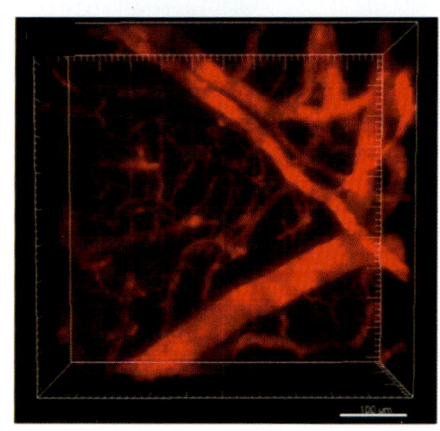

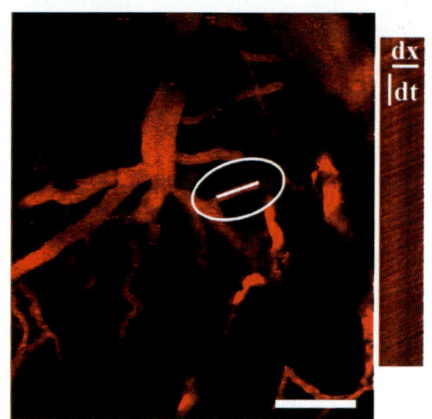

条件	200 μL 1 mg/mL DCDPP-2TPA/DSPE-PEG（BTPETQ 浓度）静脉注射，小鼠头皮移除，颅骨完整，颅骨厚度 400 μm	条件	200 μL 1 mg/mL DCDPP-2TPA/DSPE-PEG（BTPETQ 浓度）静脉注射，小鼠头皮移除，颅骨完整，颅骨厚度 400 μm
形态特征	可见血管网络分布，显像深度达 300 μm（不计颅骨厚度），在 150 μm 处分辨率极限为 2.0 μm，信噪比为 20.4；在 300 μm 处分辨率极限为 2.4 μm，信噪比为 7.1	形态特征	可见血管中流动的荧光信号和黑色阴影（红细胞），沿线扫描可测定红细胞的流动速度（dx/dt），为 2.4 mm/s

图 6-35　Balb/c 小鼠脑血管，三光子血管 3D 显微成像

（激发 1550 nm，采集 590～900 nm）

图 6-36　Balb/c 小鼠脑血管，三光子血管显微成像用于红细胞流速测定

（激发 1550 nm，采集 590～900 nm，标尺 100 μm）

小鼠脑血管三光子及非线性光学成像

红色荧光探针 BTF [22]

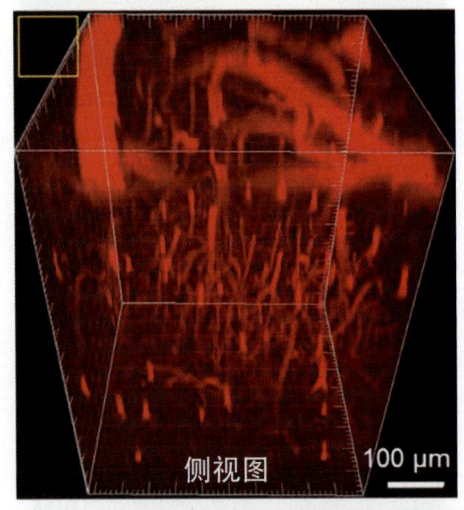

性能	在四氢呋喃中最大吸收 498 nm，最大发射 647 nm。可使用 F127 制备为纳米颗粒，在水中最大吸收 500 nm，最大发射 645 nm，在 1550 nm 激发下产生峰值 517 nm 的三次谐波和峰值 650 nm 的三光子荧光，水合动力学直径 128 nm
原理	荧光纳米颗粒随血液流动，分布于血管中

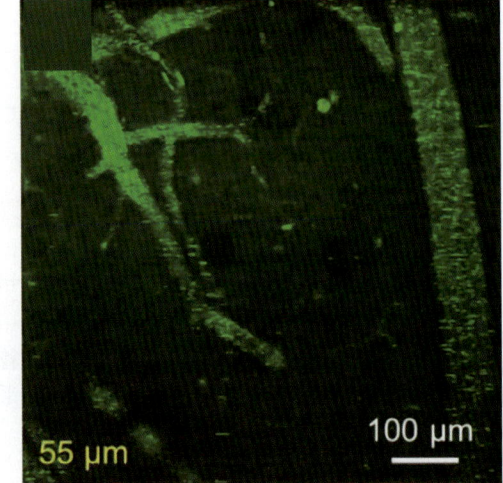

条件	200 μL 1 mg/mL BTF/F127（BTF 浓度）静脉注射，小鼠颅骨开窗
形态特征	可见血管网络分布，显像深度达 900 μm，在 200 μm 处分信噪比为 15.6；在 300 μm 处分辨率极限为 1.68 μm，信噪比为 8.9；在 400 μm 处分信噪比为 5.7；在 500 μm 处分信噪比为 5.3；在 600 μm 处分辨率极限为 1.80 μm

条件	200 μL 1 mg/mL BTF/F127（BTF 浓度）静脉注射，小鼠颅骨开窗
形态特征	可见血管网络分布，显像深度达 300 μm

图 6-37　ICR 小鼠脑血管，三光子血管 3D 显微成像

（激发 1550 nm，采集 590～900 nm）

图 6-38　ICR 小鼠脑血管，非线性光学血管显微成像

（激发 1550 nm）

第6章 活体成像

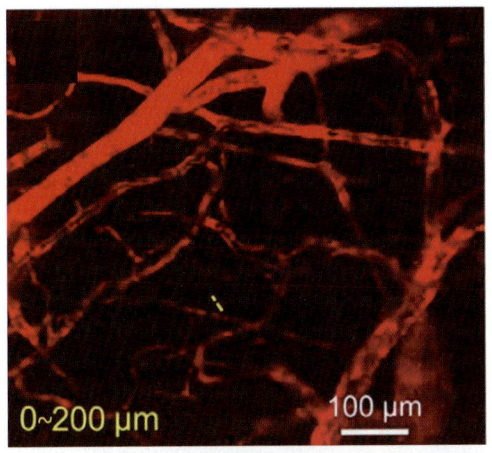
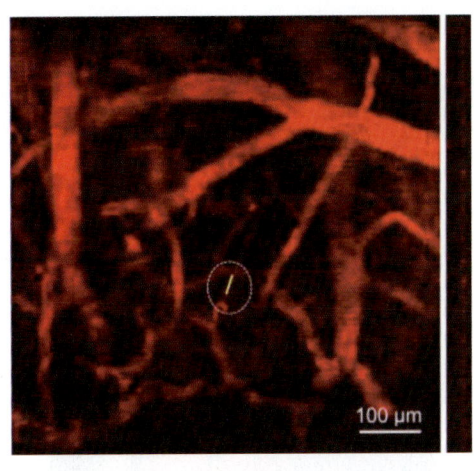

条件	200 μL 1 mg/mL BTF/F127（BTF浓度）静脉注射，小鼠头皮移除，颅骨完整
形态特征	可见血管网络分布，显像深度达400 μm（不计颅骨厚度），在200 μm处分辨率极限为0.95 μm，在300 μm处分辨率极限为1.59 μm，在400 μm处分辨率极限为2.08 μm

图6-39　ICR小鼠脑血管，三光子血管z轴投影显微成像

（激发1550 nm，采集590～900 nm）

条件	200 μL 1 mg/mL BTF/F127（BTF浓度）静脉注射，小鼠头皮移除，颅骨完整
形态特征	可见血管中流动的荧光信号和黑色阴影（红细胞），沿线扫描可测定红细胞的流动速度（dx/dt），为3.8 mm/s，即血流量为1.45×10^{-2} μL/min

图6-40　ICR小鼠脑血管，三光子血管显微成像用于红细胞流速测定

（激发1550 nm，采集590～900 nm）

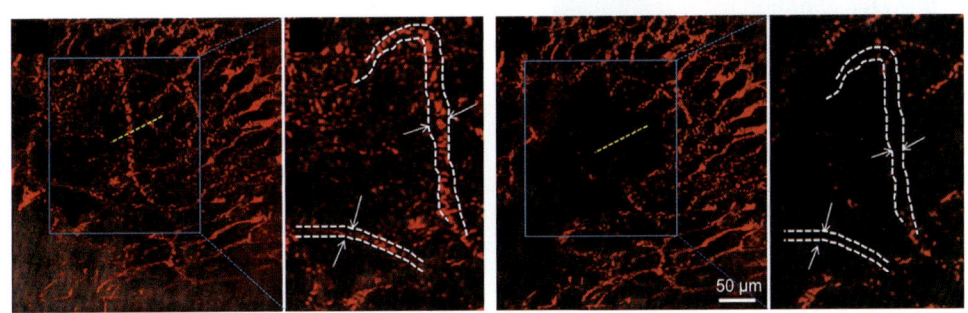

条件	200 μL 1 mg/mL BTF/F127（BTF浓度）静脉注射，小鼠头皮移除，颅骨完整；若干小时后BTF/F127排出，使用尖端钝化且涂覆有1%聚L-赖氨酸的尼龙单丝缝合线从颈外动脉插入颈内动脉10 mm处，以诱导大脑中动脉闭塞，18小时后小鼠表现出卒中特征（如摇晃、绕尾转圈），后再将200 μL 1 mg/mL BTF/F127（BTF浓度）静脉注射
形态特征	可见局部血流明显受阻

图6-41　ICR小鼠经脑动脉结扎处理前（左）后（右）的脑血管，三光子血管z轴投影显微成像

（激发1550 nm，采集590～900 nm）

雌性猕猴深层前皮质层脑血管三光子显微成像

红色荧光探针 DCBT[23]

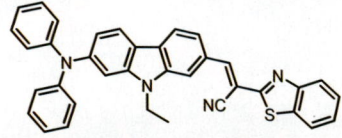

性能	DCBT在氯仿中最大吸收460 nm，最大发射630 nm。可使用F127制备为DCBT/F127纳米颗粒，在水中最大吸收470 nm，最大发射649 nm，在1300 nm激发下产生峰值630 nm的三光子荧光，水合动力学直径50 nm
原理	荧光纳米颗粒随血液流动，分布于血管中

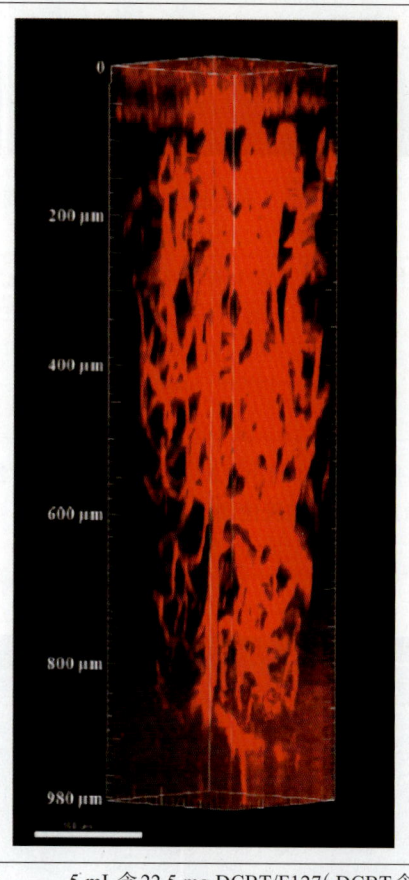

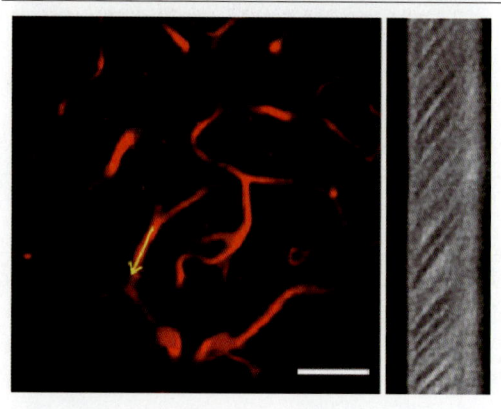

条件	5 mL含22.5 mg DCBT/F127（DCBT含量）隐静脉注射，猕猴颅骨和硬脑膜开窗，使用呼吸机稳定猕猴大脑信号并同步成像
形态特征	可见血管网络分布，显像深度达980 μm，在980 μm处分辨率极限为4.75 μm，信噪比为1.73

条件	5 mL含22.5 mg DCBT/F127（DCBT含量）隐静脉注射，猕猴颅骨和硬脑膜开窗，使用呼吸机稳定猕猴大脑信号并同步成像
形态特征	可见血管中流动的荧光信号和黑色阴影（红细胞），沿线扫描可测定红细胞的流动速度（dx/dt），测得深度为432 μm处血液流速最大，约为2.75 mm/s，测定深度达596 μm

图 6-42　健康成年雌性猕猴深层运动前皮层脑血管，三光子血管3D显微成像

（激发1300 nm）

图 6-43　健康成年雌性猕猴深层运动前皮质脑血管，三光子血管显微成像用于额叶皮质红细胞流速测定

（激发1300 nm，标尺 50 μm）

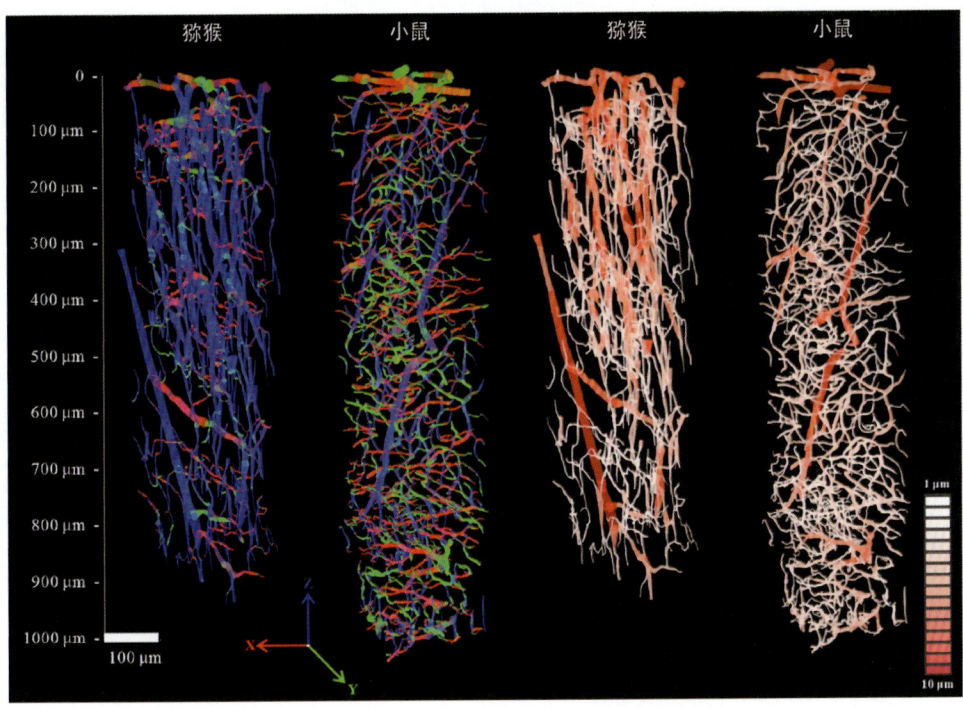

条件	5 mL 含 22.5 mg DCBT/F127（DCBT 含量）隐静脉注射，猕猴颅骨和硬脑膜开窗，使用呼吸机稳定猕猴大脑信号并同步成像，100 μL 2 mg/mL DCBT/F127（DCBT 浓度）眼眶后静脉注射，小鼠颅骨开窗
形态特征	可见血管网络分布，猕猴的脑血管主要沿Z轴延伸，而小鼠的脑血管在成像区域XYZ的三个轴上分布相对均匀；猕猴和小鼠的皮质大部分脑血管为直径小于 5 μm 的毛细血管，并有少数直径较大的浅表和垂直穿透血管，两者平均直径基本一致，约为 4 μm；猕猴的皮质脑血管总长度为小鼠的一半，说明相同脑容量下，猕猴脑血管密度是小鼠的一半

图 6-44　健康成年雌性猕猴深层运动前皮质和 C57BL6/J 小鼠的脑血管结构对比，三光子血管 3D 显微成像 [红绿蓝色坐标表示血管的空间取向（左一，左二），红白色坐标表示血管的直径（右一，右二）]

（激发 1300 nm）

小鼠脑血管三光子显微成像

红色荧光探针 TPEPT[24]

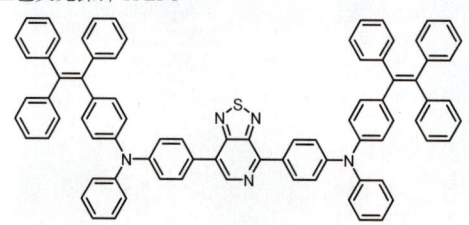

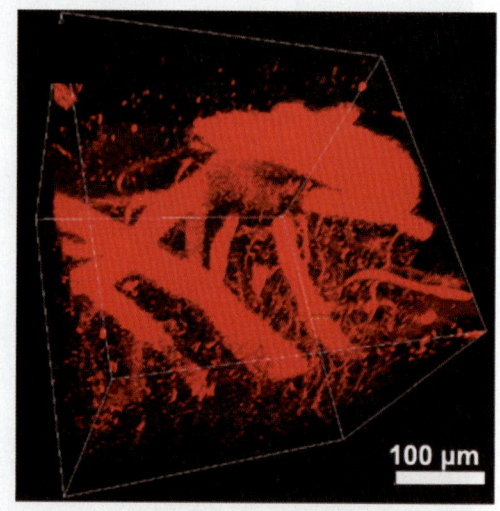

性能	在四氢呋喃中最大吸收512 nm，最大发射690 nm。可使用DSPE-PEG制备纳米颗粒，在水中最大吸收520 nm，最大发射654 nm，在1550 nm激发下产生峰值517 nm的三次谐波和峰值680 nm的三光子荧光
条件	200 μL 1 mg/mL TPEPT/DSPE-PEG（TPEPT浓度）静脉注射，小鼠颅骨开窗

图6-45　ICR小鼠脑血管，三光子血管3D显微成像（激发1550 nm，采集590～900 nm），显像深度达505 μm

红色荧光探针 DCzPDI[25]

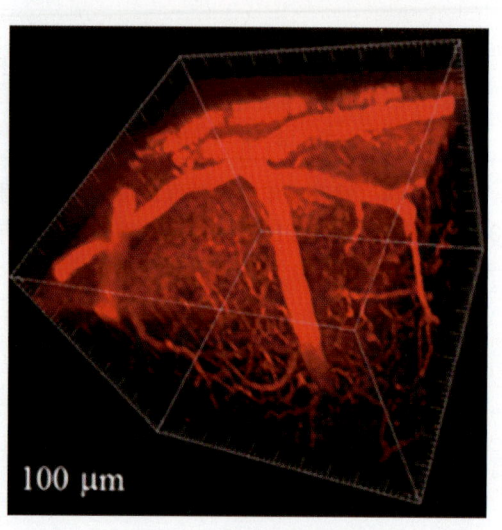

性能	在甲苯中最大发射610 nm，在四氢呋喃中几乎无发射。可使用F127制备纳米颗粒，在水中最大发射658 nm，在1550 nm激发下产生峰值650 nm的三光子荧光，水合动力学直径100 nm
条件	300 μL 1.5 mg/mL DCzPDI/F127（DCzPDI浓度）静脉注射，小鼠颅骨开窗

图6-46　小鼠脑血管，三光子血管3D显微成像

（激发1550 nm，采集590～900 nm，显像深度达450 μm）

小鼠脑血管三光子显微成像

红色荧光探针 DPNA-NZ [24]

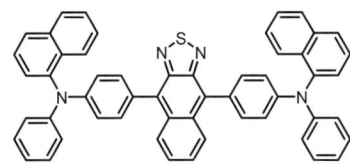

性能	在四氢呋喃中最大吸收 533 nm，最大发射 682 nm。可使用 DSPE-PEG 制备纳米颗粒，在水中最大吸收 530 nm，最大发射 680 nm，在 1665 nm 激发下产生峰值 680 nm 的三光子荧光，水合动力学直径 54.4 nm±16.5 nm
原理	荧光纳米颗粒随血液流动，分布于血管中

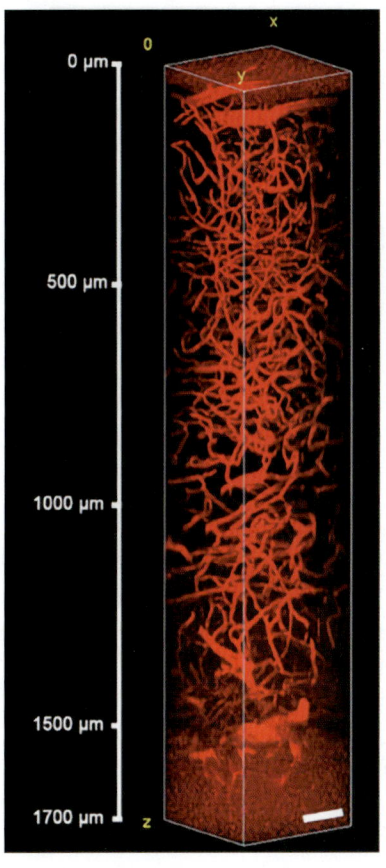

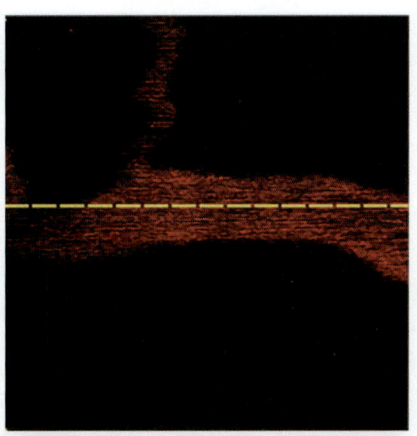

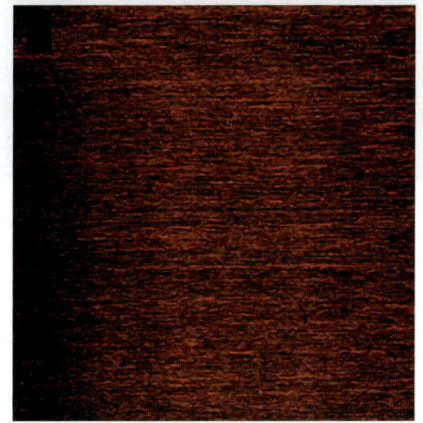

条件	200 μL 2 mmol/L DPNA-NZ/DSPE-PEG（DPNA-NZ 浓度）眼眶后静脉注射，大鼠颅骨开窗
形态特征	可见血管网络分布，显像深度达 1700 μm，在 500 μm 处信噪比为 129；在 1000 μm 处信噪比为 63；在 1500 μm 处信噪比为 13；在 1500 μm 处分辨率极限为 2.2 μm；在 1665 μm 处信噪比为 10

条件	200 μL 2 mmol/L DPNA-NZ/DSPE-PEG（DPNA-NZ 浓度）眼眶后静脉注射，大鼠颅骨开窗
形态特征	可见血管中流动的荧光信号和黑色阴影（红细胞），沿线扫描可测定红细胞的流动速度（dx/dt），测定深度达 1505 μm

图 6-47　C57 小鼠脑血管，三光子血管 3D 显微成像

（激发 1665 nm，采集 593～900 nm）

图 6-48　C57 小鼠脑血管，三光子血管显微成像用于红细胞流速测定

（激发 1665 nm，采集 593～900 nm）

小鼠脑血管三光子显微成像

红色荧光探针 DPCZ-NZ [13]

性能	DPCZ-NZ 在四氢呋喃中最大吸收 508 nm，最大发射 677 nm。可使用 DSPE-PEG 制备为 DPCZ-NZ/DSPE-PEG 纳米颗粒，在水中最大吸收 515 nm，最大发射 680 nm，在 1665 nm 激发下产生峰值 689 nm 的双光子荧光，水合动力学直径 137.8 nm
原理	荧光纳米颗粒随血液流动，分布于血管中

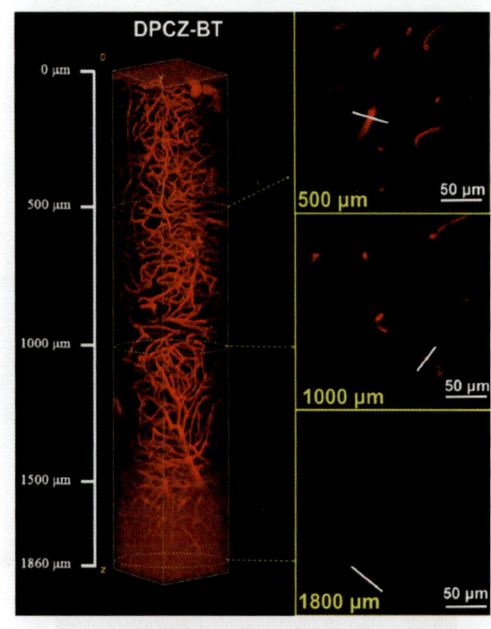

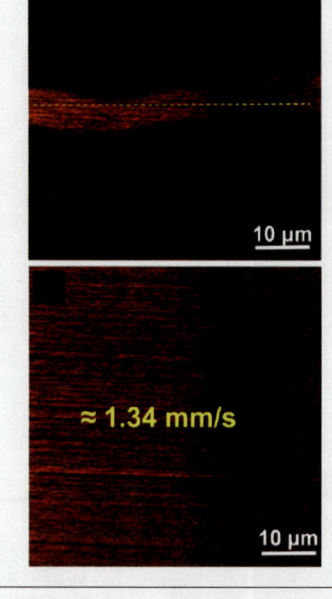

条件	200 μL 0.5 mg/mL DPCZ-NZ/DSPE-PEG（DPCZ-NZ 浓度）静脉注射，小鼠颅骨开窗
形态特征	可见血管网络分布，显像深度达 1860 μm，在 500 μm 处信噪比为 317；在 1000 μm 处信噪比为 115；在 1800 μm 处信噪比为 4.3

条件	200 μL 0.5 mg/mL DPCZ-NZ/DSPE-PEG（DPCZ-NZ 浓度）静脉注射，小鼠颅骨开窗
形态特征	可见血管中流动的荧光信号和黑色阴影（红细胞），沿线扫描可测定红细胞的流动速度（dx/dt），测定深度达 1550 μm

图 6-49 C57 小鼠脑血管，三光子血管 3D 显微成像

（激发 1665 nm，采集 593～900 nm）

图 6-50 C57 小鼠脑血管，三光子血管显微成像用于红细胞流速测定

（激发 1665 nm，采集 593～900 nm）

小鼠脑血管三光子及非线性光学显微成像

近红外荧光探针 MTTCM[26] 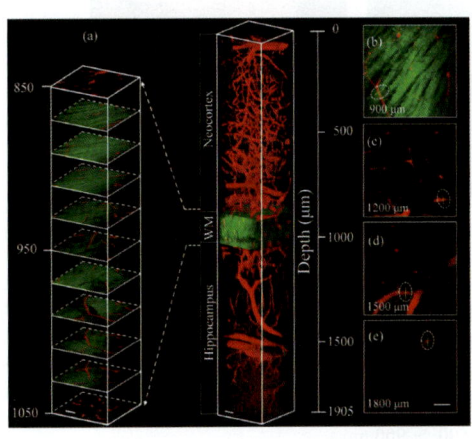		性能	MTTCM 在四氢呋喃中最大吸收 525 nm，最大发射 753 nm。可使用 DSPE-PEG 制备为 MTTCM/DSPE-PEG 纳米颗粒，在水中最大吸收 525 nm，最大发射 760 nm，在 1660 nm 激发下产生峰值 760 nm 的双光子荧光，水合动力学直径 142 nm
		原理	荧光纳米颗粒随血液流动，分布于血管中

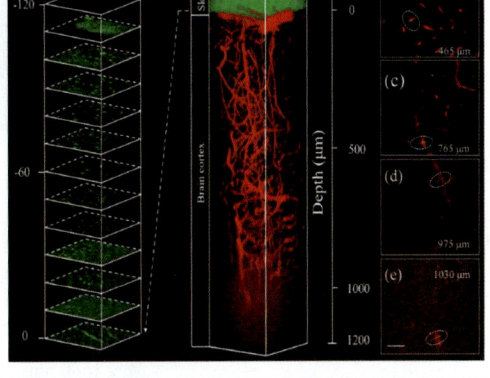

条件	200 μL 2 mmol/L MTTCM/DSPE-PEG（MTTCM 浓度）眼眶后静脉注射，小鼠颅骨开窗	条件	200 μL 2 mmol/L MTTCM/DSPE-PEG（MTTCM 浓度）眼眶后静脉注射，小鼠头皮移除，颅骨完整，颅骨厚度 120μm
形态特征	可见血管网络分布（红）和位于深度达 870～1030 μm 处的白质层（绿），显像深度达 1905 μm，在 900 μm 处信噪比为 416，在 1200 μm 处信噪比为 293，在 1500 μm 处信噪比为 195，在 1800 μm 处信噪比为 20	形态特征	可见血管网络分布（红）和厚度为 120 μm 的颅骨层（绿），显像深度达 1200 μm（不计颅骨厚度），在 465 μm 处信噪比为 312，在 765 μm 处信噪比为 72，975 μm 处信噪比为 47，在 1030 μm 处信噪比为 9

图 6-51　C57 小鼠脑血管，三光子血管（红）和非线性光学白质层（绿）3D 显微成像

[激发 1660 nm，采集 590～900 nm（红）和 540/80 nm（绿），标尺 50 μm]

图 6-52　C57 小鼠脑血管，三光子血管（红）和非线性光学颅骨（绿）3D 显微成像

[激发 1660 nm，采集 590～900 nm（红）和 540/80 nm（绿），标尺 50 μm]

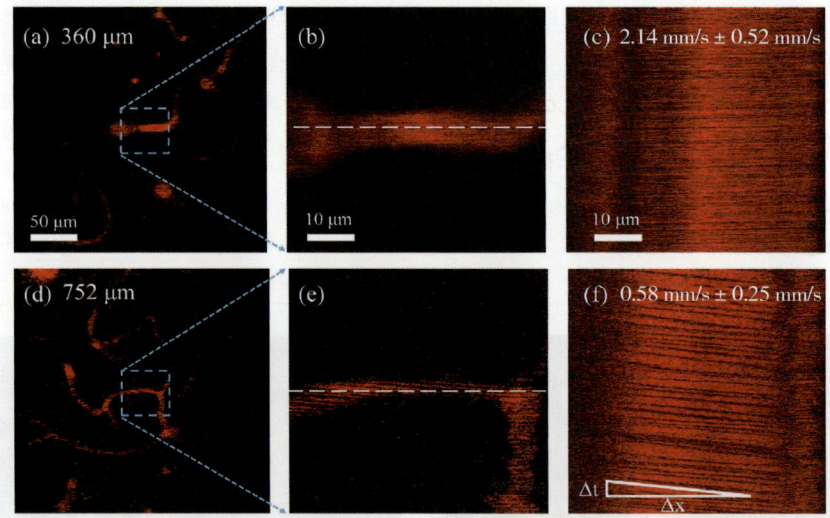

条件	200 μL 2 mmol/L MTTCM/DSPE-PEG（MTTCM浓度）眼眶后静脉注射，小鼠头皮移除，颅骨完整，颅骨厚度120 μm
形态特征	可见血管中流动的荧光信号和黑色阴影（红细胞），沿线扫描可测定红细胞的流动速度（dx/dt），在360 μm处测得2.14 mm/s±0.52 mm/s，在752 μm处为0.58 mm/s±0.25 mm/s

图6-53　C57小鼠脑血管，三光子血管显微成像用于红细胞流速测定

（激发1660 nm，采集590～900 nm）

小鼠脑血管显微成像

近红外荧光探针 TQ-BPN[27,28]

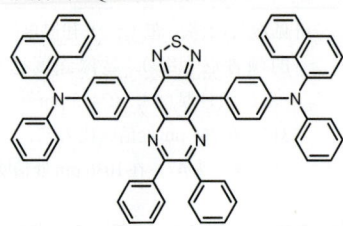

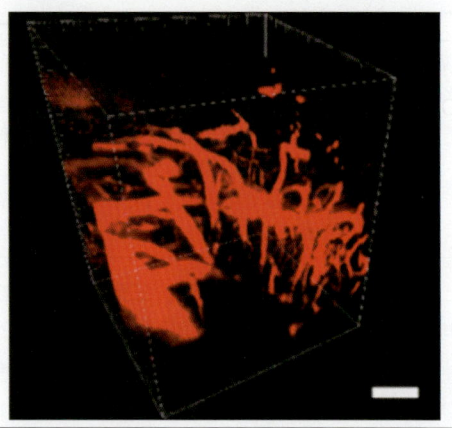

性能	TQ-BPN在四氢呋喃中最大吸收610 nm，最大发射807 nm。可使用F127制备为TQ-BPN/F127纳米颗粒，在水中最大吸收630 nm，最大发射810 nm，在1300 nm激发下产生峰值800 nm的双光子荧光，水合动力学直径35 nm	条件	200 μL 1 mg/mL TQ-BPN/F127（TQ-BPN浓度）尾静脉注射，小鼠颅骨开窗
原理	荧光纳米颗粒随血液流动，分布于血管中	形态特征	可见血管网络分布，显像深度达700 μm，在600 μm处分辨率极限为7.2 μm

图6-54　Balb/c小鼠脑血管，血管3D显微成像

（激发635 nm，采集700～900 nm，标尺100 μm）

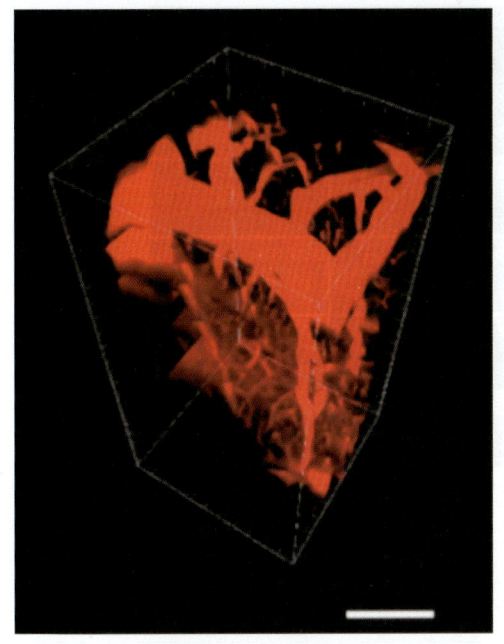
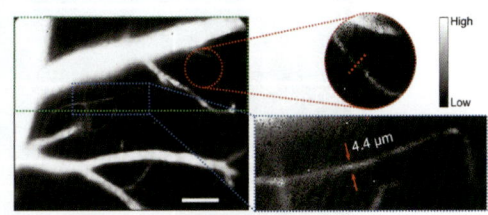

条件	200 μL 1 mg/mL TQ-BPN/F127（TQ-BPN 浓度）尾静脉注射，小鼠颅骨开窗	条件	200 μL 0.5 mmol/L TQ-BPN/F127（TQ-BPN 浓度）尾静脉注射，小鼠颅骨开窗
形态特征	可见血管网络分布，显像深度达1065 μm，在1000 μm处分辨率为3.4 μm；在1065 μm处分辨率极限为4.9 μm	形态特征	可见血管网络分布，显像深度达800 μm，在150 μm处分辨率极限为2.6 μm，信噪比为33；在800 μm处分辨率极限为18.4 μm

图6-55　Balb/c小鼠脑血管，双光子血管3D显微成像

（激发1300 nm，采集700～900 nm，标尺150 μm）

图6-56　ICR小鼠脑血管，血管显微成像

（激发635 nm，采集900～1600 nm，标尺100 μm）

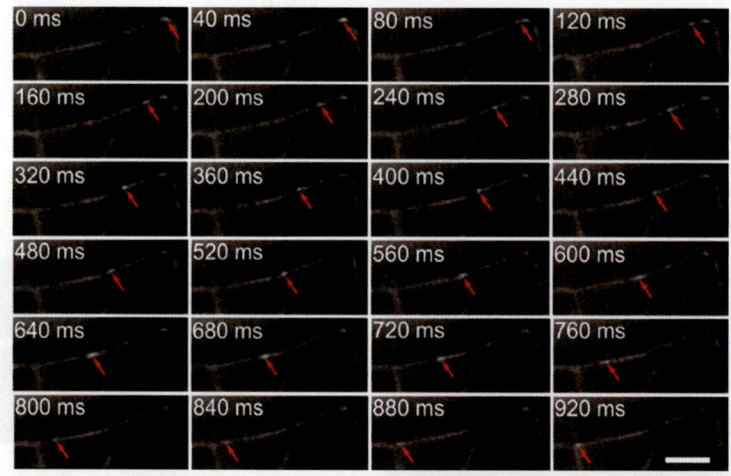

条件	200 μL 0.5 mmol/L TQ-BPN/F127（TQ-BPN浓度）尾静脉注射，小鼠颅骨开窗
形态特征	在150 μm处可见血管中流动的荧光信号，可测定红细胞的流动速度（dx/dt），在血管直径4.4 μm处测得流速161.8 μm/s；在血管直径56.5 μm处得流速918.57 μm/s，即血流量0.553 μL/min；流速测定范围经估算为25～20 000 μm/s

图6-57　ICR小鼠脑血管，血管显微成像用于红细胞流速测定
（激发635 nm，采集900～1600 nm，标尺50 μm，显像深度150 μm）

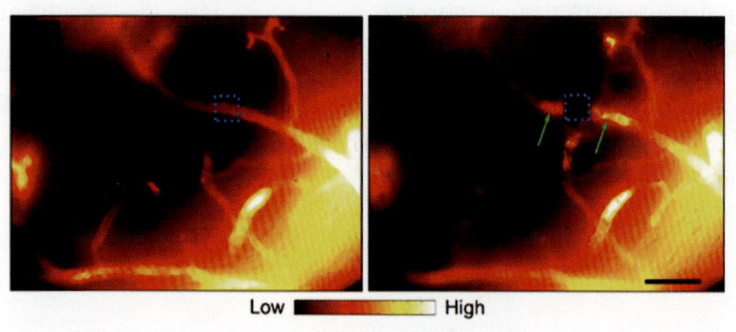

条件	200 μL 0.5 mmol/L TQ-BPN/F127（TQ-BPN浓度）尾静脉注射，小鼠颅骨开窗；20 μL 10 mg/mL孟加拉玫瑰红缓冲溶液尾静脉注射，使用能量为80 mW的1040 nm飞秒激光束在20 μm×20 μm的选取区域照射30秒
形态特征	可见激光照射选区的血流明显受阻

图6-58　ICR小鼠经光化学诱导脑缺血前（左）后（右）的脑血管，血管3D显微成像
（激发635 nm，采集900～1600 nm，标尺100 μm）

小鼠脑血管近红外显微成像

近红外荧光探针 T27[29]

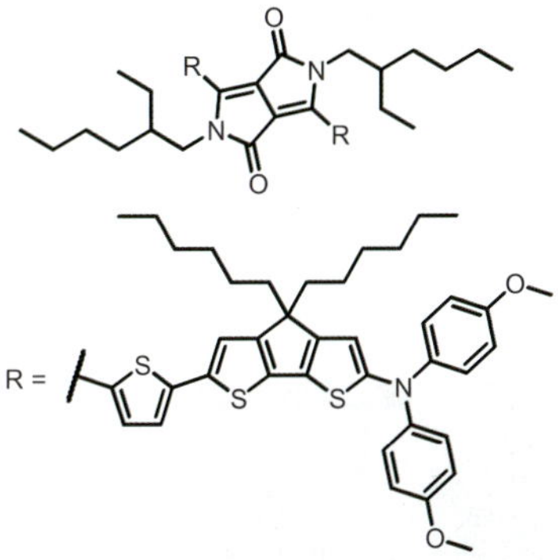

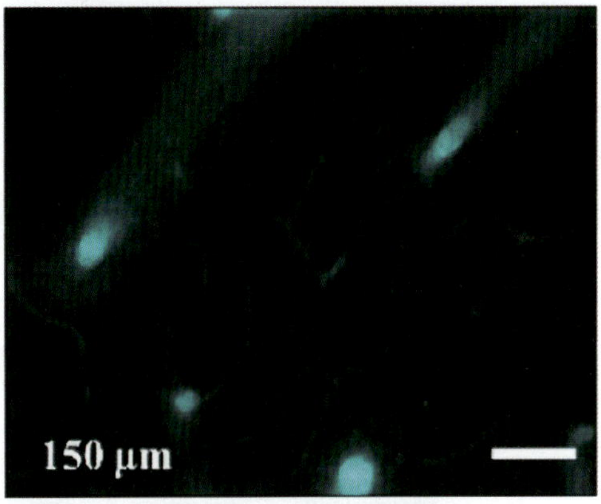

性能	在四氢呋喃中最大吸收 719 nm，最大发射 873 nm。可使用 DSPE-PEG 制备为 T27/DSPE-PEG 纳米颗粒，在水中最大吸收 700 nm，最大发射 900 nm，水合动力学直径 112 nm	条件	200 μL 1 mg/mL T27/DSPE-PEG（T27 浓度）静脉注射，小鼠颅骨开窗
原理	荧光纳米颗粒随血液流动，分布于血管中	形态特征	可见血管网络分布，显像深度达 800 μm，在 200 μm 处分辨率极限为 3.85 μm，信噪比为 5.12；在 300 μm 处分辨率极限为 3.90 μm，信噪比为 2.57；在 400 μm 处分辨率极限为 2.98 μm，信噪比为 1.85；在 600 μm 处分辨率极限为 3.81 μm，信噪比为 1.30

图 6-59　ICR 小鼠脑血管，血管显微成像
（激发 808 nm，采集 1300～1700 nm，标尺 50 μm）

小鼠/狨猴脑血管近红外显微成像及多场景成像应用

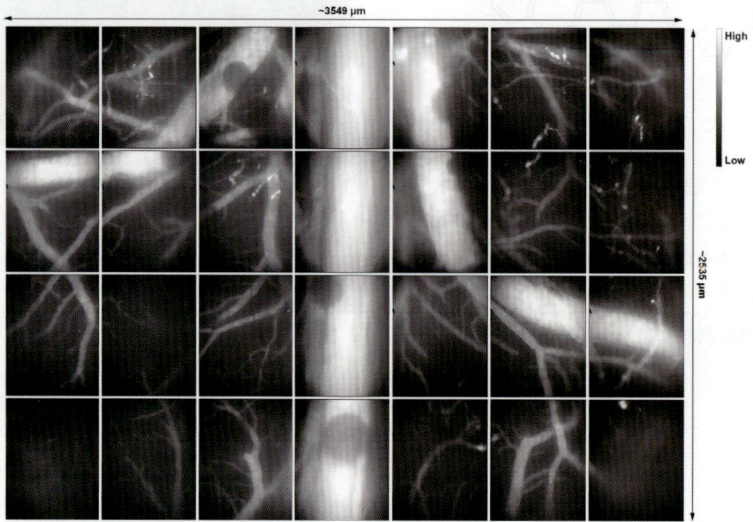

近红外荧光探针 OTPA-BBT[20,30]	
性能	OTPA-BBT 在四氢呋喃中最大吸收 770 nm，最大发射 1060 nm。可使用 F127 制备为 OTPA-BBT/F127 纳米颗粒，在水中最大激发 700 nm，最大发射 910 nm，水合动力学直径 28.6 nm±1.8 nm
原理	荧光纳米颗粒随血液流动，分布于血管中

条件	2 mg/kg BW 1 mg/mL 纳米粒子（OTPA-BBT 浓度）静脉注射，小鼠颅骨开窗
形态特征	血管网络分布清晰可见，显像深度达 870 μm，分辨率极限达 2.4 μm

图 6-60 Balb/c 小鼠脑血管，血管大视场显微成像

（激发 793 nm，采集 1100 ～ 1700 nm）

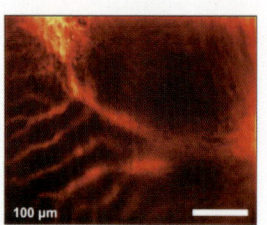 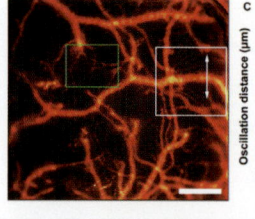 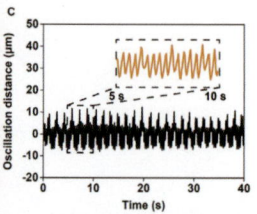

条件	2 mg/kg BW 1 mg/mL OTPA-BBT/F127（OTPA-BBT 浓度）静脉注射，狨猴头皮移除，颅骨削薄至一半厚度
形态特征	可见血管网络分布，显像深度达 700 μm，在 200 μm 处分辨率极限为 5.2 μm；在 600 μm 处分辨率极限为 15.4 μm

条件	2 mg/kg BW 1 mg/mL OTPA-BBT/F127（OTPA-BBT 浓度）静脉注射，狨猴头皮移除，颅骨削薄至一半厚度
形态特征	根据毛细血管的周期性振动测得呼吸频率 0.64 Hz、心率 3.30 Hz，与心电图监护仪测量值一致

图 6-61 狨猴脑血管，血管微观成像

（激发 793 nm，采集 1100 ～ 1700 nm，标尺 50 μm）

图 6-62 狨猴脑血管，血管显微成像用于监测心跳呼吸频率

（激发 793 nm，采集 1100 ～ 1700 nm，标尺 50 μm）

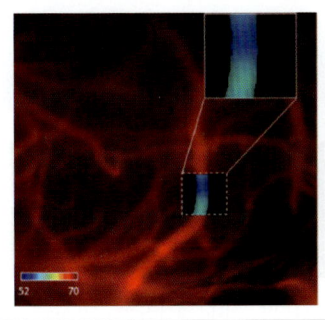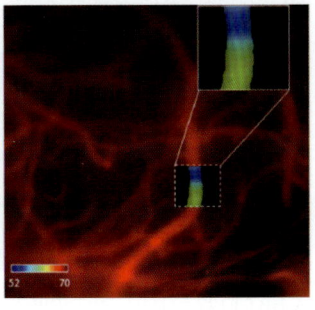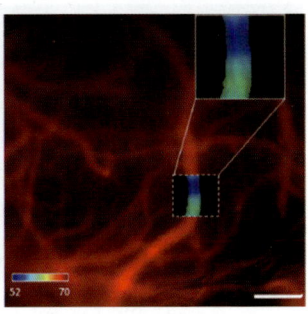

条件	2 mg/kg BW 1 mg/mL OTPA-BBT/F127（OTPA-BBT浓度）静脉注射，狨猴头皮移除，颅骨削薄至一半厚度
形态特征	可见血管瞬时变厚后迅速恢复，监测可得厚度变化频率与心跳频率一致

图6-63 狨猴脑血管壁厚分析，血管显微成像，左：10.11秒，中：10.15秒，右：10.19秒

（激发793 nm，采集1100～1700 nm，标尺300 μm，色坐标单位：μm）

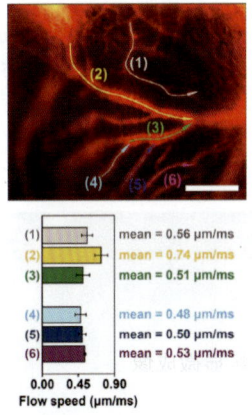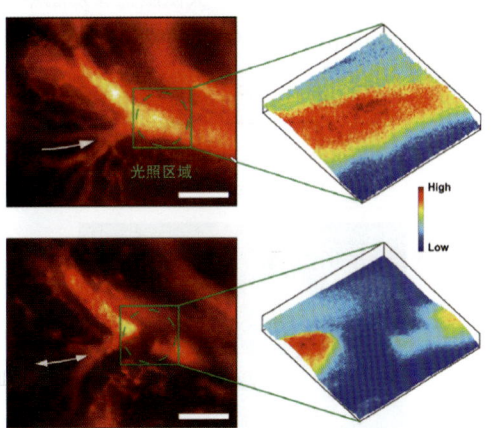

条件	2 mg/kg BW 1 mg/mL OTPA-BBT/F127（OTPA-BBT浓度）静脉注射，狨猴头皮移除，颅骨削薄至一半厚度	条件	2 mg/kg BW 1 mg/mL OTPA-BBT/F127（OTPA-BBT浓度）静脉注射，狨猴头皮移除，颅骨削薄至一半厚度；20 mg/kgBW孟加拉玫瑰红静脉注射后使用532 nm激光诱导局部光动力损伤形成血栓
形态特征	可见血管中流动的荧光信号，可测定红细胞的流动速度（dx/dt），测得流速范围为0.48～0.74 μm/ms	形态特征	可见激光照射选区的血流明显受阻

图6-64 狨猴脑血管，血管显微成像用于红细胞流速测定

（激发793 nm，采集1100～1700 nm，标尺50 μm）

图6-65 狨猴脑经光化学诱导脑缺血前（左）后（右）的脑血管，血管显微成像

（激发793 nm，采集1100～1700 nm，标尺50 μm）

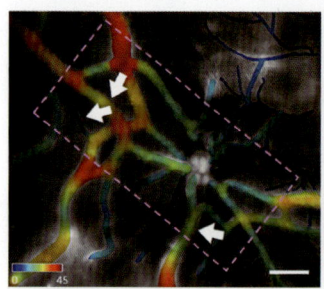 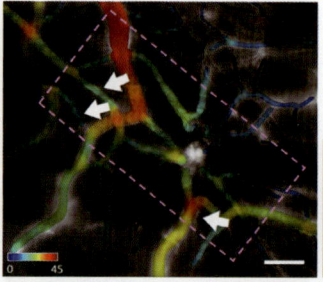 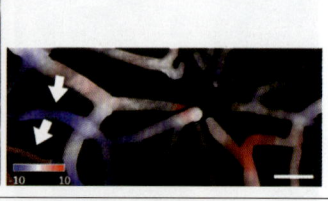

条件	2 mg/kg BW 1 mg/mL OTPA-BBT/F127（OTPA-BBT浓度）静脉注射，小鼠颅骨开窗；20 mg/kgBW 孟加拉玫瑰红静脉注射后使用532nm激光诱导局部光动力损伤形成血栓
形态特征	光化学诱导脑缺血后血管厚度分布不均匀程度增加

图6-66　Balb/c小鼠经光化学诱导脑缺血前（左）后（中）脑血管壁厚分析，血管显微成像（右：紫色方框区域的光化学诱导脑缺血前后脑血管厚度差值）

（激发793 nm，采集1100～1700 nm，标尺100 μm，色坐标单位：μm）

大鼠脑血管及脑中动脉闭塞近红外显微成像

近红外荧光探针 BPN-BBT[31]		性能	在四氢呋喃中最大吸收700 nm，最大发射960 nm，可使用F127制备为BPN-BBT/F127纳米颗粒，在水中最大吸收713 nm，最大发射954 nm，水合动力学直径40 nm
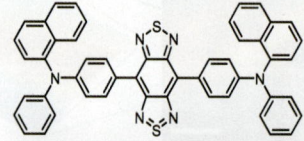		原理	荧光纳米颗粒随血液流动，分布于血管中

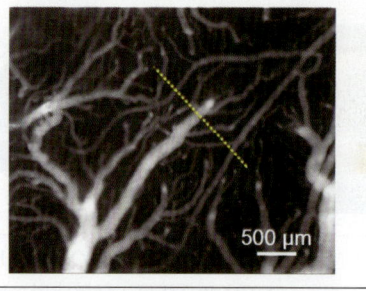

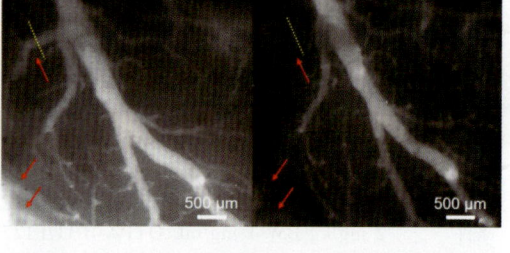

条件	2 mL 1 mmol/L BPN-BBT/F127（BPN-BBT浓度）静脉注射，大鼠颅骨开窗	条件	2 mL 1 mmol/L BPN-BBT/F127（BPN-BBT浓度）静脉注射，大鼠颅骨开窗；后使用尖端钝化且涂覆有1%聚L-赖氨酸的尼龙单丝缝合线（直径0.2 mm、长40 mm）从颈外动脉插入颈内动脉20 mm处，以诱导大脑中动脉闭塞后再将2 mL 1 mmol/L BPN-BBT/F127（BPN-BBT浓度）静脉注射
形态特征	可见血管网络分布，显像深度达700 μm，在150 μm处分辨率极限为4.2 μm，信噪比为2.82；在400 μm处分辨率极限为4.8 μm；在700 μm处分辨率极限为9.1 μm	形态特征	可见局部血流明显受阻

图6-67　SD大鼠脑血管，血管显微成像

（激发793 nm，采集1200～1700 nm）

图6-68　SD大鼠经脑中动脉闭塞处理前（左）后（右）的脑血管，血管显微成像

（激发793 nm，采集1200～1700 nm）

小鼠脑血管近红外及荧光寿命显微成像

近红外荧光探针 TB1[32]	性能	TB1在四氢呋喃中最大吸收710 nm，最大发射981 nm。可使用DSPE-PEG制备为TB1/DSPE-PEG纳米颗粒在水中最大吸收740 nm，最大发射975 nm，水合动力学直径37 nm
	原理	荧光纳米颗粒随血液流动，分布于血管中

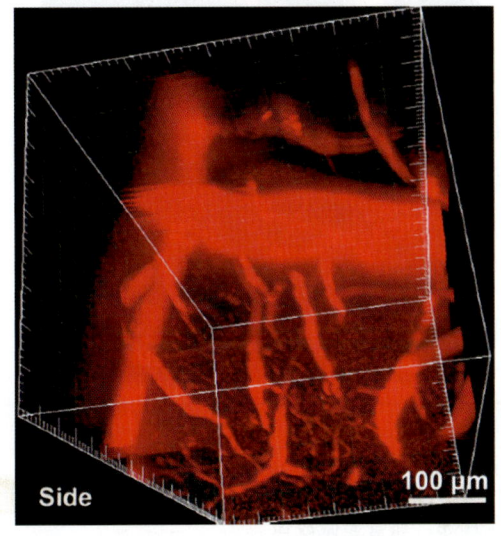

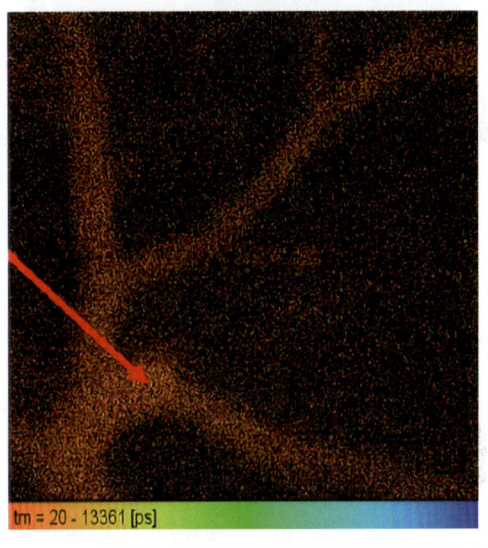

条件	400 μL 2 mg/mL TB1/DSPE-PEG（TB1浓度）静脉注射，小鼠颅骨开窗	条件	400 μL 2 mg/mL TB1/DSPE-PEG（TB1浓度）静脉注射，小鼠颅骨开窗
形态特征	可见血管网络分布，显像深度达800 μm，在350 μm处分辨率极限为4.2 μm；在700 μm处分辨率极限为8.78 μm	形态特征	可见血管网络分布，红色箭头处测得荧光寿命为1.5 ns

图6-69 ICR小鼠脑血管，血管3D显微成像
（激发793 nm，采集1000～1700 nm）

图6-70 ICR小鼠脑血管，血管荧光寿命显微成像
（激发810 nm，采集950～1700 nm时间相关单光子）

近红外荧光探针 SA-TTB-PEG$_{1000}$[33]

性能	SA-TTB-PEG$_{1000}$ 在水中最大吸收 728 nm，最大发射 1050 nm，水合动力学直径 32.68 nm±2.10 nm
原理	荧光纳米颗粒随血液流动，分布于血管中

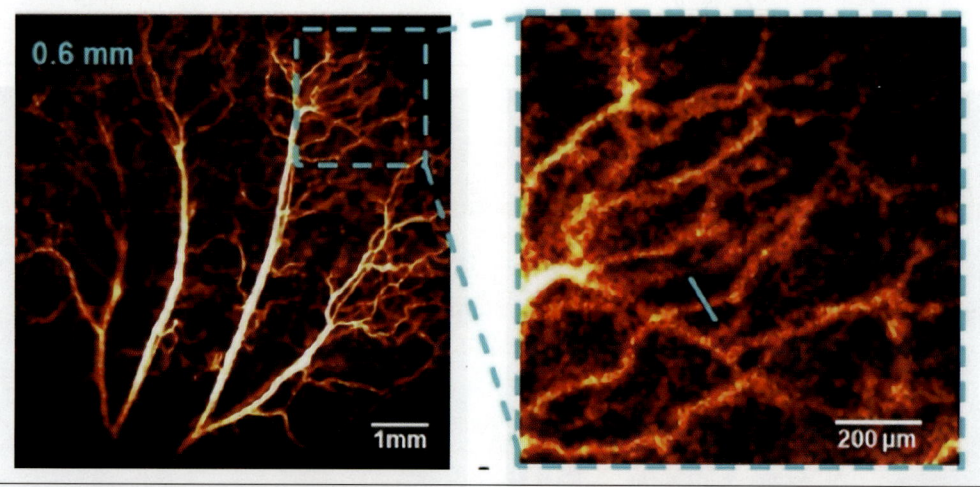

条件	1 mg/kg SA-TTB-PEG$_{1000}$ 尾静脉注射
形态特征	可见血管网络分布，显像深度达 1.4 mm，在 0.6 mm 处分辨率极限为 38 μm，信噪比为 10.3

图 6-71　C57BL/6NJ 小鼠耳部，血管显微成像

（激发 808 nm，采集 1319～1700 nm）

四、血管宏观成像图例

见图 6-72 ~ 图 6-110。

C57BL/6NJ 小鼠脑部血管宏观成像

近红外荧光探针 HL3[34]

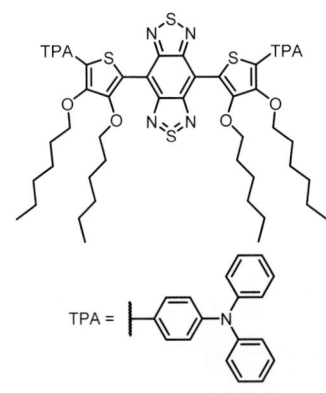

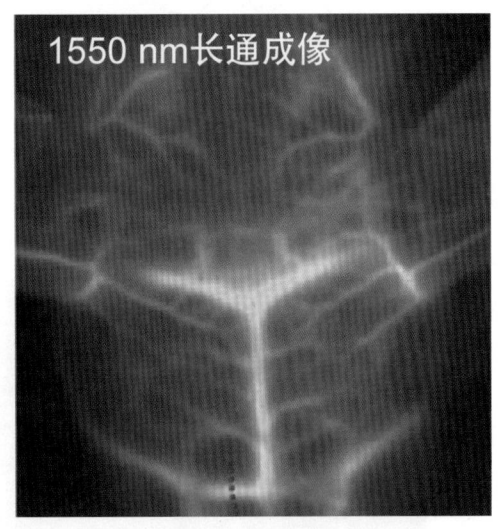

性能	在四氢呋喃中最大吸收 720 nm，最大发射 1050 nm，可使用 DSPE-PEG 制备为 HL3/DSPE-PEG 纳米颗粒，在水中最大吸收 750 nm，最大发射 1050 nm，水合动力学直径 120 nm	条件	200 μL 1.5 mg/mL HL3/DSPE-PEG（HL3 浓度）尾静脉注射 5 分钟后
原理	荧光纳米颗粒随血液流动，分布于血管中	形态特征	可见头部血管分布，黑色虚线处血管信号半峰宽为 562 μm，信噪比为 3.4

图 6-72　C57BL/6 小鼠头部，血管宏观成像

（激发 808 nm，采集 1550 ~ 1700 nm）

Balb/c 裸鼠脑部血管宏观成像

近红外荧光探针 2TT-*o*C26B [35]

性能	2TT-*o*C26B 在四氢呋喃中最大吸收 700 nm，最大发射 1075 nm。可使用 DSPE-PEG 制备为 2TT-*o*C26B/DSPE-PEG 纳米颗粒，在水中最大吸收 730 nm，最大发射 1030 nm，水合动力学直径 60 nm
原理	荧光纳米颗粒随血液流动，分布于血管中

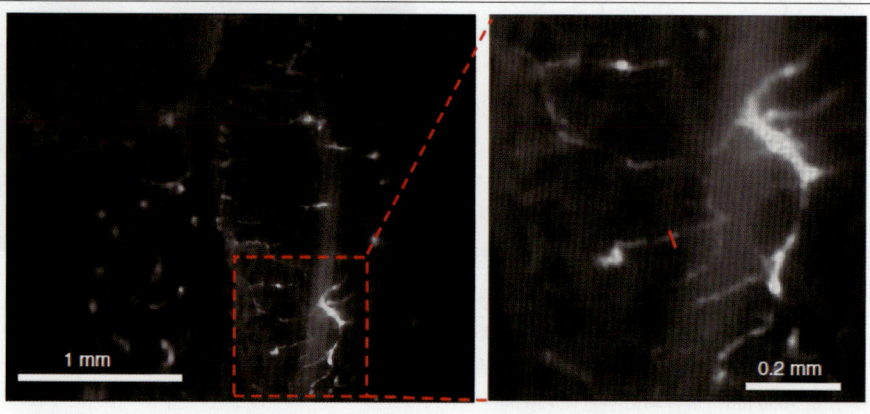

条件	250 μL 1 mg/mL 2TT-*o*C26B/DSPE-PEG（2TT-*o*C26B 浓度）尾静脉注射 10 分钟后，裸鼠头皮及颅骨完整
形态特征	可见脑血管分布，红色虚线处血管信号半峰宽为 10.8 μm

图 6-73　Balb/c 裸鼠，血管宏观成像
（激发 793 nm，采集 1500～1700 nm）

Balb/c 裸鼠脑血管宏观成像

近红外荧光探针 TT3-oCB [36]

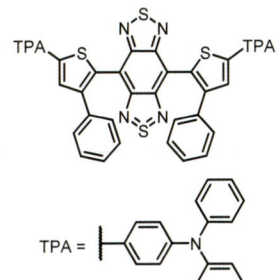

性能	在四氢呋喃中最大吸收 722 nm, 在水 (含 10 vol% 四氢呋喃) 最大发射 1041 nm。可使用 F127 制备纳米颗粒, 在水中最大发射 1062 nm, 水合动力学直径 40 nm	条件	100 μL 2.5 mg/mL TT3-oCB/F127 (TT3-oCB 浓度) 尾静脉注射, 小鼠头皮移除, 颅骨完整
原理	荧光纳米颗粒随血液流动, 分布于血管中	形态特征	可见脑血管分布, 红色虚线处血管信号半峰宽为 6.35 μm, 信噪比为 3.5; 绿色虚线处血管信号半峰宽为 3.3 μm, 信噪比为 6.3

图 6-74　裸鼠, 血管宏观成像

(激发 793 nm, 采集 1500～1700 nm)

Balb/c 小鼠躯全身及脑部血管宏观成像

近红外荧光探针 Ph [37]

性能	Ph 在四氢呋喃中最大吸收 710 nm, 在水 (含 1% 二甲基亚砜) 中最大发射 1010 nm。可使用 DSPE-PEG 制备为 Ph/DSPE-PEG 纳米颗粒, 在水中最大吸收 730 nm, 最大发射 1015 nm, 水合动力学直径 118.3 nm
原理	荧光纳米颗粒随血液流动, 分布于血管中

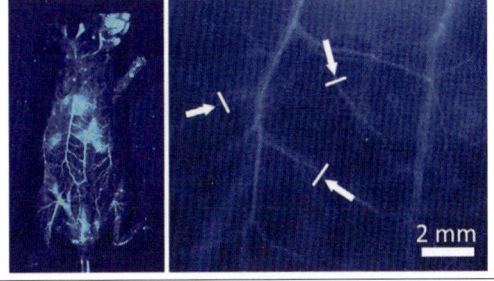

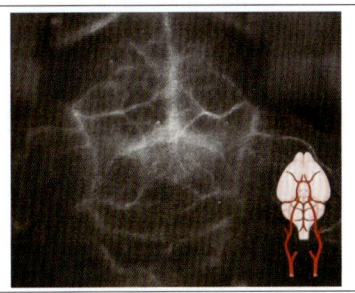

条件	10 mg/kg Ph/DSPE-PEG (Ph 浓度) 静脉注射 2 分钟后	条件	10 mg/kg Ph/DSPE-PEG (Ph 浓度) 静脉注射 2 分钟后
形态特征	可见躯干血管分布, 可分辨信号全峰宽为 156 μm 的血管	形态特征	可见躯干血管分布, 可分辨信号全峰宽为 156 μm 的血管

图 6-75　Balb/c 小鼠, 血管宏观成像

(激发 808 nm, 采集 1550～1700 nm)

图 6-76　Balb/c 小鼠脑部, 血管宏观成像

(激发 808 nm, 采集 1550～1700 nm)

Balb/c小鼠躯干及后肢血管宏观成像及心率监测

近红外荧光探针 T27 [29]

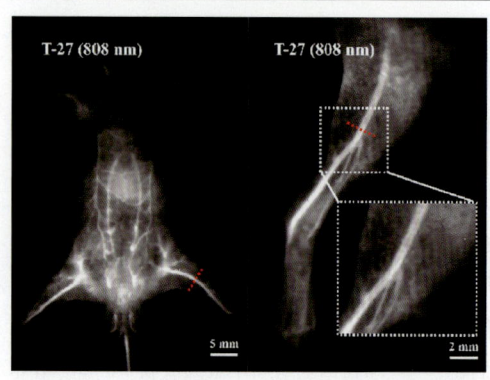

性能	T27在四氢呋喃中最大吸收719 nm，最大发射873 nm。可使用DSPE-PEG制备为T27/DSPE-PEG纳米颗粒，在水中最大吸收700 nm，最大发射900 nm，水合动力学直径112 nm
原理	荧光纳米颗粒随血液流动，分布于血管中

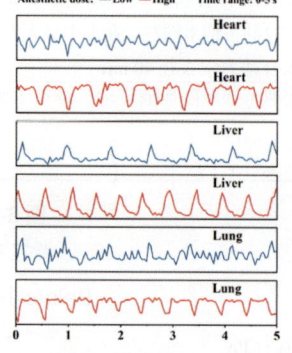

条件	200 μL 1 mg/mL T27/DSPE-PEG（T27浓度）静脉注射	条件	125 μL（轻度麻醉）或200 μL（高度麻醉）戊巴比妥静脉注射后，200 μL 1mg/mL T27/DSPE-PEG（T27浓度）静脉注射，随后进行高速成像，记录对应器官区域的荧光信号波动
形态特征	可见躯干和后肢血管分布，大视野下可见红色虚线处后肢主要血管半峰宽为0.61 mm，信噪比为5.5；小视野下可区分后肢股动脉（半峰宽为0.53 mm，信噪比为3.1）和股静脉（半峰宽为0.59 mm，信噪比为3.2）	形态特征	在轻度和深度麻醉下，测得小鼠的心脏血管搏动频率每分钟372和150次；肝脏血管搏动频率每分钟120和80次；肺部血管搏动频率每分钟120和80次（肺部）

图6-77 Balb/c小鼠躯干（左）和后肢（右），血管宏观成像
（激发808 nm，采集1300～1700 nm，标尺50 μm）

图6-78 Balb/c小鼠全身血管宏观成像用于监测不同麻醉深度下的心跳、呼吸频率

Balb/c小鼠后肢血管宏观成像

近红外荧光探针 TPE-BBT[38]

性能	TPE-BBT 在二甲基亚砜中最大吸收 660 nm。可使用 F127 制备为 TTB/F127 纳米颗粒，在水中最大吸收 680 nm，最大发射 930 nm，水合动力学直径 25 nm	条件	100 μL 1 mg/mL TPE-BBT/F127（TPE-BBT 浓度）尾静脉注射后立即成像
原理	荧光纳米颗粒随血液流动，分布于血管中	形态特征	可见躯干血管分布，红色实线处血管信号半峰宽为 0.23 mm，信噪比为 1.76

图 6-79　Balb/c 小鼠后肢，血管宏观成像
（激发 808 nm，采集 850～1700 nm）

裸鼠缺血后肢血管宏观成像

近红外荧光探针 HY4[39]

性能	在四氢呋喃中最大吸收 736 nm，最大发射 1020 nm。可使用 DSPE-PEG 制备为 HY4/DSPE-PEG 纳米颗粒，在水中最大吸收 740 nm，最大发射 1020 nm，水合动力学直径 100 nm
原理	荧光纳米颗粒随血液流动，分布于血管中

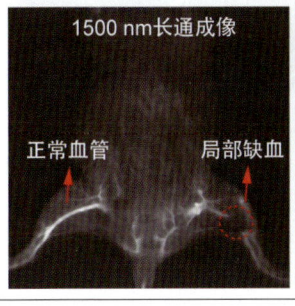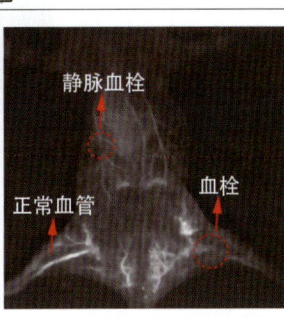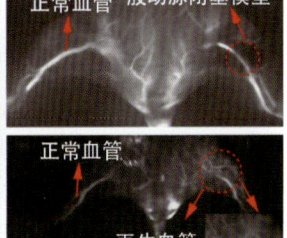

条件	200 μL 0.8 mg/mL HY4/DSPE-PEG（HY4 浓度）静脉注射
形态特征	可见后肢血管分布，局部血流明显受阻

图 6-80　后肢缺血的裸鼠后肢，血管宏观成像（左：单侧股静动脉结扎模型，中：腹部静脉血栓模型，右：股动脉闭塞模型；左后肢血管为正常血管对照，右后肢为缺血模型；红色圆圈处为缺血区域）
（激发 808 nm，采集 1500～1700 nm）

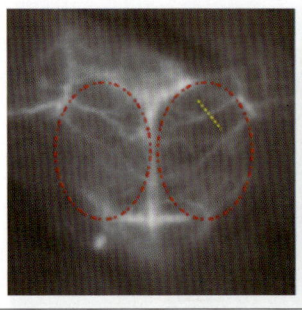 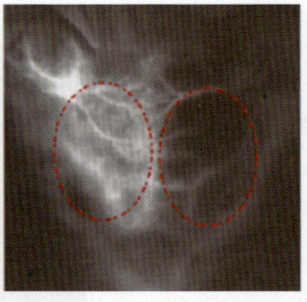 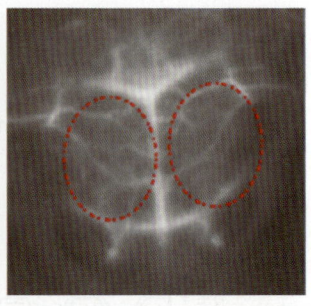

条件	200 μL 0.8 mg/mL HY4/DSPE-PEG（HY4浓度）静脉注射
形态特征	可见脑血管分布，未经预防治疗的小鼠左半球血流明显受阻，经预防治疗的小鼠脑血管通畅

图6-81　大脑中动脉阻塞的裸鼠头部，血管宏观成像，左：正常对照组，中：大脑中动脉阻塞模型，右：经药物灯盏细辛滴丸预防治疗的大脑中动脉阻塞模型；左边红色圆圈：无缺血的脑右半球，右边红色圆圈：缺血的脑左半球

（激发808 nm，采集1500～1700 nm）

Balb/c裸鼠后肢血管宏观成像

近红外荧光探针BBT-C6T-DPA-OMe[40]

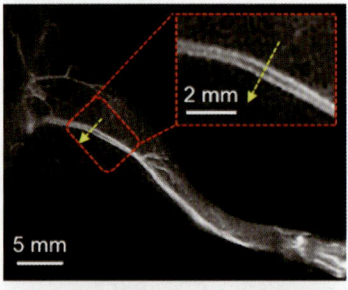

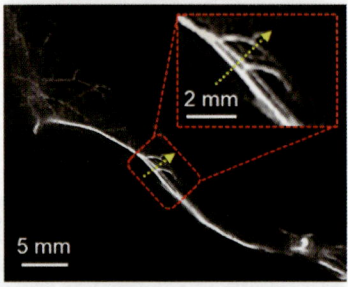

性能	在四氢呋喃中最大吸收860 nm，最大发射1120 nm。可使用F127制备纳米颗粒，在水中最大吸收860 nm，最大发射1120 nm，水合动力学直径80 nm	条件	200 μL 6 mg/mL BBT-C6T-DPA-OMe/F127（BBT-C6T-DPA-OMe浓度）尾静脉注射
原理	荧光纳米颗粒随血液流动，分布于血管中	形态特征	可见后肢血管分布，上图黄色箭头处为股动脉和股静脉，血管信号半峰宽为0.207和0.175 mm；下图黄色箭头处为股动脉分支血管，血管信号半峰宽为0.123、0.139、0.055和0.113 mm

图6-82　Balb/c裸鼠后肢（不同角度），血管宏观成像

（激发980 nm，采集1300～1700 nm）

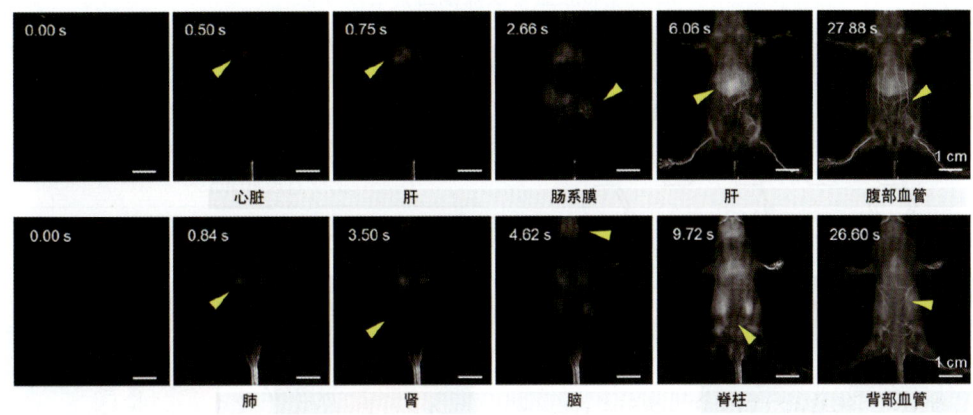

条件	200 μL 6 mg/mL BBT-C6T-DPA-OMe/F127（BBT-C6T-DPA-OMe浓度）尾静脉注射
形态特征	可见注射后荧光信号延全身血管扩散，且向心脏、肺部、肠道、肝脏、肾脏、大脑、脊柱等不同器官灌注，并逐渐达到峰值

图6-83　Balb/c裸鼠（不同小鼠），血管宏观成像

（激发980 nm，采集1300～1700 nm）

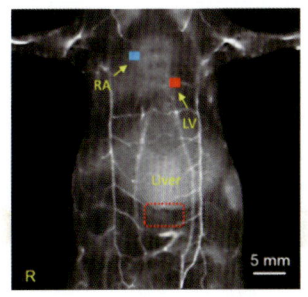 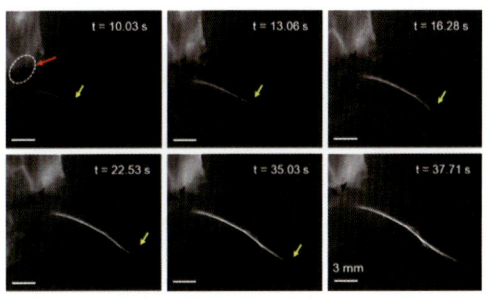

条件	200 μL 6 mg/mL BBT-C6T-DPA-OMe/F127（BBT-C6T-DPA-OMe浓度）尾静脉注射
形态特征	根据心脏血管信号的周期性波动测得心跳频率为240次/分，与心电图数据一致；肝脏下缘位置搏动测得呼吸频率为150次/分

条件	200 μL 6 mg/mL BBT-C6T-DPA-OMe/F127（BBT-C6T-DPA-OMe浓度）尾静脉注射
形态特征	可见注射后初期仅股动脉可见荧光信号，35秒后股静脉出现荧光信号回流，提示缺血后肢血流缓慢，根据流动的荧光信号测得血液流速为1.513 mm/s±0.081 mm/s

图6-84　Balb/c裸鼠躯干，血管宏观成像用于监测心跳、呼吸频率（蓝色矩形：右心房，红色矩形：左心室，红色虚线方框：肝脏的下缘）

（激发980 nm，采集1300～1700 nm）

图6-85　股动脉缺血的Balb/c裸鼠后肢，血管宏观成像用于检测血液流速（红色箭头：缺血处）

（激发980 nm，采集1300～1700 nm）

SD大鼠后肢血管及裸鼠血管宏观成像

近红外荧光探针BPN-BBT[31,41]

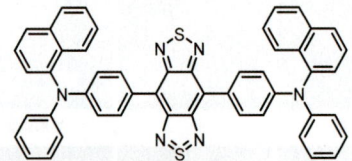

性能	BPN-BBT在四氢呋喃中最大吸收700 nm，最大发射960 nm。可使用F127制备为BPN-BBT/F127纳米颗粒，在水中最大吸收710 nm，最大发射950 nm，水合动力学直径40 nm
原理	荧光纳米颗粒随血液流动，分布于血管中

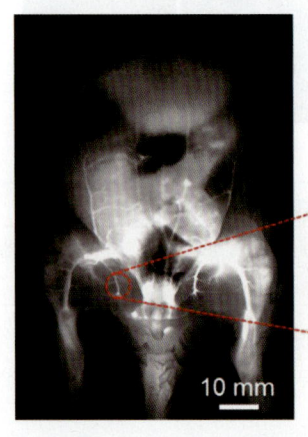 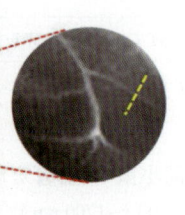 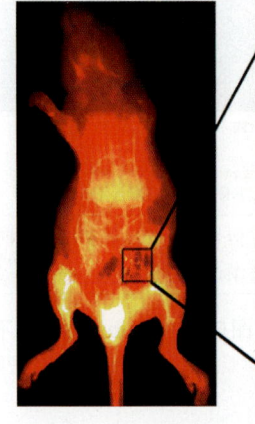 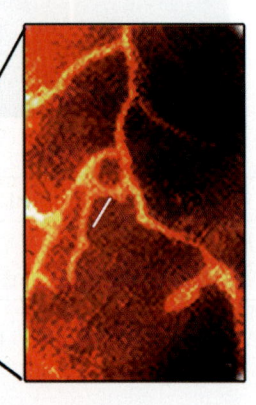

条件	2 mL 1 mmol/L BPN-BBT/F127（BPN-BBT浓度）尾静脉注射15分钟后
形态特征	可见躯干和后肢血管分布，黄色虚线处血管信号半峰宽为1.0 mm

图6-86　SD大鼠后肢，血管宏观成像
（激发793 nm，采集1200～1700 nm）

条件	200 μL 1 mg/mL BPN-BBT/F127（BPN-BBT浓度）尾静脉注射15分钟后
形态特征	可见躯干和后肢血管分布，白色实线处血管直径为0.37 mm

图6-87　裸鼠，血管宏观成像
（激发785 nm，采集1000～1700 nm）

Balb/c小鼠脑部及后肢血管宏观成像

近红外荧光探针 pNIR-4[42]

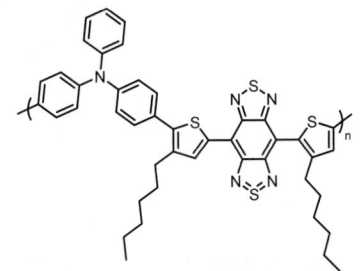

性能	pNIR-4在四氢呋喃中最大吸收709 nm，最大发射1080 nm。可使用DSPE-PEG制备为pNIR-4/DSPE-PEG纳米颗粒，在水中最大吸收750 nm，最大发射1040 nm，水合动力学直径100 nm
原理	荧光纳米颗粒随血液流动，分布于血管中

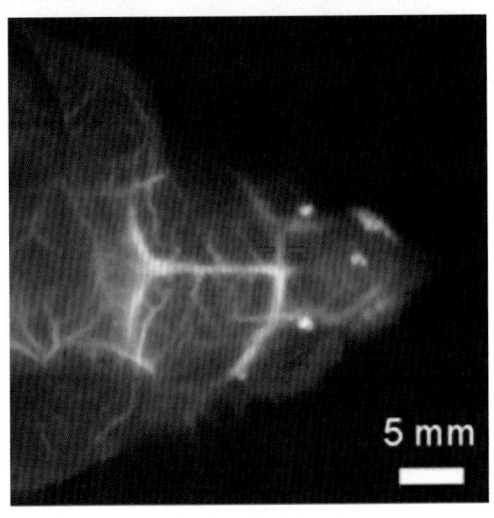

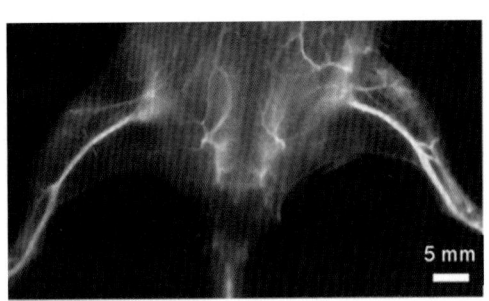

条件	pNIR-4/DSPE-PEG尾静脉注射2分钟后
形态特征	可见脑部血管分布

图6-88　Balb/c小鼠脑部，血管宏观成像
（激发808 nm，采集1319～1700 nm）

条件	pNIR-4/DSPE-PEG尾静脉注射2分钟后
形态特征	可见后肢血管分布

图6-89　Balb/c小鼠后肢，血管宏观成像
（激发808 nm，采集1319～1700 nm）

Balb/c小鼠后肢血管及蟹猴手臂/手部、头皮及腋窝血管宏观成像

近红外荧光探针 TTB[38,43]

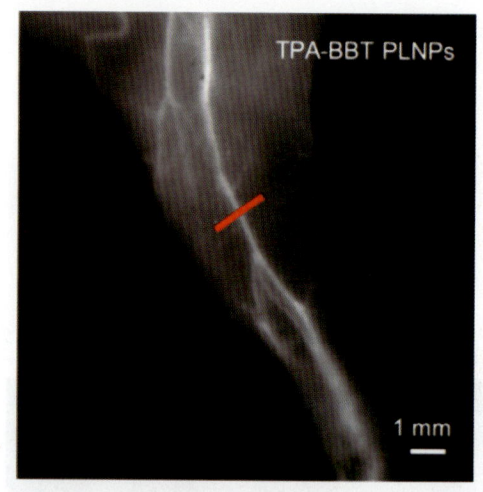

性能	在四氢呋喃中最大发射1050 nm。可使用DSPE-PEG制备纳米颗粒,在水中最大吸收725 nm,最大发射1050 nm,水合动力学直径35 nm	条件	100 μL 1 mg/mL TTB/F127(TTB浓度)尾静脉注射后立即成像(激发808 nm,采集1250～1700 nm)
原理	荧光纳米颗粒随血液流动,分布于血管中	形态特征	可见躯干血管分布,实线处血管信号半峰宽为0.24 mm,信噪比为1.67

图6-90 Balb/c小鼠后肢,血管宏观成像

(激发808 nm,采集850～1700 nm)

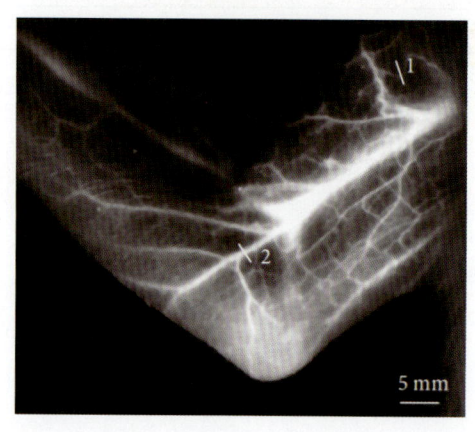
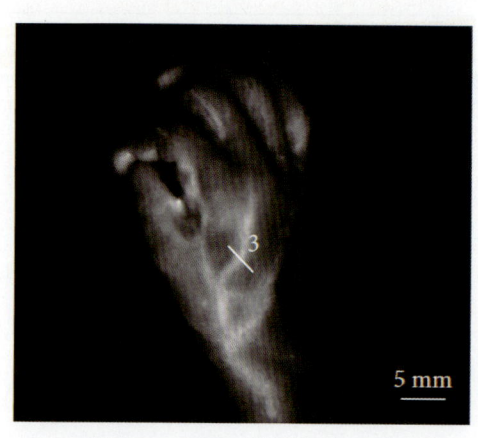

条件	2 mg/kg 1 mg/mL TTB/DSPE-PEG(TTB浓度)静脉注射2分钟后,手臂内侧毛发剃除	条件	2 mg/kg 1 mg/mL TTB/DSPE-PEG(TTB浓度)静脉注射2分钟后,手部毛发保留
形态特征	可见手臂血管分布,血管信号半峰宽为0.4 mm(1)和1.2 mm(2)	形态特征	可见手部血管分布,白线处血管信号半峰宽为3.1 mm

图6-91 蟹猴手臂,血管宏观成像　　　　图6-92 蟹猴手部,血管宏观成像

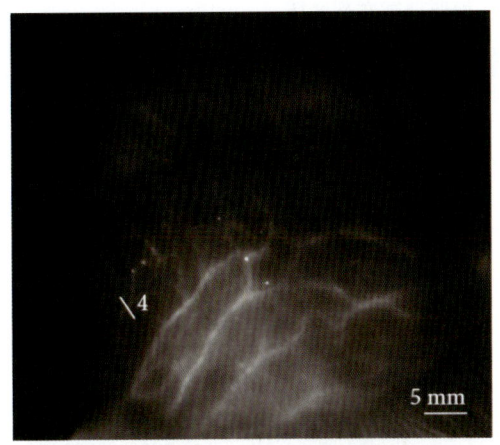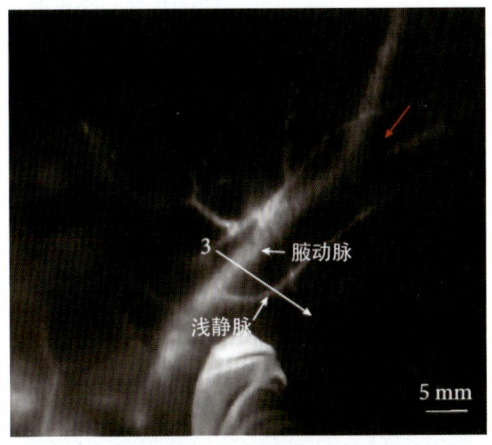

条件	2 mg/kg 1 mg/mL TTB/DSPE-PEG（TTB浓度）静脉注射2分钟，头皮毛发剃除		条件	2 mg/kg 1 mg/mL TTB/DSPE-PEG（TTB浓度）静脉注射2分钟后
形态特征	可见手臂血管分布，白色虚线处血管信号半峰宽为0.3 mm		形态特征	可见腋窝血管分布，深动脉直径2.6 mm±0.2 mm，位于1.5 cm深度处；当表皮拉扯时可见浅静脉随之移动，深动脉保持静止

图6-93　蟹猴头皮，血管宏观成像　　　　　图6-94　蟹猴腋窝，血管宏观成像

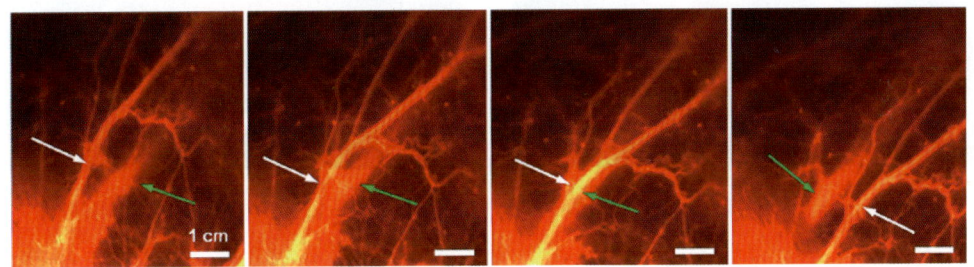

条件	2 mg/kg SA-TTB-PEG$_{1000}$ 耳静脉注射5分钟后
形态特征	可见后肢血管分布，皮肤伸展时，浅表静脉血管位置变化较大，而深层髂外静脉仍保持在原来的位置

图6-95　SPR新西兰白兔后肢受外力拉伸的过程，血管宏观成像（白色箭头：浅表静脉；绿色箭头：深层髂外静脉）

（激发808 nm，采集1250～1700 nm）

C57BL/6NJ小鼠躯全身及后肢血管宏观成像

近红外荧光探针 SA-TTB-PEG$_{1000}$[33]

性能	SA-TTB-PEG$_{1000}$在水中最大吸收728 nm，最大发射1050 nm，水合动力学直径32.68 nm±2.10 nm
原理	荧光纳米颗粒随血液流动，分布于血管中

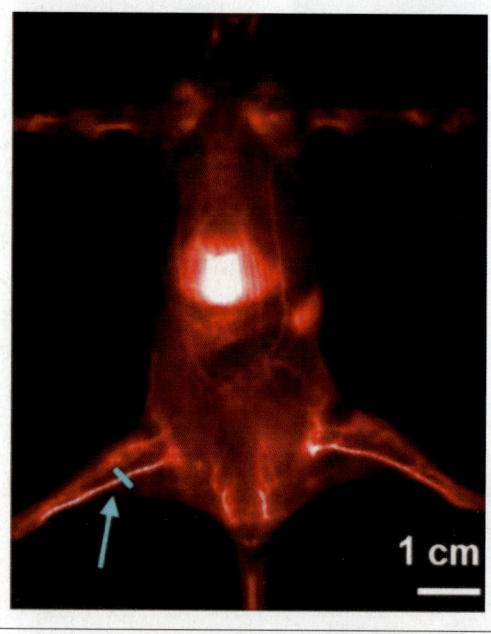

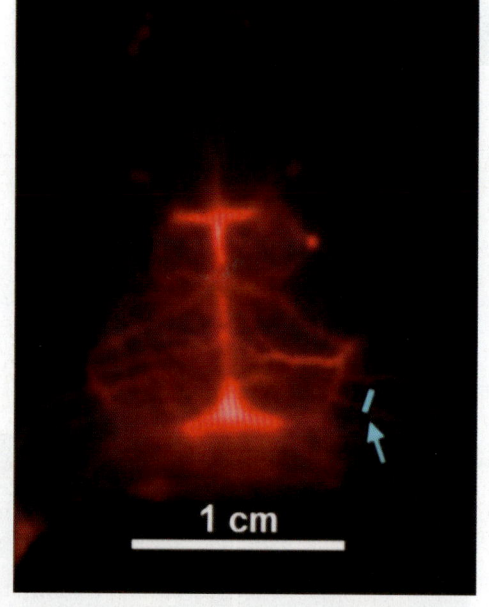

条件	4 mg/kg SA-TTB-PEG$_{1000}$尾静脉注射5分钟后
形态特征	可见躯干血管分布，蓝线处血管信号半峰宽为244 μm

条件	4 mg/kg SA-TTB-PEG$_{1000}$尾静脉注射5分钟后
形态特征	可见躯干血管分布，蓝线处血管信号半峰宽为67 μm

图6-96　C57BL/6NJ小鼠，血管宏观成像（激发808 nm，采集1319～1700 nm）

图6-97　C57BL/6NJ小鼠头部，血管宏观成像（激发808 nm，采集1319～1700 nm）

裸鼠躯后肢血管宏观成像

近红外荧光探针 TT3-oCB[36]

性能	TT3-oCB 在四氢呋喃中最大吸收 722 nm，在 90 vol% 水（含 10 vol% 四氢呋喃）最大发射 1041 nm。可使用 F127 制备为 TT3-oCB/F127 纳米颗粒，在水中最大发射 1062 nm，水合动力学直径 40 nm
原理	荧光纳米颗粒随血液流动，分布于血管中

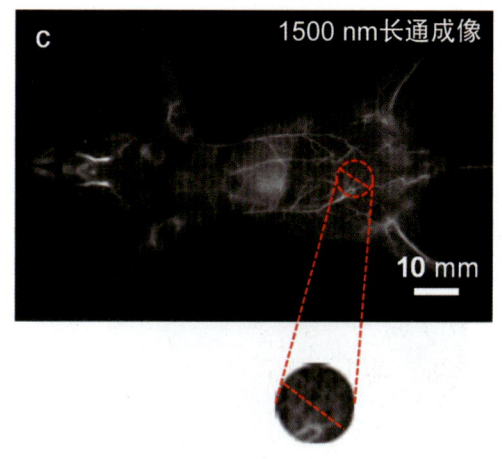

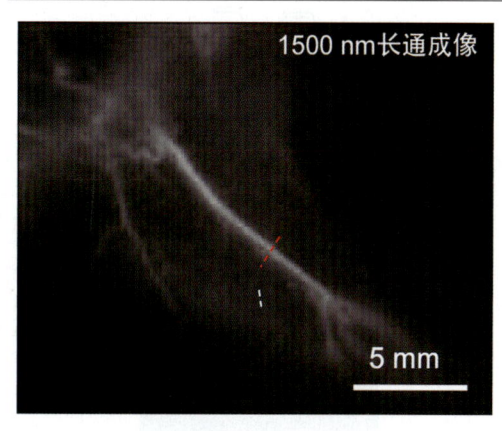

条件	200 μL 0.8 mg/mL TT3-oCB/F127（TT3-oCB 浓度）尾静脉注射
形态特征	可见躯干血管分布，红色虚线处血管信号半峰宽低至 0.29 mm

条件	200 μL 0.8 mg/mL TT3-oCB/F127（TT3-oCB 浓度）尾静脉注射
形态特征	可见股部血管分布，红色虚线处血管信号半峰宽为 0.16 和 0.26 mm，信噪比为 1.31 和 1.7；白色虚线处血管信号半峰宽为 0.04 mm，信噪比为 1.2

图 6-98　裸鼠，血管宏观成像（激发 793 nm，采集 1500～1700 nm）

图 6-99　裸鼠后肢，血管宏观成像（激发 793 nm，采集 1500～1700 nm）

ICR小鼠后肢血管溶栓宏观成像

近红外荧光探针 4THTPB[44]

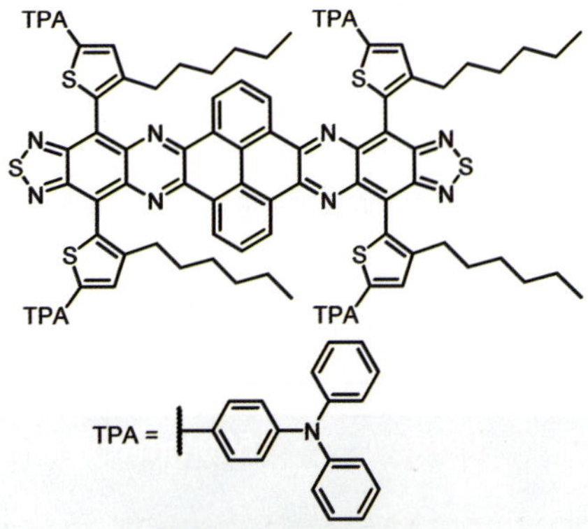

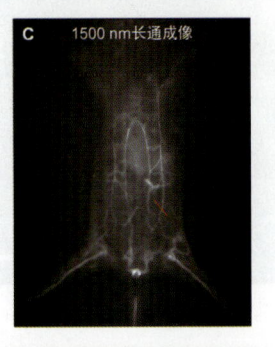

性能	4THTPB在四氢呋喃中最大吸收696 nm，最大发射1010 nm。可使用DSPE-PEG制备为4THTPB/DSPE-PEG纳米颗粒，在水中最大吸收732 nm，最大发射1058 nm，水合动力学直径102.8 nm
原理	荧光纳米颗粒随血液流动，分布于血管中

条件	200 μL 1 mg/mL 4THTPB/DSPE-PEG（4THTPB浓度）尾静脉注射
形态特征	可见躯干血管分布，红色虚线处血管信号半峰宽低至0.33 mm

图6-100　ICR小鼠，血管宏观成像
（激发793 nm，采集1500～1700 nm）

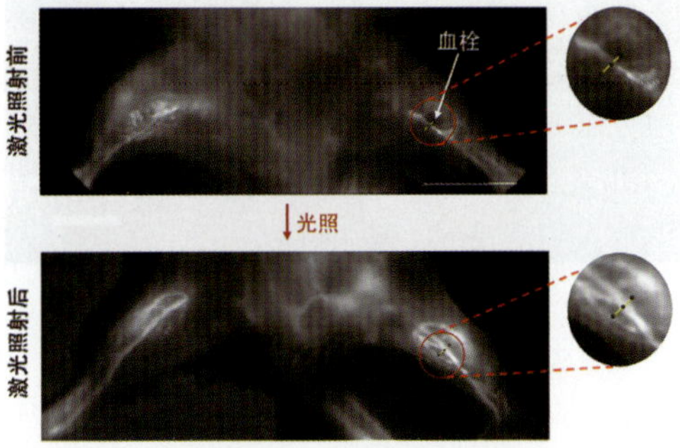

条件	小鼠股动脉经1滴10% $FeCl_3$溶液处理16分钟后形成血栓，150 μL 850 μm 4THTPB/DSPE-PEG（4THTPB浓度）尾静脉注射，使用808 nm激光（0.3 W/cm^2）照射5分钟
形态特征	可见血栓形成部分血流明显受阻，经激光照射后，光热效应溶解血栓使得血管疏通

图6-101　溶栓治疗前后的Balb/c小鼠后肢，血管宏观成像
（激发808 nm，采集1175～1700 nm）

小鼠全身及新西兰兔耳部血管宏观成像

近红外荧光探针 DIPT-ICF[45]

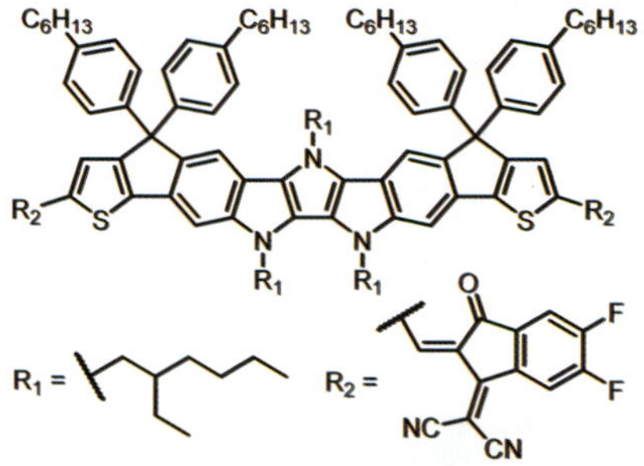

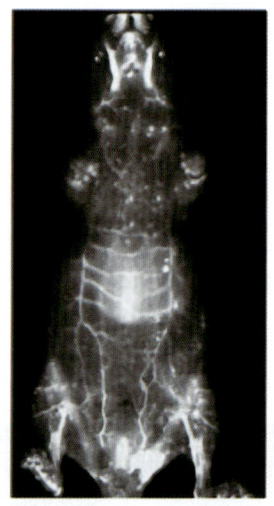

性能	DIPT-ICF 在四氢呋喃中最大吸收 820 nm，最大发射 1014 nm。可使用 F127 制备为 4THTPB/F127 纳米颗粒，在水中最大吸收 974 nm，最大发射 1078 nm，水合动力学直径约 100 nm
原理	荧光纳米颗粒随血液流动，分布于血管中

条件	200 μL 0.3 mg/mL DIPT-ICF/F127（DIPT-ICF 浓度）尾静脉注射		条件	0.8 mg/kg 0.3 mg/mL DIPT-ICF/F127（DIPT-ICF 浓度）耳静脉注射
形态特征	可见躯干血管分布，信号保留时间超过 12 小时		形态特征	可见血管网络分布，信号保留时间超过 48 小时

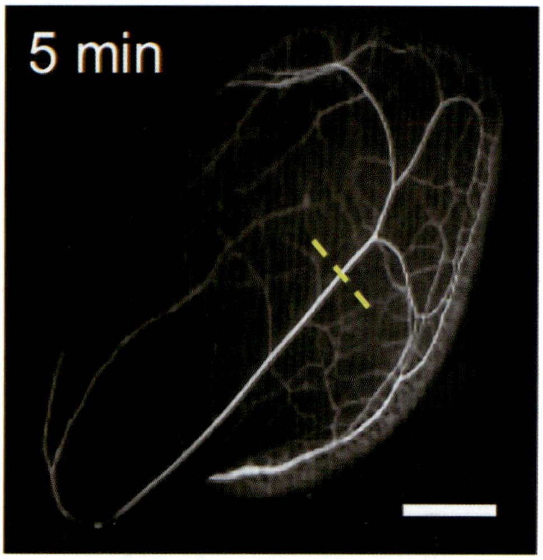

图 6-102　小鼠，血管宏观成像
（激发 980 nm，采集 1319～1700 nm）

图 6-103　新西兰兔耳部，血管宏观成像
（激发 980 nm，采集 1319～1700 nm，标尺 2 cm）

ICR小鼠子宫血管宏观成像

近红外荧光探针 OTPA-BBT[46]

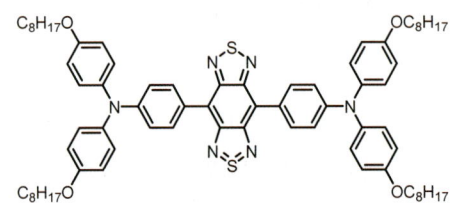

性能	OTPA-BBT 在四氢呋喃中最大吸收 750 nm，最大发射 1060 nm。可使用 F127 制备为 OTPA-BBT/F127 纳米颗粒，在水中最大吸收 700 nm，最大发射 1000 nm，水合动力学直径 28.3 nm ± 1.6 nm	条件	200 μL 1 mg/mL OTPA-BBT/F127（OTPA-BBT 浓度）静脉灌注，小鼠手术切口显露左侧子宫
原理	荧光纳米颗粒随血液流动，分布于血管中	形态特征	可见子宫血管分布，黄线处血管信号半峰宽从左至右分别为 0.22 mm、0.18 mm、0.24 mm

图 6-104　ICR 小鼠子宫，血管宏观成像

（激发 793 nm，采集 1500～1700 nm，标尺 1.25 mm）

Balb/c 裸鼠全身血管宏观成像

近红外荧光探针 2TT-oC26B[35]

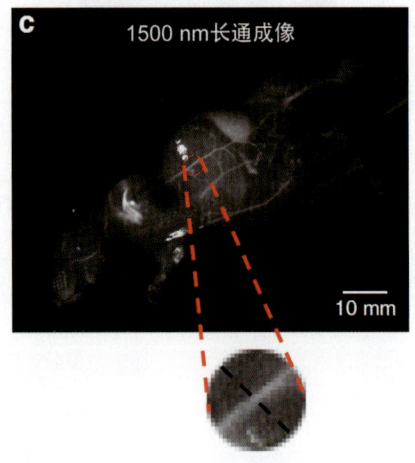

性能	在四氢呋喃中最大吸收 700 nm，最大发射 1075 nm。可使用 DSPE-PEG 制备纳米颗粒，在水中最大吸收 730 nm，最大发射 1030 nm，水合动力学直径 60 nm	条件	200 μL 0.8 mg/mL 2TT-oC26B/DSPE-PEG（2TT-oC26B 浓度）尾静脉注射 10 分钟
原理	荧光纳米颗粒随血液流动，分布于血管中	形态特征	可见躯干血管分布，黑色虚线处血管信号半峰宽为 0.41 mm，信噪比为 2

图 6-105　裸鼠，血管宏观成像

（激发 793 nm，采集 1500～1700 nm）

C57小鼠躯干血管宏观成像

近红外荧光探针HLX[47]

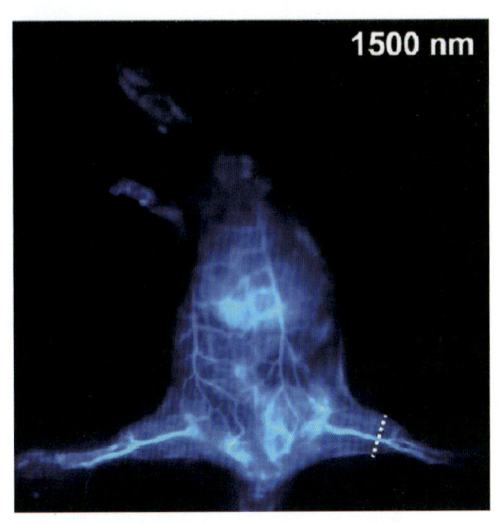

性能	HLX在四氢呋喃中最大吸收730 nm，最大发射1040 nm。可使用DSPE-PEG制备纳米颗粒，在水中最大吸收730 nm，最大发射1040 nm，水合动力学直径160 nm	条件	200 μL 1 mg/mL HLX /DSPE-PEG（HLX浓度）尾静脉注射
原理	荧光纳米颗粒随血液流动，分布于血管中	形态特征	可见躯干血管分布，白色虚线处血管信号半峰宽为0.29 mm，信噪比为2.5

图6-106　C57小鼠，血管宏观成像

（激发808 nm，采集1500～1700 nm）

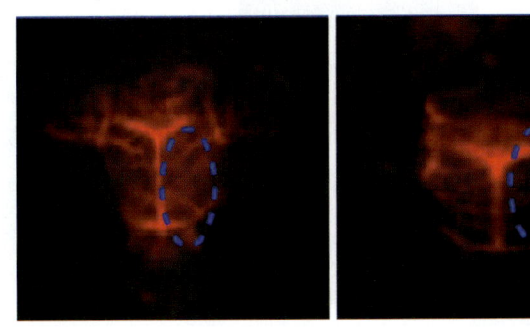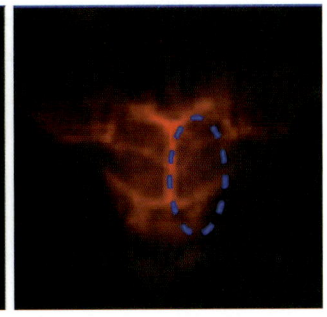

条件	200 μL 1 mg/m lHLX /DSPE-PEG（HLX浓度）尾静脉注射
形态特征	可见脑血管分布，未经预防治疗的小鼠左半球血流明显受阻，经预防治疗的小鼠脑血管通畅

图6-107　大脑中动脉阻塞的C57小鼠脑部，血管宏观成像（左：正常对照组；中：大脑中动脉阻塞模型；右：经药物红景天苷治疗的大脑中动脉阻塞模型；左边红色圆圈：无缺血的脑右半球；右边红色圆圈：缺血的左脑半球）

（激发808 nm，采集1500～1700 nm）

Balb/c 裸鼠躯干血管宏观成像

近红外荧光探针 2FT-*o*CB[48]

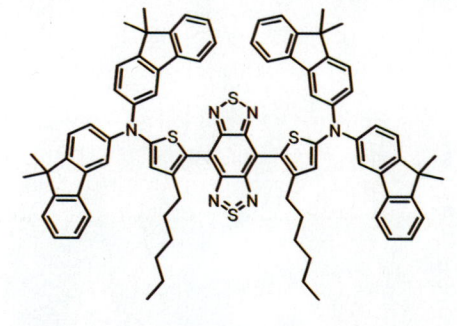

性能	2FT-*o*CB 在四氢呋喃中最大吸收 830 nm，在水（含1%二甲基亚砜）中最大发射 1215 nm。可使用 F127 制备为 2FT-*o*CB/F127 纳米颗粒，在水中最大吸收 846 nm，最大发射 1115 nm，水合动力学直径 50 nm	条件	200 μL 1 mg/mL 2FT-*o*CB/F127（2FT-*o*CB 浓度）静脉注射 1 分钟后
原理	荧光纳米颗粒随血液流动，分布于血管中	形态特征	可见躯干和后肢血管分布，黄色实线处血管信噪比为 1.35 和 1.50

图 6-108　Balb/c 裸鼠躯干，血管宏观成像
（激发 793 nm，采集 1400～1500 nm，标尺 10 mm）

ICR 小鼠躯干血管宏观成像

近红外荧光探针 TQ-BPN[28]

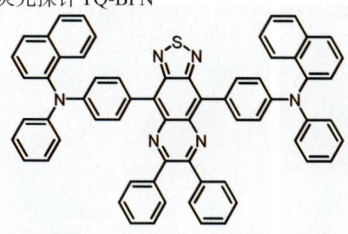 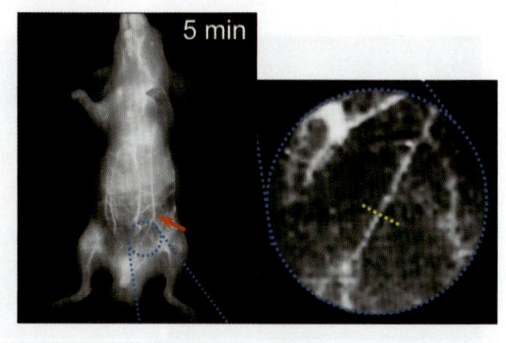

性能	TQ-BPN 在四氢呋喃中最大吸收 610 nm，最大发射 807 nm。可使用 F127 制备为 TQ-BPN/F127 纳米颗粒，在水中最大吸收 630 nm，最大发射 810 nm，在 1300 nm 激发下产生峰值 800 nm 的双光子荧光，水合动力学直径 35 nm	条件	200 μL 0.5 mmol/L TQ-BPN/F127（TQ-BPN 浓度）尾静脉注射
原理	荧光纳米颗粒随血液流动，分布于血管中	形态特征	可见躯干血管分布，可见黄色虚线处血管信号半峰宽为 0.27 mm

图 6-109　ICR 小鼠，血管宏观成像
（激发 635 nm，采集 900～1700 nm）

C57小鼠躯干血管宏观成像

近红外荧光探针 HQL2[49]

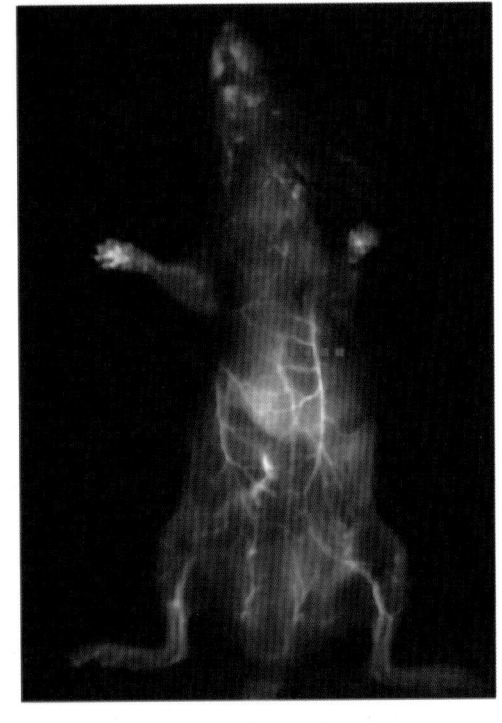

性能	在二氯甲烷中最大吸收710 nm,最大发射1044 nm。可使用DSPE-PEG制备纳米颗粒,在水中最大吸收710 nm,最大发射990 nm,水合动力学直径155 nm	条件	200 μL 5 mg/mL HQL2/DSPE-PEG(HQL2浓度)尾静脉注射
原理	荧光纳米颗粒随血液流动,分布于血管中	形态特征	可见躯干血管分布,红色虚线处血管信号半峰宽为0.345 mm,信噪比为2.5

图6-110　C57小鼠,血管宏观成像

(激发808 nm,采集1320～1700 nm)

第三节　中枢神经系统成像

中枢神经系统是神经系统的核心部分,主要由脑和脊髓组成,负责调节感觉、运动、认知和情绪等复杂功能。中枢神经系统通过与外周神经系统的连接,感知外界和内部环境的变化,并迅速做出反应,以维持机体的稳态。其中,脑是中枢神经系统的核心,分为大脑、小脑和脑干三大部分。大脑负责高级认知功能,包括意识、记忆、语言、情绪和推理等;小脑控制身体平衡与协调性运动;脑干则调节呼吸、心跳等基本生命活动。脊髓通过神经通路传递脑部和身体各部位之间的信息,是许多反射活动的中枢。

中枢神经系统的健康对身体至关重要,但由于其复杂性及对损伤的高度敏感,中枢神经系统也易受各种疾病影响,如脑卒中、帕金森病、阿尔茨海默病等神经退行性疾病。这些疾病严重影响生活质量，且通常具有较高的致残率。阿尔茨海默病是常见的神经退行性疾病，表现为认知和记忆功能逐步衰退，其病理特征包括脑内的 β 淀粉样蛋白沉积和神经原纤维缠结。帕金森病也属退行性疾病，因多巴胺神经元丧失而导致运动障碍。此外，卒中（包括脑梗死、脑出血）是常见的脑血管疾病，易致死致残。中枢神经系统感染如脑膜炎和脑炎也会引发急性炎症，对神经元造成损伤。

此外，中枢神经系统的屏障，即血-脑屏障，尽管能有效保护脑部免受病原体侵袭，但也为药物输送带来了极大挑战。因此，中枢神经系统的研究对于疾病预防、诊断和治疗具有重要意义，尤其是如何安全、有效地穿透血-脑屏障，将成为未来医学发展的关键方向之一。

一、中枢神经系统成像的意义

中枢神经系统活体成像是医学和神经科学研究中不可或缺的工具，其核心意义在于提供无创性、实时的脑和脊髓结构及功能信息，使科学家和临床医生能够深入了解中枢神经系统的生理、病理及动态过程。首先，成像技术能够有效辅助诊断中枢神经系统相关疾病，如卒中、脑肿瘤、阿尔茨海默病、帕金森病和多发性硬化症，为疾病的早期发现和精确诊断提供可靠依据。其次，中枢神经系统成像技术对于治疗方案的制订与效果评估至关重要。通过对疾病发展和治疗反应的追踪，医生能够优化治疗策略，个性化调整干预措施，提升治疗效果。此外，在新药开发和神经生物学研究中，成像技术可帮助监测药物在CNS中的分布、代谢及作用机制，从而推进药物安全性和有效性的验证。在基础研究方面，中枢神经系统成像支持对复杂神经回路和认知功能的深入探索，如情绪处理、决策、学习与记忆的神经基础。这些研究不仅有助于揭示大脑如何工作，也为理解和治疗神经精神疾病提供了理论支持。

二、AIE材料在中枢神经系统成像中的应用

目前，AIE材料在中枢神经系统成像中的应用主要涉及神经退行性疾病早期诊断和脊髓成像。对于神经退行性疾病（如阿尔茨海默病和帕金森病），AIE材料可用于检测脑内异常蛋白质的早期聚集，这种聚集是疾病的重要标志。此外，AIE材料还可以用于检测干细胞促进脊髓损伤修复的过程。另外，脑血管成像相关的介绍已经在本章第一节中呈现，本部分不作赘述。

三、中枢神经系统成像图例

见图6-111～图6-118。

FAD小鼠脑部异常蛋白宏观成像

红色荧光探针 CNPy-AD[50]

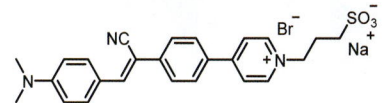

性能	在二甲基亚砜中最大吸收455 nm，最大发射720 nm，在水中几乎无发射，与β淀粉样蛋白或纤维状蛋清溶菌酶结合产生最大发射620 nm荧光
原理	荧光探针因与蛋白质纤维结合而聚集产生荧光

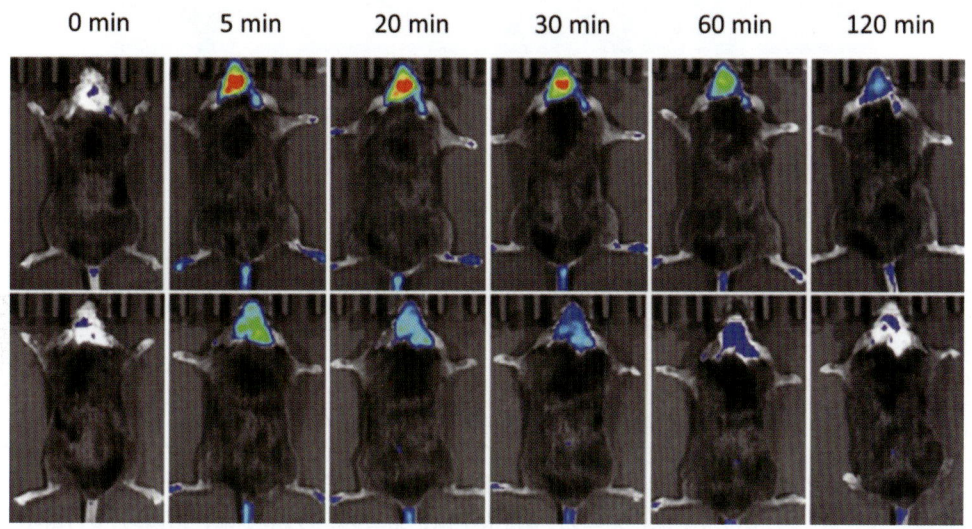

条件	2 mg/kg CNPy-AD溶液尾静脉注射，小鼠2.5月龄
形态特征	可见荧光信号分布于患阿尔茨海默病小鼠的脑部，提示β淀粉样蛋白的存在，随时间推移荧光信号先增强再减弱，在注射后5分钟信号达到最大值

图6-111　FAD（阿尔茨海默病模型）转基因（上）和野生型C57BL6小鼠（下），脑部异常蛋白宏观成像

（激发500 nm，采集620 nm）

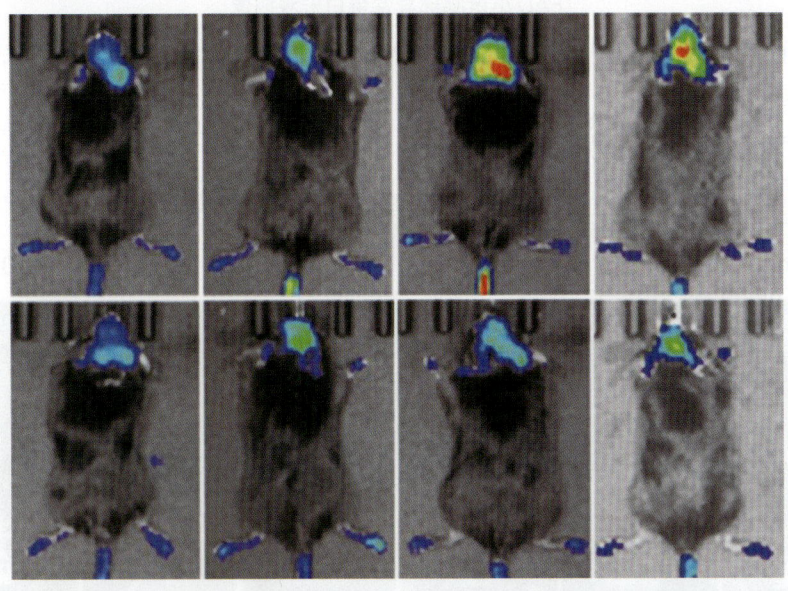

条件	2 mg/kg CNPy-AD 溶液尾静脉注射
形态特征	小鼠自4月龄起脑部可见明显荧光信号，提示β淀粉样蛋白的存在

图6-112　APP/PS1（阿尔茨海默病模型）转基因（上）和野生型C57BL6小鼠（下），脑部异常蛋白宏观成像。第一列：2月龄小鼠；第二列：3月龄小鼠；第三列：4月龄小鼠；第四列：6月龄小鼠

（激发500 nm，采集620 nm）

FAD小鼠脑部异常蛋白宏观成像

红色/近红外荧光探针 DM-V2CN-PYC3[51]	性能	DM-V2CN-PYC3在PBS中最大吸收561 nm，几乎无发射，与β淀粉样蛋白结合产生最大发射696 nm的荧光
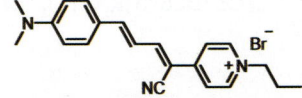	原理	荧光探针因与蛋白质纤维结合而聚集产生荧光

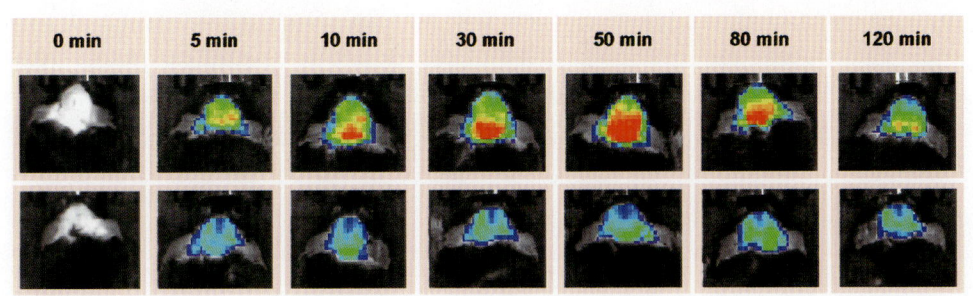

条件	2 mg/kg DM-V2CN-PYC3溶液静脉注射，小鼠9月龄
形态特征	可见荧光信号分布于患阿尔茨海默病小鼠的脑部，提示β淀粉样蛋白的存在，随时间推移荧光信号先增强再减弱，在注射后50分钟信号达到最大值

图6-113　野生型（上）和5FAD（阿尔茨海默病模型）转基因C57BL6小鼠（下），脑部异常蛋白宏观成像

（激发561 nm，采集630～730 nm）

APP/PS1小鼠脑部异常蛋白宏观成像

红色荧光探针 QM-FN-SO$_3$[52,53]

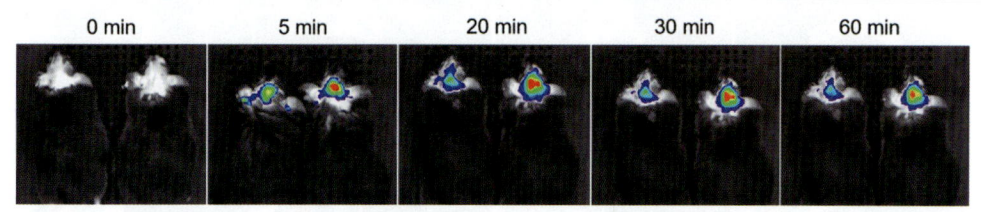

性能	在乙醇中最大吸收455 nm，在乙醇（含5 vol%水）中最大发射720 nm，在水中几乎无发射，与β淀粉样蛋白结合产生最大发射650 nm的荧光
原理	荧光探针因与蛋白质纤维结合而聚集产生荧光

条件	2 mg/kg QM-FN-SO$_3$溶液静脉注射，小鼠22月龄
形态特征	可见荧光信号分布于患阿尔茨海默病小鼠的脑部，提示β淀粉样蛋白的存在，随时间推移荧光信号先增强再减弱，在注射后20分钟信号达到最大值

图6-114　野生型（左）和APP/PS1（阿尔茨海默病模型）转基因C57BL6小鼠（右），脑部异常蛋白宏观成像

（激发500 nm，采集680 nm）

APP/PS1小鼠脑部异常蛋白宏观成像

红色/近红外荧光探针 DNTPH[54]

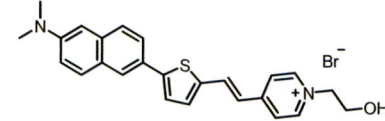

性能	在二甲基亚砜中最大吸收510 nm，在甲苯（含1 vol%二甲基亚砜）中最大发射708 nm，在水中几乎无发射，与β淀粉样蛋白结合产生最大发射710 nm的荧光
原理	荧光探针因与蛋白质纤维结合而聚集产生荧光

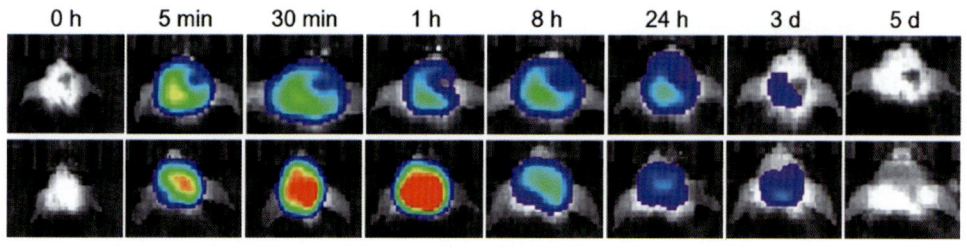

条件	0.8 mmol/L DNTPH溶液静脉注射，小鼠7月龄
形态特征	可见荧光信号分布于患阿尔茨海默病小鼠的脑部，提示β淀粉样蛋白的存在，随时间推移荧光信号先增强再减弱，在注射后1小时信号达到最大值

图6-115　野生型（上）和APP/PS1（阿尔茨海默病模型）转基因C57BL6小鼠（下），脑部异常蛋白宏观成像

（激发480 nm，采集670 nm）

C57BL6小鼠脑部异常蛋白宏观成像

红色/近红外荧光探针 TPABT-SCP[55]

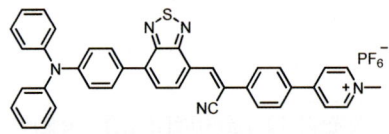

性能	TPABT-SCP在四氢呋喃中最大吸收520 nm，最大发射710 nm，在水（含1 vol%二甲基亚砜）最大吸收510 nm，最大发射720 nm
原理	荧光探针标记脑部正常细胞的线粒体而呈明显荧光信号，脑部细胞受损后荧光探针无法标记

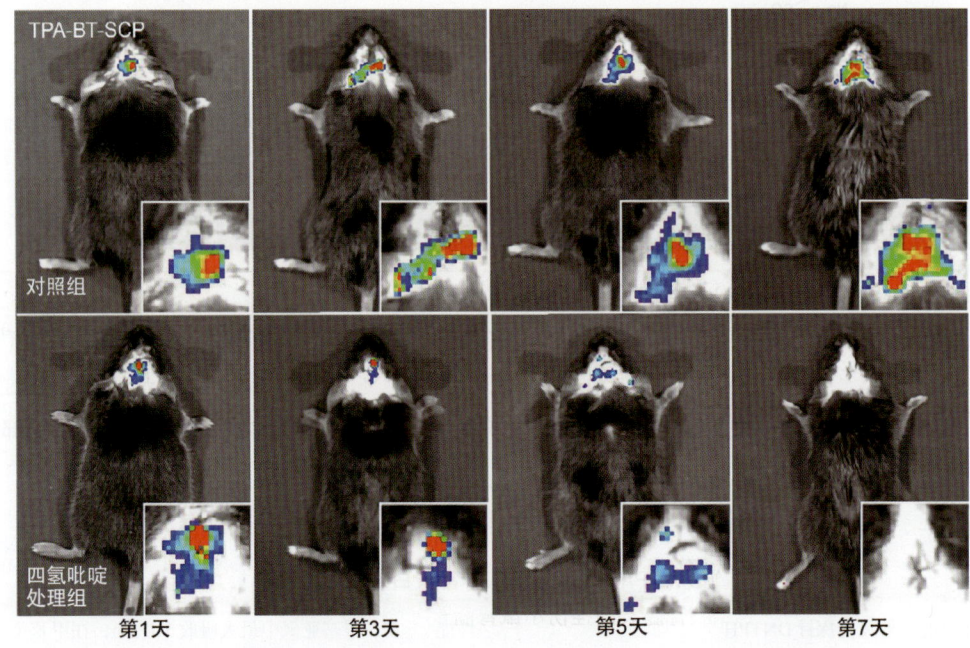

条件	2 μL 2.5 μmol/L TPABT-SCP溶液经颅骨穿孔注射入胸膜下方脑黑质，缝合头皮后每天经腹腔注射25mg/kg四氢吡啶溶液诱导黑质多巴胺能神经元变性，连续注射7天，注射后3天模拟帕金森病临床前阶段，注射后5天模拟帕金森病早期
形态特征	可见正常小鼠脑部存在明显荧光信号，经四氢吡啶诱导患帕金森病的小鼠脑部荧光信号随时间增长逐渐减弱

图6-116　经四氢吡啶诱导患帕金森病的C57BL6小鼠，脑部异常蛋白宏观成像。上：对照组；下：实验组

（激发510 nm，采集670 nm）

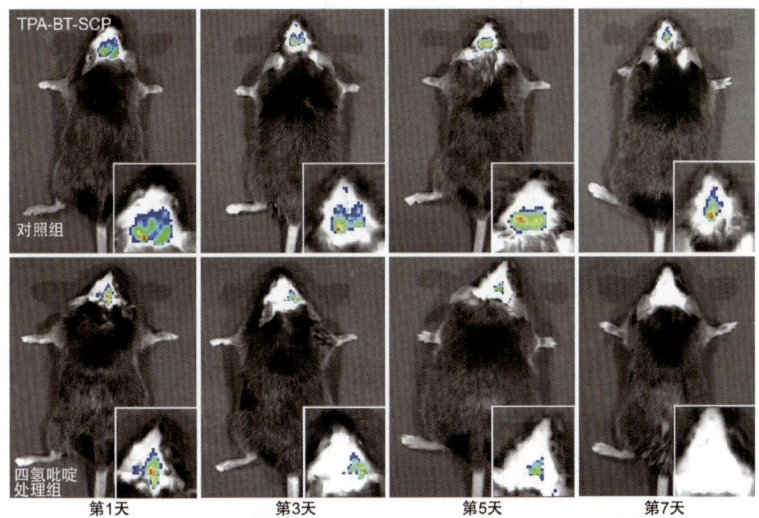

条件	10 μL 2.5 μmol/L TPABT-SCP溶液经鼻腔滴入，30分钟后即可第一次成像，随后每天经腹腔注射25mg/kg四氢吡啶溶液诱导黑质多巴胺能神经元变性，连续注射7天，注射后3天模拟帕金森病临床前阶段，注射后5天模拟帕金森病早期
形态特征	可见正常小鼠脑部存在明显荧光信号，经四氢吡啶诱导患帕金森病的小鼠脑部荧光信号随时间增长逐渐减弱

图6-117 正常（上）和经四氢吡啶诱导患帕金森病的C57BL6小鼠（下），脑部异常蛋白宏观成像。上：对照组；下：实验组

（激发510 nm，采集670 nm）

脊髓表面挫伤小鼠脊髓干细胞宏观成像

红色荧光探针 *t*-BPITBT-TPE [56]

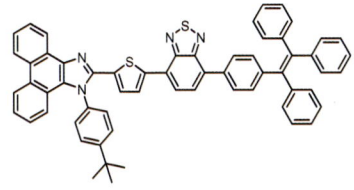

性能	在四氢呋喃中最大吸收477 nm，最大发射600 nm。可使用DSPE-PEG制备为纳米颗粒（表面修饰细胞穿膜肽TAT，RKKRRQRRRC），在水中最大吸收485 nm，最大发射640 nm，水合动力学直径116.2 nm
原理	荧光纳米颗粒标记的脐带间充质干细胞接种于脊髓，荧光纳米颗粒长时间在胞内滞留并随细胞定植、增长、分裂

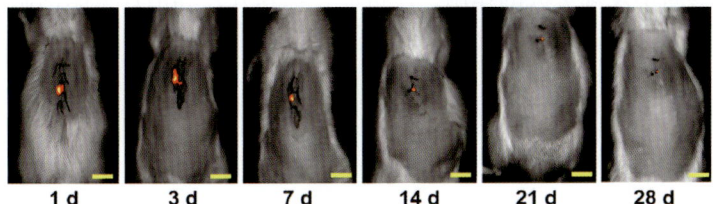

条件	100 μL经158 pmol/L *t*-BPITBT-TPE/DSPE-PEG-TAT（颗粒浓度）处理24小时的脐带间充质干细胞（10^6个细胞/mL）分4次经鞘内注入小鼠脊髓不同位置，留针5分钟后用医用生物胶封孔，成像时脊髓暴露
形态特征	可见脊髓损伤处出现明显荧光信号，随时间延长，伤口逐渐恢复，荧光信号随之减弱，荧光信号保留时间长达28天，反映了干细胞的定植和分裂

图6-118 脊髓表面挫伤的SD小鼠脊髓干细胞宏观成像

（激发500 nm，采集640 nm，标尺10 mm）

第四节 胃肠道成像

胃肠道是消化系统的关键组成部分,由一系列从口腔延伸至肛门的空腔器官构成的复杂网络。这些器官包括食管、胃、十二指肠、小肠和大肠等,它们各司其职,共同完成食物的摄取、运输、消化分解以及营养物质的吸收和代谢,同时负责将体内废物排出。这个连续的管道系统,通过其精密的生理机制,确保了机体能够从外界获取必要的热量和营养,维持正常的代谢和能量平衡。

一、胃肠道成像的意义

对胃肠道的实时监测,可以动态地观察机体对摄入食物的吸收和代谢过程。这种监测技术能够提供关于胃肠道代谢动力学的详细信息,对于反映消化系统的整体功能状态具有重要意义。通过实时监测,能够及时发现消化过程中的异常变化,为某些消化系统疾病的早期诊断、预防和治疗提供科学依据。例如,炎性肠病、肠梗阻、消化性溃疡等常见胃肠道疾病,都可以通过实时成像技术进行有效的监测和评估。

二、AIE材料在胃肠道成像中的应用

在众多胃肠道成像技术中,近红外AIE材料的应用尤为引人注目。这些材料主要通过灌胃的方式直接作用于胃肠道,从而实现对肠道中消化和排泄过程的监测。通过在不同时间点进行成像,可以清晰地观察到AIE材料在胃、十二指肠、小肠及大肠中的移动轨迹和停留时间。这些数据不仅有助于分析摄取物的消化吸收路径和速率,还能够揭示胃肠道在不同生理和病理状态下的功能变化。这种高分辨率的实时成像技术,不仅能够帮助更深入地理解胃肠道的正常功能,还能够有效识别和评估各种病理状态下的异常变化。通过实时成像,研究人员可以观察到胃肠道疾病的发展过程,评估治疗效果,甚至预测疾病的转归。此外,AIE材料的应用还为胃肠道疾病的个性化治疗提供了可能。通过对患者胃肠道功能的精确监测,医生可以根据每个患者的具体情况制订治疗方案,从而提高治疗的针对性和有效性。在未来的发展中,这种成像技术有望进一步优化,不仅能够在临床诊断中发挥更大的作用,还可能在药物开发和治疗策略的制订中扮演重要角色。

三、胃肠道成像图例

见图6-119~图6-126。

猕猴及小鼠消化系统宏观成像

近红外荧光探针 OTPA-BBT [30]

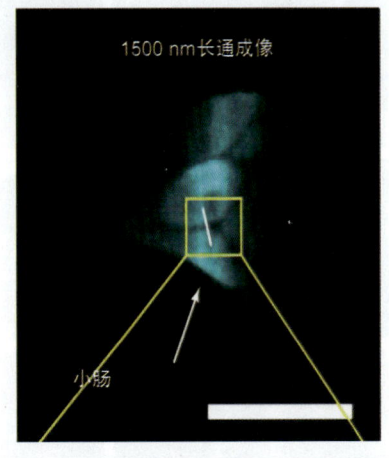

性能	在四氢呋喃中最大吸收770 nm，最大发射1060 nm。可使用F127制备纳米颗粒，在水中最大激发700 nm，最大发射910 nm，水合动力学直径28 nm±2 nm	条件	15 mg/kg BW 1 mg/mL OTPA-BBT/F127（OTPA-BBT浓度）灌胃后1小时，腹部脱毛
原理	荧光纳米颗粒随肠胃蠕动而移动	形态特征	可见荧光信号出现于小肠，测得白色实线处肠壁间隙为1.04 mm

图6-119　猕猴腹部，消化系统宏观成像

（激发793 nm，采集1500～1700 nm，标尺50 μm）

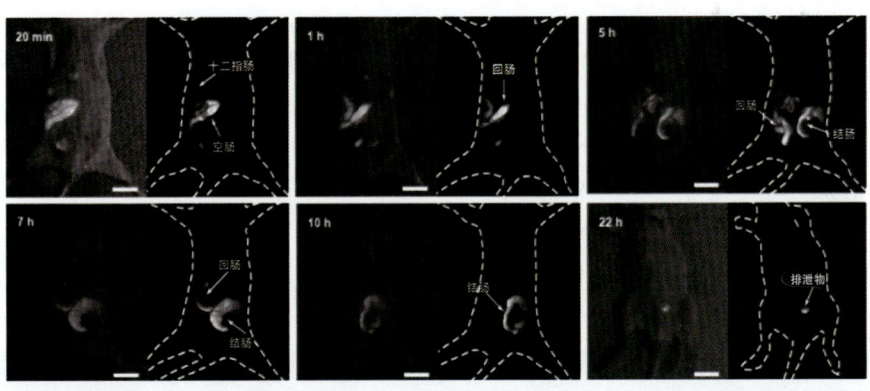

条件	15 mg/kg BW 1 mg/mL OTPA-BBT/F127（OTPA-BBT浓度）灌胃，腹部脱毛
形态特征	可见灌胃后荧光信号随时间延长先后出现于小肠、回肠、盲肠、大肠处，最后形成粪便，经证明随粪便排出，2天后体内无荧光信号，显示了食物在胃肠道移动的过程

图6-120　裸鼠，消化系统宏观成像

（激发793 nm，采集1500～1700 nm）

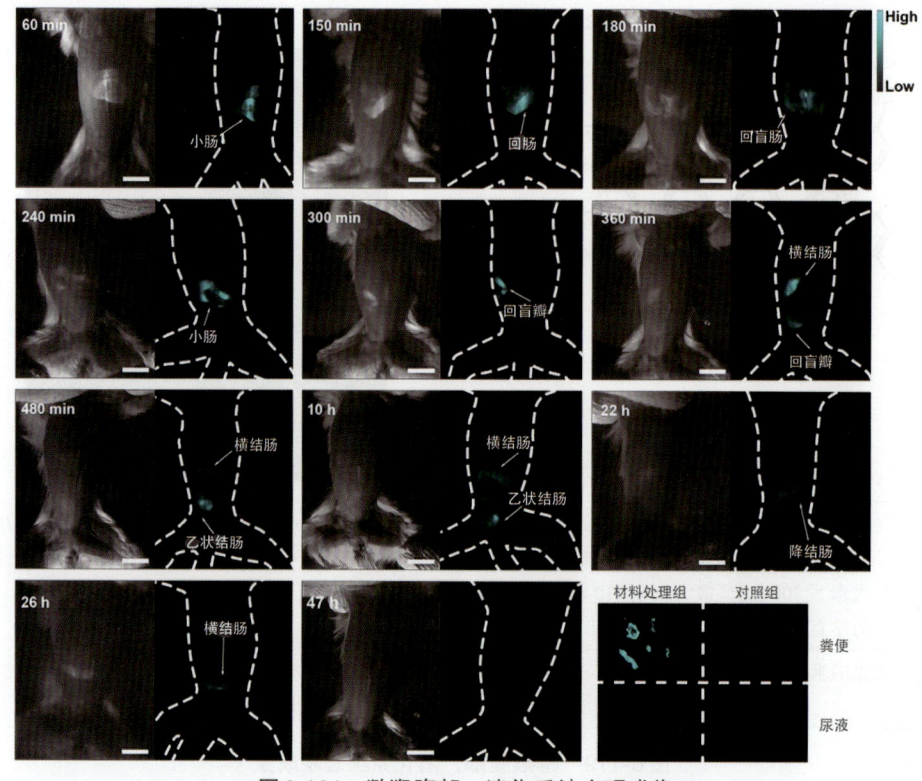

图6-121 猕猴腹部，消化系统宏观成像

（激发793 nm，采集1500～1700 nm，标尺50 μm）

ICR小鼠结肠的炎性病变成像

近红外荧光探针BPN-BBT[31,57]

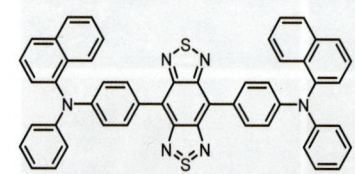

性能　在四氢呋喃中最大吸收700 nm，最大发射960 nm。可使用F127制备为BPN-BBT/F127纳米颗粒，在水中最大吸收713 nm，最大发射954 nm，水合动力学直径40 nm

原理　荧光纳米颗粒随着胃蠕动而移动；荧光纳米颗粒累积于炎症区域

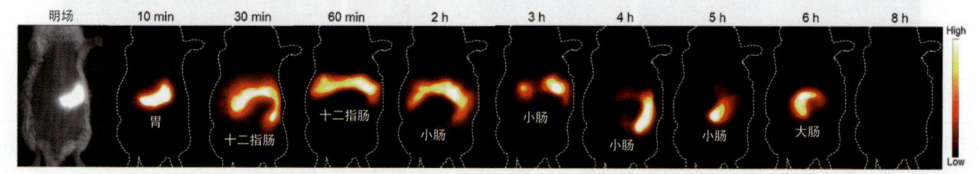

条件	0.2 mL 0.1 mmol/L BPN-BBT/F127（BPN-BBT浓度）灌胃，大鼠腹部脱毛，胃肠道上方组织厚度7.18 mm
形态特征	可见随时间推移，荧光信号从胃（10分钟）转移至十二指肠（30～60分钟）后转移至小肠（2～5小时），后转移至大肠（5～6小时），最后消失（8小时，经证明随粪便排出），显示了食物在胃肠道移动的过程

图6-122　SD大鼠，胃肠道宏观成像

（激发793 nm，采集1200～1700 nm）

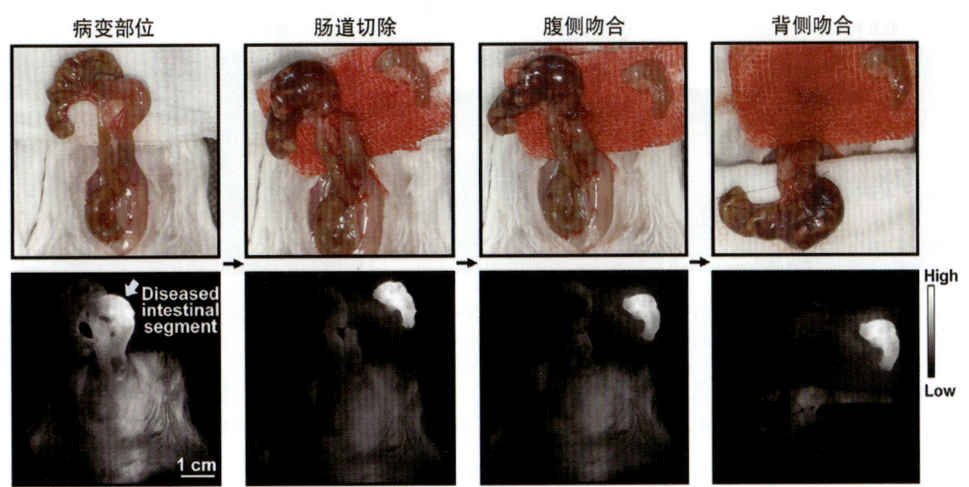

条件	200 μL 1 mg/mL BPN-BBT/F127（BPN-BBT浓度）静脉注射24小时
形态特征	可见手术前肠道局部出现明显荧光信号提示严重病变区域，可经荧光导航手术精准切除病变区域

图6-123　葡聚糖硫酸钠诱导的结肠炎ICR小鼠结肠的炎性病变切除手术，肠道宏观成像[左一：手术前；左二：切除病变区域；右二：肠道缝合（前侧）；右一：肠道缝合（后侧）]

（激发793 nm，采集1100～1700 nm）

大鼠及裸鼠肠道宏观成像

近红外荧光探针 2TT-oC26B[35]

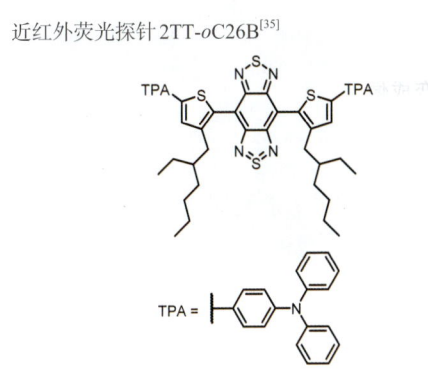

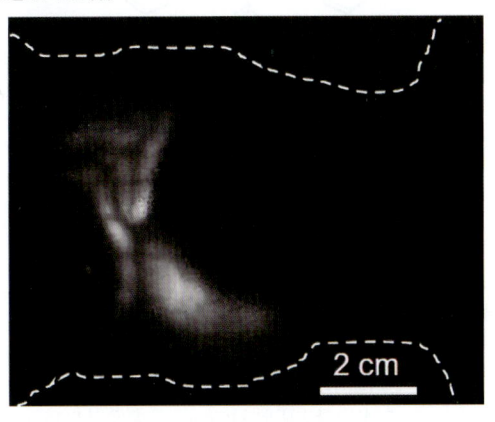

性能	2TT-oC26B 在四氢呋喃中最大吸收700 nm，最大发射1075 nm。可使用DSPE-PEG制备为2TT-oC26B/DSPE-PEG 纳米颗粒，在水中最大吸收730 nm，最大发射1030 nm，水合动力学直径60 nm	条件	3 mL 1 mg/mL 2TT-oC26B/DSPE-PEG（2TT-oC26B浓度）灌胃5小时后成像，大鼠腹部脱毛，胃肠道上方组织厚度8 mm
原理	荧光纳米颗粒随肠胃蠕动而移动	形态特征	可见荧光信号分布于小肠处

图6-124　大鼠腹部，肠道宏观成像

（激发793 nm，采集1500～1700 nm）

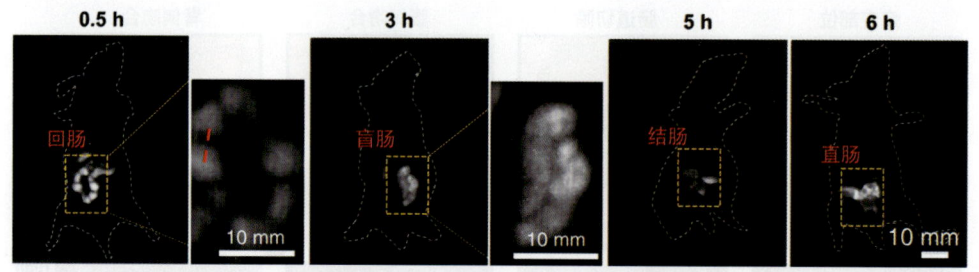

条件	300 μL 1 mg/mL 2TT-oC26B/DSPE-PEG（2TT-oC26B浓度）灌胃，大鼠腹部脱毛，胃肠道上方组织厚度5mm
形态特征	可见随时间推移，荧光信号从回肠（0.5小时）转移至盲肠（3小时）后转移至结肠（5小时），后转移至直肠（6小时），24小时后消失（经证明随粪便排出），显示了食物在肠道移动的过程，肠憩室清晰可见，红色虚线处血管成像信噪比为2.7

图6-125　裸鼠，肠道宏观成像

（激发793 nm，采集1500～1700 nm）

裸鼠结肠宏观成像

近红外荧光探针 2FT-oCB[48]

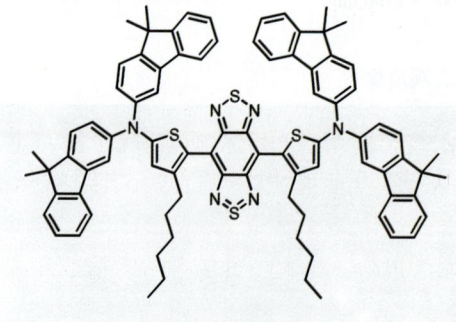
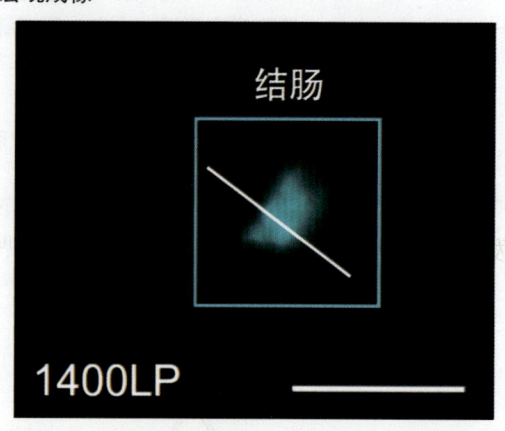

性能	2FT-oCB在四氢呋喃中最大吸收830 nm，在水（含1%二甲基亚砜）中最大发射1215 nm。可使用F127制备为2FT-oCB/F127纳米颗粒，在水中最大吸收846 nm，最大发射1115 nm，水合动力学直径50 nm	条件	200 μL 1 mg/mL 2FT-oCB/F127（2FT-oCB浓度，重水分散液）灌注至结肠
原理	荧光纳米颗粒经肛门灌注进入结肠	形态特征	可见结肠处出现轮廓清晰的荧光信号，白色实线处血管信噪比为46.6

图6-126　Balb/c裸鼠结肠，肠道宏观成像

（激发793 nm，采集1400～1700 nm，标尺5 mm）

第五节 泌尿生殖系统成像

泌尿生殖系统是人体内涉及排泄和生殖的重要系统之一，由泌尿系统和生殖系统两部分组成。泌尿系统的主要功能是滤过血液、生成并排出尿液，从而调节体内水分、电解质平衡及排出代谢废物。其主要组成器官包括肾脏、输尿管、膀胱和尿道，其中肾脏是关键器官，通过肾单位的滤过屏障将血液中的废物和多余的水分转化为尿液。生殖系统则负责生殖细胞的产生和储存，以及将这些细胞输送到体外或体内，完成生殖过程。男性生殖系统包括睾丸、附睾、输精管、前列腺和阴茎等器官；女性生殖系统则包括卵巢、输卵管、子宫、阴道等器官。两性生殖系统各司其职，共同保证了生育功能的正常进行。泌尿生殖系统的健康对人体至关重要。它不仅维持身体内环境的稳定，还直接关系到生殖健康。然而，泌尿生殖系统容易受到多种疾病的影响，包括尿路感染、肾结石、肾衰竭、肾纤维化、前列腺疾病和生殖系统感染等。

一、泌尿生殖系统成像的意义

泌尿生殖系统成像技术为泌尿和生殖系统疾病的早期诊断、病理分析和治疗提供了重要支持。通过无创、动态的活体成像，医生可以实时观察生理状态和病理变化，精准识别病变位置和性质。例如，在膀胱功能障碍、尿路结石和肾积水的诊断中，成像技术不仅能够清晰显示病变区域的形态，还可追踪尿液流动路径，大幅提升诊断准确性，并为深入研究病理机制提供大量数据。在治疗中，成像技术同样发挥着关键作用，尤其在肾移植手术中，通过实时监测血管吻合口的通畅性和输尿管-膀胱吻合情况，能够迅速发现可能导致并发症的阻塞或尿液滞留问题，从而提高手术成功率，减少术后并发症。此外，在宫内手术中，如子宫肌瘤切除、子宫腺肌病病灶切除等，成像技术能够实时显示子宫结构，帮助避免子宫穿孔或误伤畸形区域的风险，大大提升了手术的精准性和安全性。

二、AIE材料在泌尿生殖系统成像中的应用

目前，AIE材料已成功应用于泌尿生殖系统的活体成像，可用于检测肾脏、膀胱、子宫等泌尿生殖系统器官的健康状况。并且，在兔肾移植手术中，AIE材料作为荧光导航探针的应用，不仅提高了手术过程中血管吻合的精度，还成功用于手术后并发症的早期诊断。这种材料的应用，不仅提升了手术的安全性和成功率，还为术后监测提供了便捷的手段。值得一提的是，AIE材料在泌尿系统活体成像中的应用不仅限于肾移植手术。此外，AIE材料还可用于监测药物在体内的分布和代谢情况，为药物研发和个性化治疗提供重要信息。

三、泌尿生殖系统成像图例

1. 泌尿系统成像（图6-127～图6-135）

叶酸诱导肾纤维化早期C57BL/6小鼠泌尿系统荧光宏观成像

近红外荧光探针 AIE-4PEG550[58]

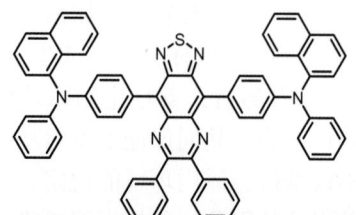

性能	AIE-4PEG550在水中最大吸收645 nm，最大发射893 nm，水合动力学直径26 nm
原理	荧光纳米颗粒经血液循环灌注于肾脏，随后输送至膀胱，最后随尿液排出

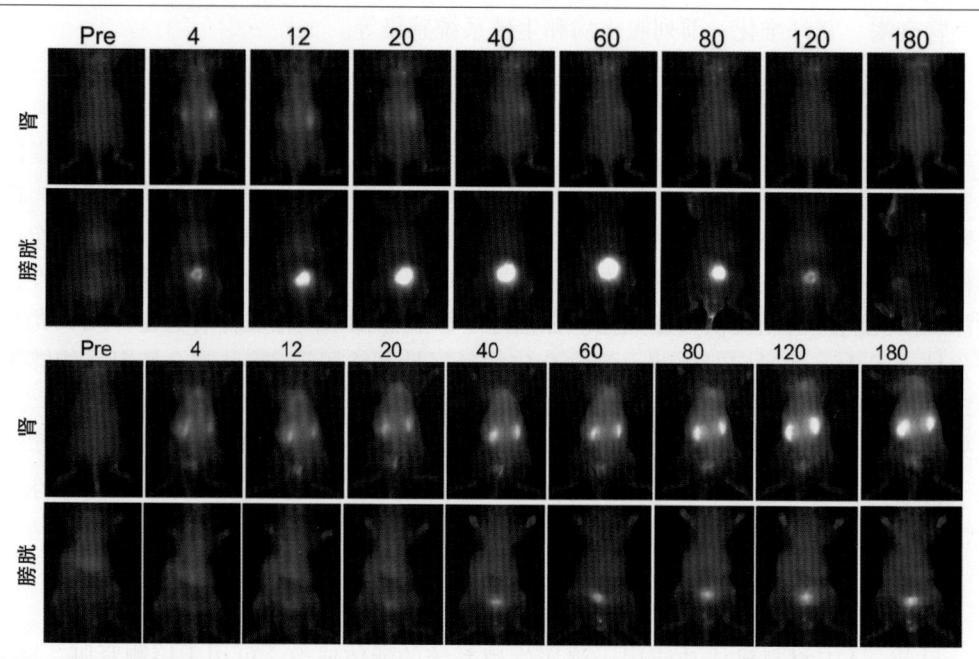

条件	200 μg AIE-4PEG550分散液尾静脉注射，250 mg/kg叶酸溶液经腹腔注射诱导7天
形态特征	正常小鼠注射荧光探针后4分钟可见荧光信号分布于双侧肾脏和膀胱中，随时间推移逐渐减弱（经证明随尿液排出），40分钟后肾脏中信号消失，180分钟后膀胱中信号消失；肾纤维化早期小鼠注射探针后，荧光信号在双侧肾脏中累积，在180分钟的监测期间随时间推移逐渐增强，膀胱中荧光信号随之缓慢增强，提示肾功能异常

图6-127　正常（上）和叶酸诱导肾纤维化早期（下）的C57BL/6小鼠，泌尿系统荧光宏观成像（小鼠背侧：可见肾脏处信号；小鼠腹侧：可见膀胱处信号）

（激发660 nm，采集900～1700 nm）

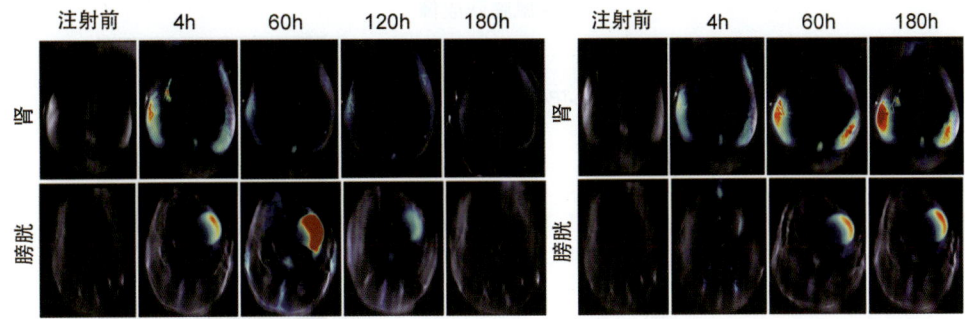

条件	200 μg AIE-4PEG550 分散液尾静脉注射，250 mg/kg 叶酸溶液经腹腔注射诱导7天
形态特征	正常小鼠注射荧光探针后4分钟可见荧光信号分布于双侧肾脏和膀胱中，随时间推移逐渐减弱（经证明随尿液排出），180分钟后肾脏和膀胱中信号消失；肾纤维化早期小鼠注射荧光探针后，荧光信号在双侧肾脏中累积，在180分钟的监测期间随时间推移逐渐增强，膀胱中荧光信号随之缓慢增强，提示肾功能异常

图 6-128　正常（左）和叶酸诱导肾纤维化早期（右）的 C57BL/6 小鼠，泌尿系统光声宏观成像（小鼠背侧：可见肾脏处信号；小鼠腹侧：可见膀胱处信号）

（激发 660 nm，采集声信号）

SD大鼠泌尿系统荧光宏观成像

近红外荧光探针 BPN-BBT[31]

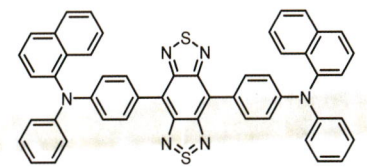

性能	在四氢呋喃中最大吸收700 nm，最大发射960 nm。可使用F127制备纳米颗粒，在水中最大吸收713 nm，最大发射954 nm，水合动力学直径40 nm
原理	荧光纳米颗粒在膀胱中滞留后随尿液排出

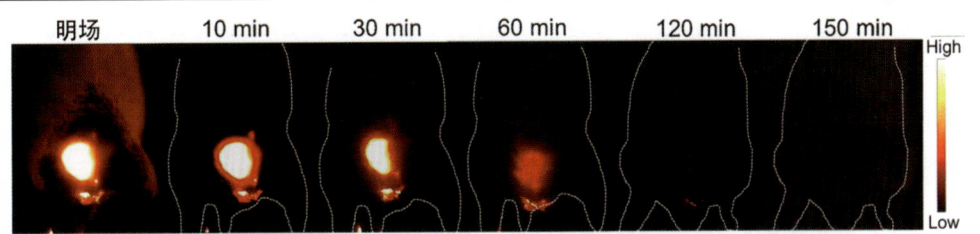

条件	0.1 mL 0.1 mmol/L BPN-BBT/F127（BPN-BBT浓度）经导管注入膀胱，膀胱上方组织厚度6.04 mm
形态特征	可见荧光信号分布于膀胱，随时间推移逐渐减弱（经证明随尿液排出），最后消失（150分钟）

图 6-129　SD 大鼠，泌尿系统宏观成像

（激发 793 nm，采集 1200～1700 nm）

裸鼠膀胱成像

近红外荧光探针 TT3-*o*CB[36]

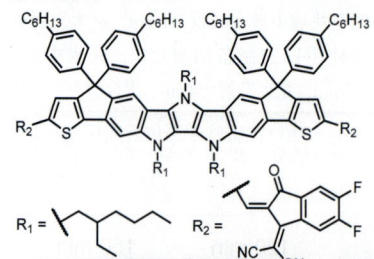

性能	TT3-*o*CB 在四氢呋喃中最大吸收 722 nm，在 90 vol%水（含 10 vol%四氢呋喃）最大发射 1041 nm。可使用 F127 制备为 TT3-*o*CB/F127 纳米颗粒，在水中最大发射 1062 nm，水合动力学直径 40 nm	条件	30 μL 1 mg/mL TT3-*o*CB/F127（TT3-*o*CB 浓度）经留置针逆行注入膀胱
原理	荧光纳米颗粒在膀胱中滞留	形态特征	可见荧光信号分布于膀胱，红色虚线处血管信号半峰宽为 4.5 μm

图 6-130　裸鼠，膀胱宏观成像
（激发 793 nm，采集 1500～1700 nm）

新西兰兔肾移植手术前后泌尿系统及血管成像

近红外荧光探针 DIPT-ICF[45]

性能	DIPT-ICF 在四氢呋喃中最大吸收 820 nm，最大发射 1014 nm。可使用 F127 制备为 4THTPB/F127 纳米颗粒，在水中最大吸收 974 nm，最大发射 1078 nm，水合动力学直径约 100 nm
原理	荧光纳米颗粒经输尿管进入膀胱

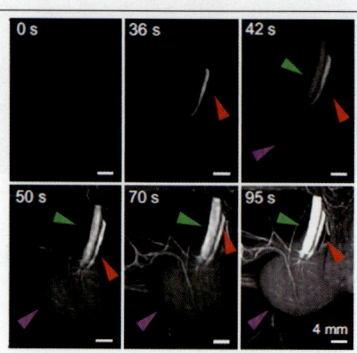 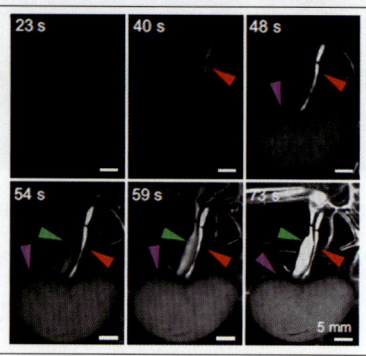

条件	1.5 mg/kg 0.3 mg/mL DIPT-ICF/F127（DIPT-ICF 浓度）耳静脉注射，兔腹部中线切口暴露肾脏及其附属血管
形态特征	可见荧光信号先后出现在肾动脉、肾脏、肾静脉处，且荧光信号随时间推移逐渐增强，移植后受体肾动、静脉血管处均匀分布荧光信号，可见明显接口，且移植后受体肾脏肾静脉处荧光出现时间略迟于移植前供体肾脏

图 6-131　新西兰兔原位肾移植肾血管接合手术前后，泌尿系统宏观成像（左：移植前供体肾脏；右：移植后受体肾脏；红色箭头：肾动脉；绿色箭头：肾静脉；紫色箭头：肾脏的血液灌注）
（激发 980 nm，采集 1319～1700 nm）

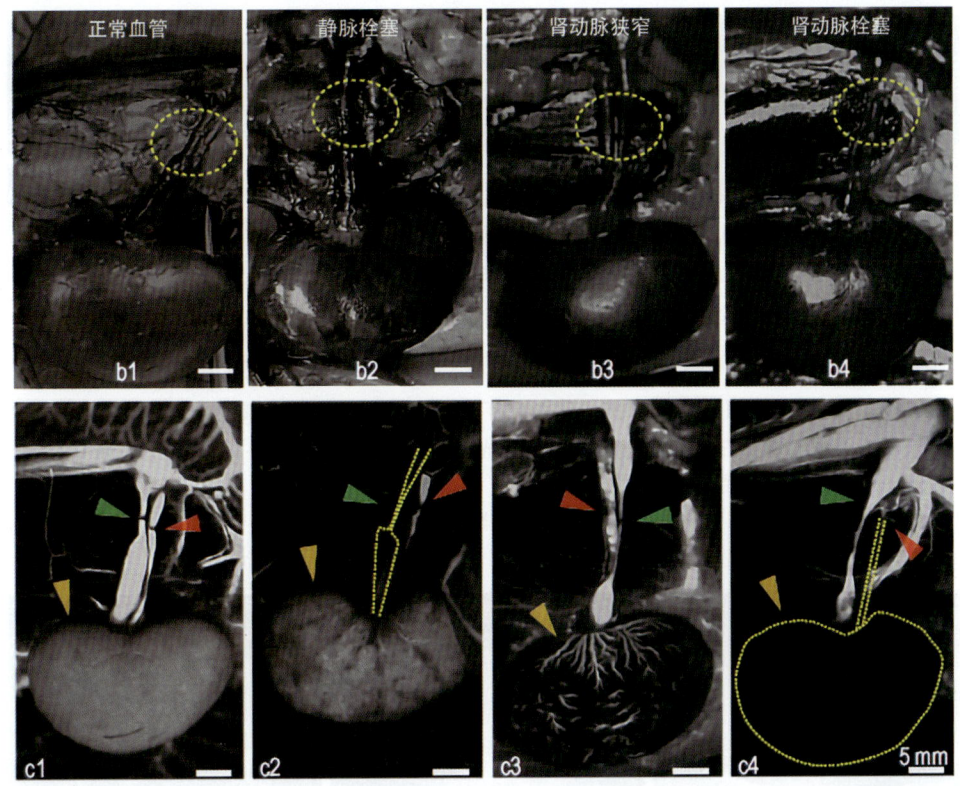

条件	1.5 mg/kg 0.3 mg/mL DIPT-ICF/F127（DIPT-ICF浓度）耳静脉注射，兔腹部中线切口暴露肾脏及其附属血管
形态特征	可见正常情况下移植后受体肾动、静脉血管处均匀分布荧光信号，荧光信号出现在动脉和肾脏中而在肾静脉处缺失提示静脉接合口狭窄；荧光信号在肾脏中出现但累积较慢提示动脉接合口狭窄；荧光信号在肾动脉和肾脏中缺失提示动脉梗阻

图6-132 新西兰兔原位肾移植肾血管接合手术后并发症诊断，血管宏观成像（上：明场；下：荧光场；左一：正常接合；左二：静脉接合口狭窄；右二：动脉接合口狭窄；右一：动脉梗阻；红色箭头：肾动脉；绿色箭头：肾静脉；黄色箭头：肾脏的血液灌注）

（激发980 nm，采集1319～1700 nm）

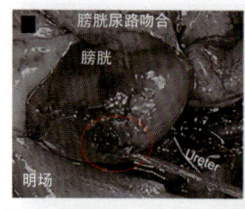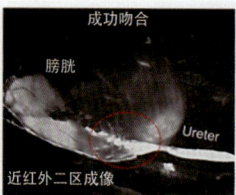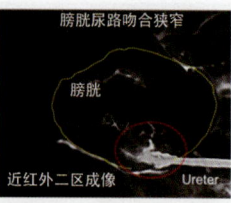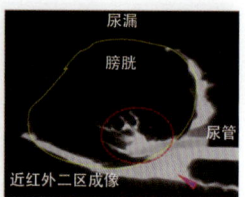

条件	1.5 mg/kg 0.1 mg/mL DIPT-ICF/F127（DIPT-ICF浓度）经肾盂顺行射入输尿管，兔腹部纵向斜切显露膀胱黏膜，原位肾移植手术中，在供体肾脏灌注受体血液并止血后进行上尿路重建手术
形态特征	可见正常情况下荧光信号经由输尿管充盈膀胱，膀胱中荧光信号微弱且吻合后信号较强提示吻合口梗阻；膀胱中荧光信号微弱且膀胱外围出现荧光信号提示吻合口尿液漏出

图6-133　新西兰兔原位肾移植上尿路重建手术（吻合输尿管末端和膀胱黏膜）及其并发症诊断，泌尿系统宏观成像（左一：明场；左二：荧光场，正常吻合；右二：荧光场，吻合口梗阻；右一：荧光场，吻合口尿液漏出）

（激发980 nm，采集1319～1700 nm）

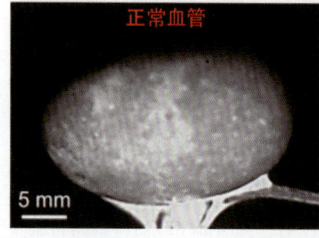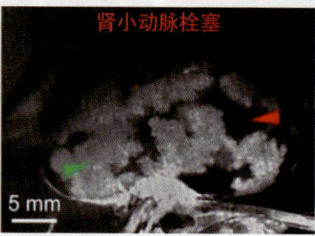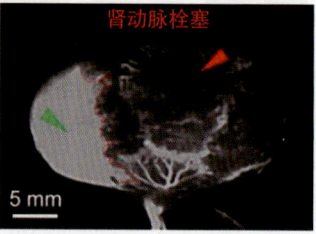

条件	DIPT-ICF/F127经肾动脉灌注入肾脏，直径200 μm和500 μm水凝胶微球灌注到供体肾脏中分别形成轻度血栓模型（中）和重度血栓模型（右）
形态特征	可见正常情况下荧光信号均匀分布在肾脏表面，轻度血栓模型中荧光信号在肾脏表面斑驳分布，亮区表示肾脏灌注良好，暗区表示小动脉栓塞引起缺血，重度血栓模型中仅1/3的区域出现荧光信号，提示大部分肾动脉受栓塞

图6-134　用于肾移植的新西兰兔供体肾脏质量评估，泌尿系统宏观成像（左：正常供体肾脏；中：小面积动脉栓塞的供体肾脏；右：大面积动脉栓塞的供体肾脏；红色箭头：缺血区；绿色箭头：正常灌注区）

（激发980 nm，采集1319～1700 nm）

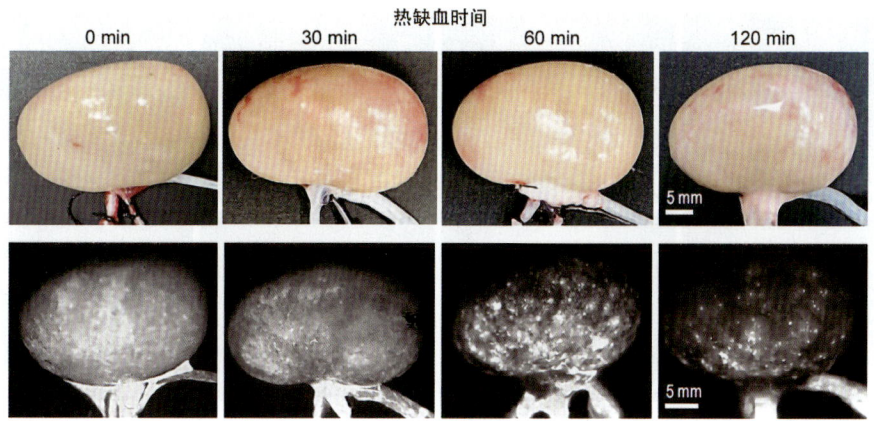

条件	DIPT-ICF/F127经肾动脉灌注入肾脏，肾脏经不同时间热缺血处理
形态特征	可见正常情况下荧光信号均匀分布在肾脏表面，经热缺血处理的肾脏表面出现斑驳的荧光信号，荧光区域随热缺血处理时间增加而减少，提示缺血程度随之增加

图 6-135 用于肾移植的新西兰兔供体肾脏质量评估，泌尿系统宏观成像（上：明场；下：荧光场；左一：正常供体肾脏；左二、右二、右一受不同程度热缺血的供体肾脏）

（激发 980 nm，采集 1319～1700 nm）

2. 子宫成像（图 6-136～图 6-145）

ICR小鼠子宫成像

近红外荧光探针 OTPA-BBT[46]

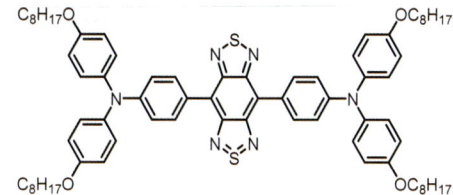

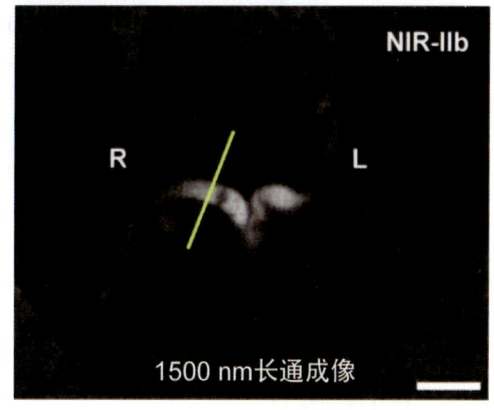

性能	在四氢呋喃中最大吸收 750 nm，最大发射 1060 nm。可使用 F127 制备为 OTPA-BBT/F127 纳米颗粒，在水中最大吸收 700 nm，最大发射 1000 nm，水合动力学直径 28.3 nm±1.6 nm	条件	200 μL 1 mg/mL OTPA-BBT/F127（OTPA-BBT 浓度）灌注至子宫腔，小鼠腹部毛发剃除
原理	荧光纳米颗粒灌注入宫腔	形态特征	可见荧光信号出现于Y型子宫腔，黄色实线信号半峰宽 1.16 mm，信噪比为 116.03

图 6-136 ICR小鼠子宫，生殖系统宏观成像

（激发 793 nm，采集 1500～1700 nm，标尺 10 mm）

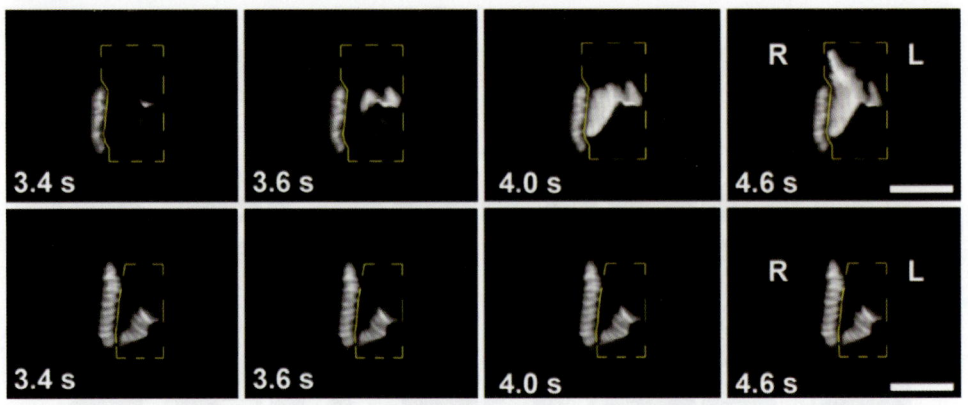

条件	200 μL 1 mg/mL OTPA-BBT/F127（OTPA-BBT浓度）灌注至子宫腔，成像后，开腹手术修复子宫，并清洗腹腔、缝合伤口，30分钟后再次经宫腔灌注OTPA-BBT/F127
形态特征	手术前可见荧光信号出现于右侧子宫腔，子宫轮廓清晰可见，而左侧子宫出现明显液漏，且渗漏面积随时间延长迅速增加；手术后可见荧光信号出现于两侧子宫腔且无液漏发生

图6-137　左侧子宫破裂的ICR小鼠子宫修复前后，生殖系统宏观成像（上：手术前；下：手术后）

（激发793 nm，采集1500～1700 nm，标尺10 mm）

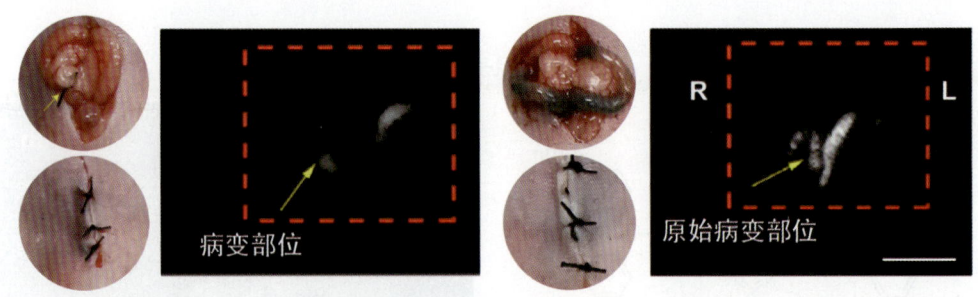

条件	200 μL 1 mg/mL OTPA-BBT/F127（OTPA-BBT浓度）灌注至子宫腔，伤口缝合后成像
形态特征	结扎模型中可见荧光信号出现于左侧未结扎子宫腔，右侧结扎侧子宫腔可见荧光信号流动受阻；结扎解除后可见右侧子宫腔出现荧光信号

图6-138　完全性梗阻的ICR小鼠子宫（结扎致子宫梗阻模型），生殖系统宏观成像（左：结扎；右：结扎术解除）

（激发793 nm，采集1500～1700 nm，标尺10 mm）

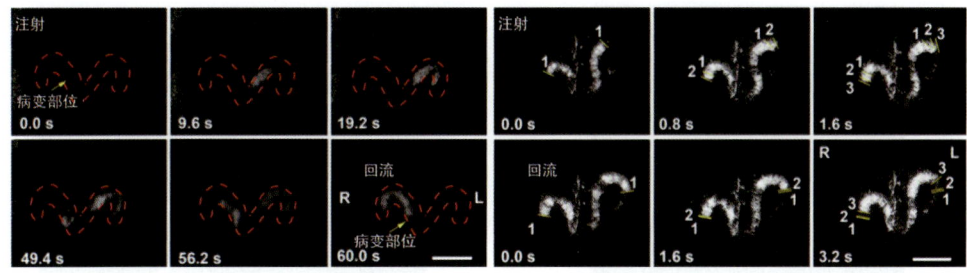

条件	200μL 1mg/mL OTPA-BBT/F127（OTPA-BBT浓度）灌注至子宫腔，伤口缝合后成像
形态特征	梗阻模型中可见荧光信号出现于左侧未梗阻子宫腔，右侧梗阻子宫腔荧光信号延迟出现，说明梗阻物导致液体流动受阻；梗阻物取出后可见注射时两侧子宫腔荧光信号同步出现，回泵时右侧受损子宫腔速度略慢于左侧正常子宫腔

图6-139　部分性梗阻的ICR小鼠子宫（宫内自体脂肪填充模型），生殖系统宏观成像（左：梗阻；右：梗阻物取出）

（激发793 nm，采集1500～1700 nm，标尺10 mm）

Balb/c裸鼠手术前后膀胱、子宫成像

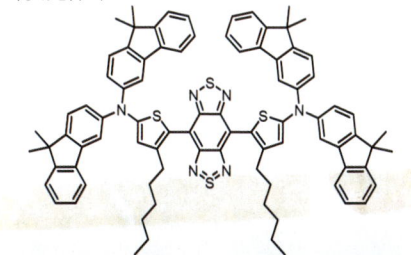

近红外荧光探针 2FT-*o*CB[48]

性能	在四氢呋喃中最大吸收830 nm，在水（含1%二甲基亚砜）中最大发射1215 nm。可使用F127制备为2FT-*o*CB/F127纳米颗粒，在水中最大吸收846 nm，最大发射1115 nm，水合动力学直径50 nm
原理	荧光纳米颗粒经输尿管进入膀胱；荧光纳米颗粒灌注入宫腔

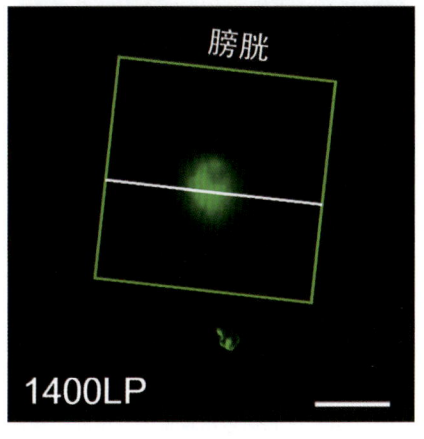
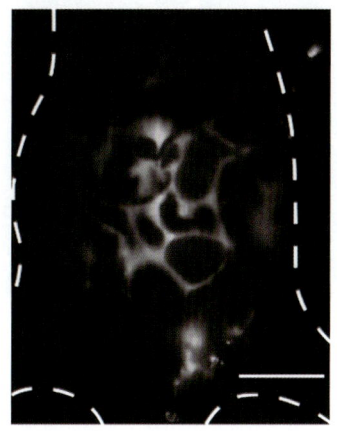

条件	20 μL 1 mg/mL 2FT-*o*CB/F127（2FT-*o*CB浓度，重水分散液）经导管注入膀胱	形态特征	可见荧光信号由于膀胱漏液分布至全身各处
形态特征	可见膀胱处出现轮廓清晰的荧光信号，白色实线处血管信噪比为46.5		

图6-140　Balb/c裸鼠膀胱宏观成像

（激发793 nm，采集1400～1700 nm，标尺5 mm）

图6-141　手术致膀胱损伤裸鼠膀胱成像

（激发793 nm，采集1400～1700 nm，标尺10 mm）

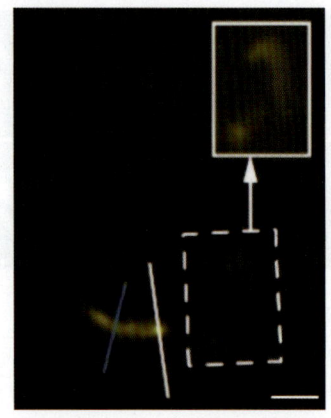
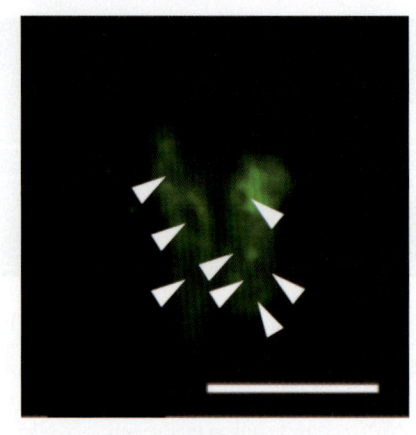

条件	200 μL 1 mg/mL 2FT-oCB/F127（2FT-oCB 浓度，重水分散液）灌注至子宫腔	条件	200 μL 1 mg/mL 2FT-oCB/F127（2FT-oCB 浓度，重水分散液）灌注至子宫腔，子宫腔填满高吸水性树脂
形态特征	子宫处出现轮廓清晰荧光信号，其中左侧子宫因位于较深处而呈现出较弱信号，白色实线处信噪比为19.6，蓝色实线处信号半峰宽为1.69 mm	形态特征	可见子宫处出现斑驳的荧光信号，提示局部子宫梗阻

图 6-142　Balb/c 裸鼠子宫，生殖系统宏观成像（激发 793 nm，采集 1400～1700 nm，标尺 5 mm）

图 6-143　Balb/c 裸鼠子宫，生殖系统宏观成像（白色箭头为异物）（激发 793 nm，采集 1400～1700 nm，标尺 10 mm）

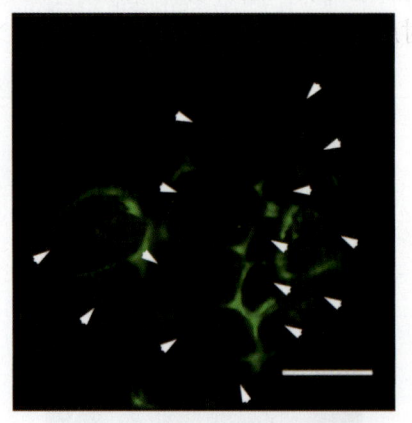
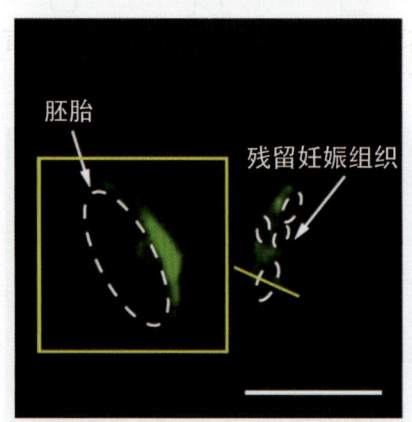

条件	500 μL 1 mg/mL 2FT-oCB/F127（2FT-oCB 浓度）灌注至子宫腔	条件	200 μL 1 mg/mL 2FT-oCB/F127（2FT-oCB 浓度）灌注至子宫腔
形态特征	可见荧光信号出现于子宫中胚胎外区域	形态特征	可见荧光信号出现于子宫中胚胎和妊娠组织外区域

图 6-144　妊娠 12.5 天的 Balb/c 裸鼠子宫，生殖系统宏观成像（白色箭头为胚胎）（激发 793 nm，采集 1400～1700 nm，标尺 10 mm）

图 6-145　稽留流产的 Balb/c 裸鼠子宫，生殖系统宏观成像（左侧白色圆圈为完整胚胎，右侧白色箭头为残留妊娠组织）（激发 793 nm，采集 1400～1700 nm，标尺 10 mm）

第六节 免疫系统成像

免疫系统作为人体的一道坚固防线，是维护机体健康的重要防御机制。它由免疫器官、免疫细胞和免疫活性物质共同构成，形成了一个精密而复杂的网络。免疫器官，包括骨髓、脾脏、胸腺、淋巴结等结构，它们各司其职，相互协作，共同构筑起强大的免疫反应体系。骨髓是免疫细胞的发源地，脾脏是血液净化和免疫应答的重要场所，胸腺是T淋巴细胞的成熟场所，而淋巴结则像是遍布全身的哨兵，监控并响应着体内的免疫状况。免疫系统的主要功能在于识别和清除外来病原体，如细菌、病毒等，同时也能够清除体内异常或损伤的细胞，维持机体内环境的稳定。在对抗肿瘤的过程中，免疫系统发挥着至关重要的作用，它能够识别并消灭肿瘤细胞，防止肿瘤的生长和扩散。然而，当免疫系统功能受损或失衡时，机体便容易受到各种疾病的侵袭。

淋巴结作为免疫系统中的重要组成部分，遍布全身，它们过滤淋巴液，识别和抵御病原体，是免疫反应的关键场所。淋巴结的引流功能不仅在正常的免疫反应中起到重要作用，而且在肿瘤转移的过程中扮演着极其关键的角色。肿瘤细胞可以通过淋巴引流途径，首先转移到前哨淋巴结（SLN），进而扩散到其他淋巴结及远端器官。

一、免疫系统成像的意义

免疫系统的活体成像技术可以用于快速准确地识别和定位前哨淋巴结，对于判断肿瘤是否发生转移、评估肿瘤分期和制订进一步的治疗方案至关重要。在肿瘤手术期间，快速而准确地识别和定位前哨淋巴结，对于判断肿瘤是否发生转移、评估肿瘤分期具有极其重要的意义，能够帮助外科医生有效避免对患者进行广泛的淋巴结清扫，减少手术创伤和并发症，并制订进一步的治疗方案。

二、AIE材料在免疫系统成像中的应用

目前，AIE材料在活体免疫系统成像上的应用以活体淋巴结成像为主，包括对局部淋巴结、经淋巴管转移的淋巴结，以及经原发肿瘤的淋巴结转移迁徙的前哨淋巴结的成像，清晰地显示出癌细胞的扩散路径，提供肿瘤早期转移的诊断信息。另外，AIE材料还成功用于或经血液循环聚集于存在大量免疫细胞的被动免疫器官，直观地观察到免疫细胞的动态分布和迁移情况，有助于进一步理解免疫细胞在抗感染、炎症反应及癌症免疫中的作用。

三、免疫系统成像图例

见图6-146～图6-158。

裸鼠/新西兰兔腋窝、恒河猴乳房、荷瘤裸鼠淋巴结/管及宏观成像

绿色荧光探针 BTPEBT[59]

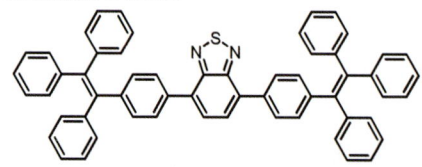

性能	在四氢呋喃中最大吸收418nm，最大发射547 nm。可使用DSPE-PEG制备纳米颗粒（表面修饰叶酸），在水中最大吸收420 nm，水合动力学直径20.3 nm±1.9 nm
原理	荧光纳米颗粒由局部淋巴结经淋巴管转移至其他淋巴结，或经原发肿瘤的淋巴结转移迁徙至前哨淋巴结

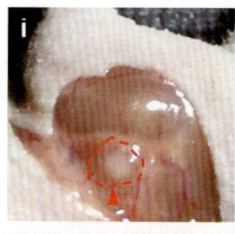 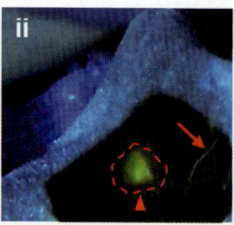 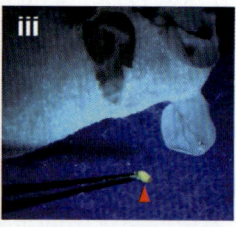

条件	25 μL 40 μg/mL BTPEBT/DSPE-PEG 纳米颗粒（BTPEBT浓度）经前足垫皮下注射，腋窝处皮肤切除
形态特征	注射后30秒可见荧光信号分布于淋巴管和淋巴结处，在荧光导航下沿淋巴管进行组织分离可发现并切除淋巴结

图6-146　Balb/c裸鼠腋窝，淋巴结/管宏观成像[红色圆圈（三角形）处为淋巴结，红色长箭头处为淋巴管，i为注射前明场成像，ii为注射后30秒体内淋巴管和淋巴结荧光成像，iii为手术切除的淋巴结荧光成像]

（激发：紫外线365 nm）

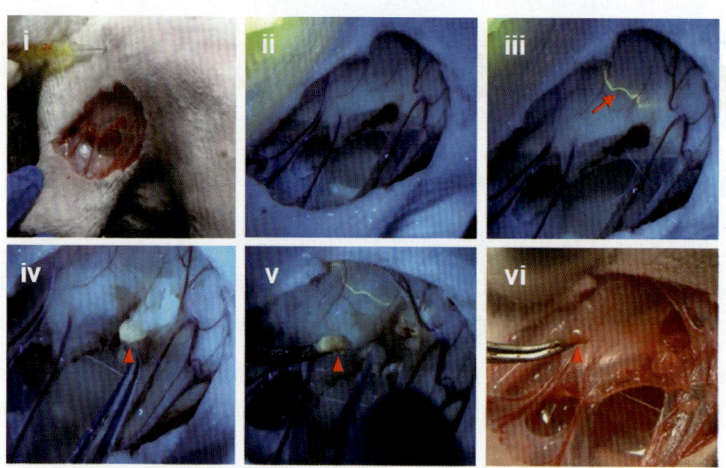

条件	500 μL 40 μg/mL BTPEBT/DSPE-PEG 纳米颗粒（BTPEBT浓度）经右胸第二乳头周围皮下注射，腋窝处毛发剃除并造切口
形态特征	注射后3分钟可见荧光信号分布于淋巴管和嵌于脂肪中的淋巴结处，在荧光导航下沿淋巴管进行组织分离可发现并切除淋巴结

图6-147　新西兰兔腋窝，淋巴结/管宏观成像[红色三角形处为淋巴结，红色长箭头处为淋巴管，i为注射前明场成像，ii为注射前荧光成像，iii为注射后3分钟体内淋巴管荧光成像，iv为注射后3分钟体内淋巴结荧光成像（嵌于脂肪中），v为手术切除的淋巴结荧光成像，vi为手术切除的淋巴结明场成像]

（激发：紫外线365 nm）

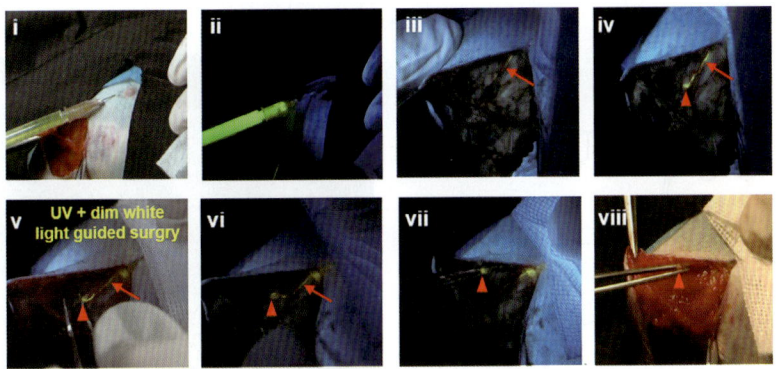

条件	700 μL 40 μg/mL BTPEBT/DSPE-PEG纳米颗粒（BTPEBT浓度）经右乳晕皮下注射，右腋窝5 cm横切口，可见脂肪垫及淋巴结区
形态特征	注射后2分钟可见荧光分布于淋巴管，15分钟可见荧光出现于淋巴结，未扩散至周围组织或第二淋巴结，在荧光导航下沿淋巴管进行组织分离可发现并切除淋巴结

图6-148　恒河猴乳房，淋巴结/管宏观成像（红色三角形处为淋巴结，红色长箭头处为淋巴管，i为注射前明场成像，ii为注射前荧光成像，iii为注射后2分钟体内淋巴管荧光成像，iv为注射后15分钟体内淋巴结和淋巴管荧光成像，v为沿淋巴管荧光进行手术，vi为暴露的淋巴结荧光成像，vii为手术切除的淋巴结荧光成像，viii为手术切除的淋巴结明场成像）

（Ex 365 nm）

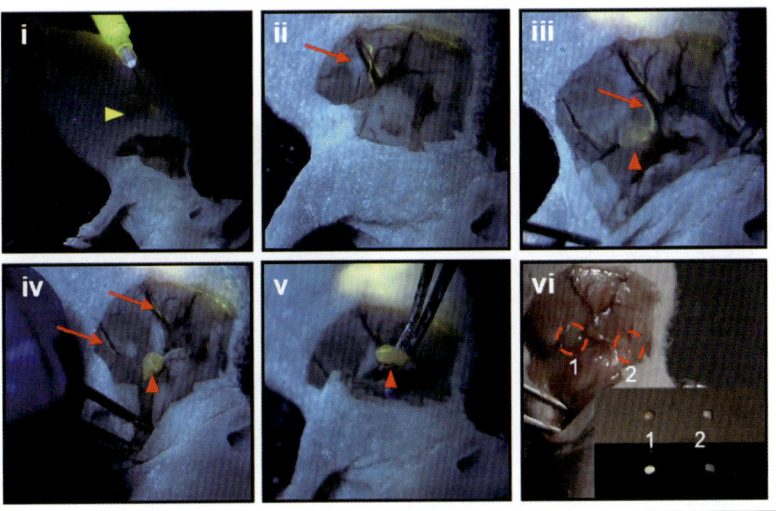

条件	50 μL 40 μg/mL BTPEBT/DSPE-PEG纳米颗粒（BTPEBT浓度）经瘤内注射，腋窝皮肤移除，肿瘤直径1 cm
形态特征	注射后3分钟可见荧光信号分布于淋巴管，在荧光导航下沿淋巴管进行组织分离可发现并切除前哨淋巴结（原发肿瘤发生淋巴结转移所必经的第一站淋巴结）

图6-149　乳腺癌荷瘤小鼠（Balb/c裸鼠）[淋巴结/管宏观成像，黄色箭头处为肿瘤，红色三角形处为淋巴结，红色长箭头处为淋巴管，i为注射时荧光成像，ii为注射后3分钟荧光成像，iii为沿淋巴管荧光进行手术，iv为暴露的淋巴结荧光成像，v为手术切除的淋巴结荧光成像，vi为手术切除的淋巴结明场成像，红色圆圈1和2分别代表前哨淋巴结和相邻淋巴结，右下角图片为分离淋巴结的明场（上）和荧光（下）成像]

（激发：紫外线365 nm）

小鼠骶骨和腘窝淋巴结/管宏观成像

近红外荧光探针 T27[29]

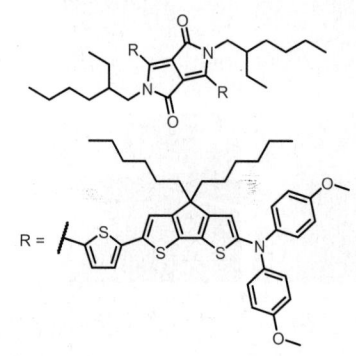
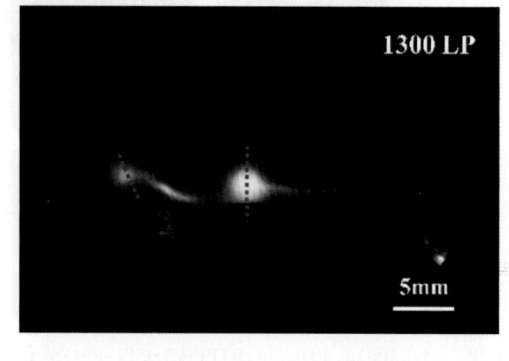

性能	T27在四氢呋喃中最大吸收719 nm，最大发射873 nm。可使用DSPE-PEG制备为T27/DSPE-PEG纳米颗粒，在水中最大吸收700 nm，最大发射900 nm，水合动力学直径112 nm	条件	50 μL 1 mg/mL T27/DSPE-PEG（T27浓度）经右足垫皮下注射，后轻揉注射部位以促进扩散
原理	荧光纳米颗粒由局部淋巴结经淋巴管转移至其他淋巴结	形态特征	可见直径为1.26 mm和1.88 mm的淋巴结，经外科手术切除后可确认其对应尺寸为1.16 mm和1.56 mm

图6-150　Balb/c小鼠骶骨和腘窝，淋巴结/管宏观成像

（激发808 nm，采集1300～1700 nm，标尺50 μm）

裸鼠后肢淋巴结/管宏观成像

近红外荧光探针 TB1[60]

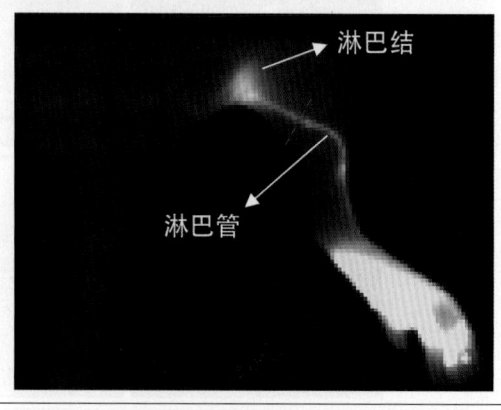

性能	在四氢呋喃中最大吸收710 nm，最大发射981 nm。可使用DSPE-PEG制备为TB1/DSPE-PEG纳米颗粒，在水中最大吸收740 nm，最大发射975 nm，水合动力学直径35 nm	条件	0.5 mg/kg TB1/DSPE-PEG（TB1浓度）经足垫皮下注射
原理	荧光纳米颗粒由局部淋巴结经淋巴管转移至其他淋巴结	形态特征	TB1/DSPE-PEG注射后2分钟可见荧光信号出现于淋巴管和淋巴结处，红色虚线处半峰宽为115μm，信噪比为3.2

图6-151　Balb/c裸鼠后肢，淋巴结/管宏观成像

（激发808 nm，采集1000～1700 nm）

小鼠不同部位淋巴结宏观成像

近红外荧光探针 Ph[37]

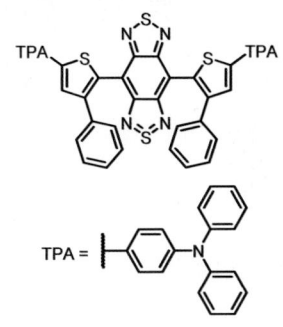

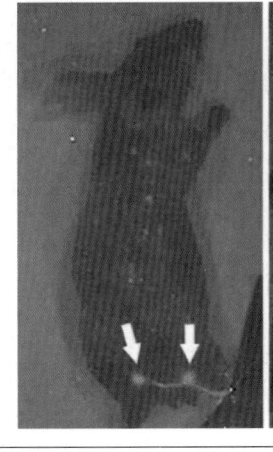
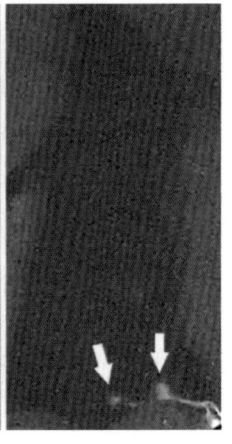

性能	在四氢呋喃中最大吸收710nm，在水（含1%二甲基亚砜）中最大发射1010 nm。可使用DSPE-PEG制备为Ph/DSPE-PEG纳米颗粒，在水中最大吸收730 nm，最大发射1015 nm，水合动力学直径118.3 nm	条件	50μL Ph/DSPE-PEG经足垫皮下注射30分钟
原理	荧光纳米颗粒由局部淋巴结经淋巴管转移至其他淋巴结	形态特征	可见荧光信号出现于足部淋巴结、淋巴管，以及腘窝和骶椎淋巴结

图6-152　Balb/c小鼠（不同体位），淋巴结宏观成像
（激发808 nm，采集1550～1700 nm）

裸鼠下肢，淋巴管宏观成像

近红外荧光探针 pNIR-4[42]

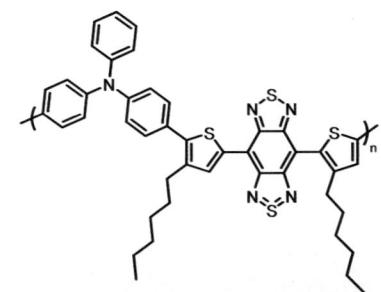

性能	pNIR-4在四氢呋喃中最大吸收709 nm，最大发射1080 nm。可使用DSPE-PEG制备为pNIR-4/DSPE-PEG纳米颗粒，在水中最大吸收750 nm，最大发射1040 nm，水合动力学直径100 nm
原理	荧光纳米颗粒由局部淋巴结经淋巴管转移至其他淋巴结

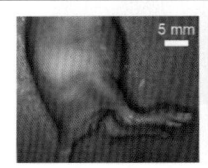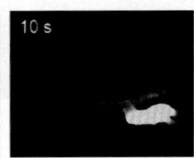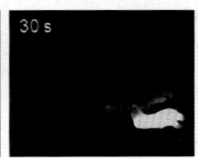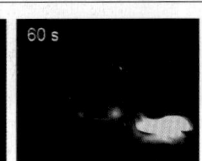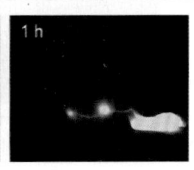

条件	50 μL 1 mg/mL pNIR-4/DSPE-PEG经足垫皮下注射
形态特征	可见荧光信号出现于足部淋巴结、淋巴管以及腘窝和骶椎淋巴结

图6-153　裸鼠下肢，淋巴管宏观成像
（激发808 nm，采集1319～1700 nm）

蟹猴腋窝淋巴结宏观成像

近红外荧光探针 TTB[43]

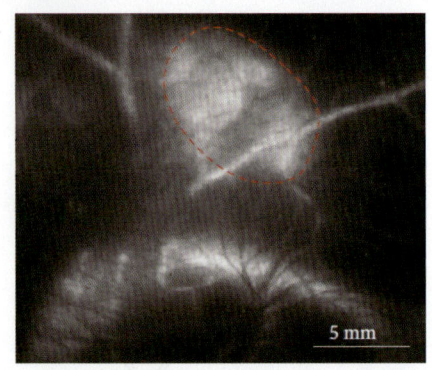

性能	在四氢呋喃中最大发射 1050 nm。可使用 DSPE-PEG 制备纳米颗粒，在水中最大吸收 725 nm，最大发射 1050 nm，水合动力学直径 35 nm	条件	0.5 mL 1 mg/mL TTB/DSPE-PEG（TTB 浓度）皮下注射 5 分钟
原理	荧光纳米颗粒由局部淋巴结经淋巴管转移至其他淋巴结	形态特征	可见腋窝淋巴结尺寸为 0.7 cm×0.5 cm

图 6-154　蟹猴腋窝，淋巴结宏观成像

（激发 808 nm，采集 1250～1700 nm）

KM 小鼠，淋巴结/管宏观成像

近红外荧光探针 HL3[34]

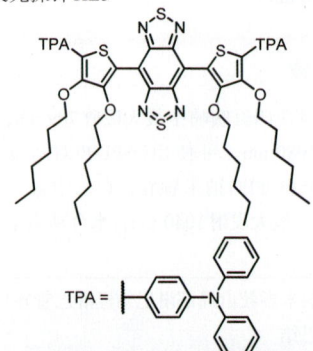

性能	在四氢呋喃中最大吸收 725 nm，最大发射 1050 nm。可使用 DSPE-PEG 制备纳米颗粒，在水中最大吸收 750 nm，最大发射 1050 nm，水合动力学直径 120 nm
原理	荧光纳米颗粒由局部淋巴结经淋巴管转移至其他淋巴结

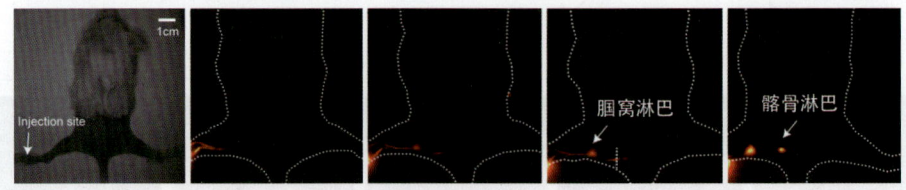

条件	15 μL 1 mg/mL HL3/DSPE-PEG 经足垫皮下注射
形态特征	可见荧光信号由足部淋巴结、经淋巴管抵达腘窝和髂骨淋巴结，白色虚线处荧光信号半峰宽为 533 μm，信噪比为 4

图 6-155　KM 小鼠，淋巴结/管宏观成像（由左至右：注射前明场，注射后 1 分钟、30 分钟、1 小时、3 小时明场）

（激发 808 nm，采集 1550～1700 nm）

鼠骶骨和腘窝淋巴结/管宏观成像及荷皮下4T1乳腺癌Balb/c小鼠躯干免疫系统成像

近红外荧光探针NIR-920[61]

性能	NIR-920在氯仿中最大吸收920 nm，最大发射1188 nm。可使用DSPE-PEG制备为NIR-920/DSPE-PEG纳米颗粒，在水中最大吸收920 nm，最大发射1300 nm，水合动力学直径80.2 nm
原理	荧光纳米颗粒由局部淋巴结经淋巴管转移至其他淋巴结，或经血液循环聚集于存在大量免疫细胞的被动免疫器官处，或经原发肿瘤的淋巴结转移迁徙至前哨淋巴结

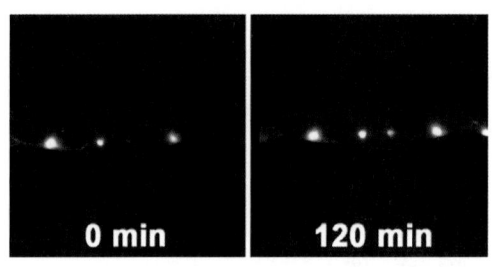

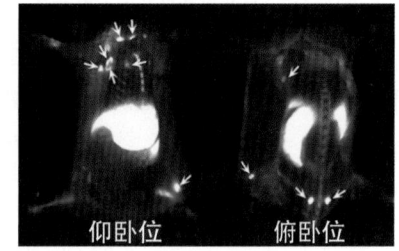

条件	25 μL 600 μmol/L NIR-920/DSPE-PEG（NIR-920浓度）经右足垫皮下注射，后轻揉注射部位以促进扩散	条件	200 μL 565 μmol/L NIR-920/DSPE-PEG（NIR-920浓度）尾静脉注射，肿瘤体直径100mm
形态特征	注射后立即可见荧光信号分布于淋巴结处，信号滞留长达120分钟，信噪比达24	形态特征	荧光信号主要分布于肝脏、脾脏、胫骨、胸骨及淋巴结等被动免疫器官处

图6-156　Balb/c小鼠骶骨和腘窝，淋巴结/管宏观成像

（激发980 nm，采集1200～1700 nm）

图6-157　乳腺癌荷瘤Balb/c小鼠躯干，免疫系统宏观成像（白色箭头处为淋巴结）

（激发808 nm，采集1200～1700 nm）

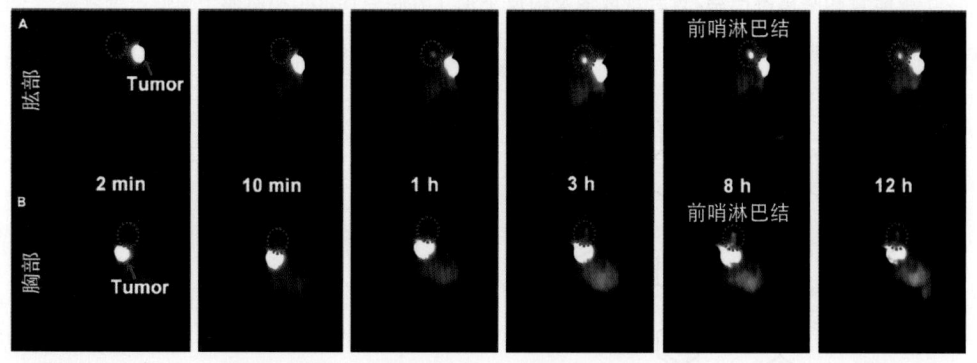

条件	25 μL 565 μmol/L NIR-920/DSPE-PEG（NIR-920浓度）肿瘤内注射，后轻揉注射部位以促进扩散，肿瘤直径100mm
形态特征	注射后可见荧光信号分布于肿瘤处，随时间延长荧光信号逐渐出现于位于肱部和胸部的前哨淋巴结（原发肿瘤发生淋巴结转移所必经的第一站淋巴结）

图6-158　荷皮下4T1乳腺癌的Balb/c小鼠躯干，免疫系统宏观成像（白色箭头处为淋巴结）

（激发808 nm，采集1200～1700 nm）

第七节　肿瘤成像

肿瘤是指体内细胞在基因突变或其他因素影响下失去正常调控，异常增殖并形成局部组织的异常肿块。根据其生物学行为，肿瘤分为良性和恶性两类。良性肿瘤一般生长缓慢、边界清晰、结构较规则，不易扩散或转移，对周围组织的侵袭性较低。相比之下，恶性肿瘤生长迅速，边界不清晰，容易浸润和破坏周围组织，并通过血液或淋巴系统扩散至其他器官，形成转移灶，常导致患者生理功能损害，甚至危及生命。常见的肿瘤类型有乳腺癌、肺癌、肝癌、胃癌、结直肠癌、黑色素瘤等。肿瘤的诊断和治疗近年来取得了显著进展，特别是在分子影像学、基因检测、靶向治疗、免疫疗法等领域，已显著提高了早期诊断率和治疗效果。然而，由于肿瘤的异质性及复杂的致病机制，其治疗依然面临挑战，亟须更为精准、个性化的干预手段。

一、肿瘤成像的意义

活体肿瘤成像技术，作为现代医学领域的一项重要突破，其在肿瘤诊疗全过程中的应用价值不可小觑。该技术在肿瘤的早期诊断、特征分析以及疾病进展监测等方面发挥着至关重要的作用，其非侵入性和实时性的特点，为医患双方提供了极大的便利。在肿瘤早期诊断阶段，活体成像技术能够精确地揭示肿瘤的空间分布、大小、形态变化、血流状态及代谢活性等关键信息。这种高分辨率、动态的成像方式，使得即使是微小的病灶也能够被及时发现，极大地提高了肿瘤诊断的准确性。相比于传统的检测方法，活体成像技术不仅减少了患者的痛苦，还避免了因诊断延误而导致的治疗时机丧失。在治疗过程中，活体肿瘤成像技术的应用同样至关重要。它能够实时追踪肿瘤的变化，快速评估治疗效果，从而帮助医生及时调整治疗策略。这种个性化的治疗方式，打破了传统"千篇一律"的治疗模式，确保了治疗的安全性和准确性，提高了患者的生存质量和治疗效果。在肿瘤研究领域，活体成像技术对于揭示肿瘤的发生、发展及转移机制具有深远的意义。通过对肿瘤生物学行为的直观观察，研究人员能够更深入地理解肿瘤的内在规律，为肿瘤靶向治疗和免疫治疗策略的开发提供了坚实的理论依据。在生物医药的研发领域，活体肿瘤成像技术也发挥着不可或缺的作用。它支持了新疗法的发现和验证，尤其是靶向药物、纳米药物以及免疫治疗研究。该技术能够实时追踪药物在体内的分布与靶向效果，观察治疗过程中肿瘤的生物学变化，直观评估药物的疗效、机制和安全性。这些宝贵的数据和信息，为创新疗法的优化和临床转化提供了科学支持和依据。此外，活体肿瘤成像技术在临床试验中也扮演着重要角色。它能够帮助研究人员更准确地评估药物的安全性和有效性，为临床试验的设计和结果分析提供了重要参考。通过这种技术，研究人员能够更好地理解药物的作用机制，为患者提供更加精准的治疗方案。总之，活体肿瘤成像技术在肿瘤的早期诊断、治疗评估、机制研究以及新药开发等多个环节都发挥着至关重要的作用。随着技术的不断发展和完善，有理由相信，活体肿瘤成像技术将为肿瘤的诊疗带来更加光明的前景，为战胜这一严重威胁人类健康的疾病提供有力武器。

二、AIE材料在肿瘤成像中的应用

目前，AIE材料可用于准确标记和定位肿瘤组织，尤其是在近红外光区域，AIE探针能穿透组织并进行深层成像，克服组织自荧光干扰，实现高对比度成像，从而帮助明确肿瘤的大小和位置。AIE材料在手术导航中能够帮助外科医生实时标记并观察肿瘤边界，提高肿瘤切除的准确性，减少手术对周围健康组织的伤害。其优异的抗漂白性和长时间成像稳定性确保了手术期间的有效指引。同时，AIE材料也可用于动态监测肿瘤的生长和扩散。此外，AIE材料能够在治疗前后进行肿瘤成像，以观察肿瘤体积、形态和代谢等方面的变化，从而评估不同治疗方案的疗效，为后续治疗策略的调整提供依据。AIE材料也可以与磁共振成像（MRI）、超声成像、光声成像等多模态成像技术结合，形成多模态探针，在提高分辨率和灵敏度的同时，获取肿瘤的更全面信息，帮助研究肿瘤的异质性及进展情况。总之，AIE材料为肿瘤的早期诊断、精准治疗、治疗监测等提供了多维度支持，推动了癌症的基础研究和临床应用的发展。

三、肿瘤成像图例

见图6-159～图6-200。

腹腔荷瘤小鼠腹膜手术导航切除

绿色荧光探针BTPEBT[59]

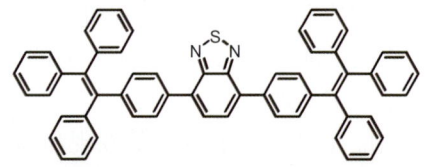

性能	BTPEBT在四氢呋喃中最大吸收418 nm，最大发射547 nm。可使用DSPE-PEG制备为BTPEBT/DSPE-PEG纳米颗粒（表面修饰叶酸），在水中最大吸收420 nm，水合动力学直径20.3 nm±1.9 nm
原理	荧光纳米颗粒由于增强渗透和滞留效应滞留在实体肿瘤内部

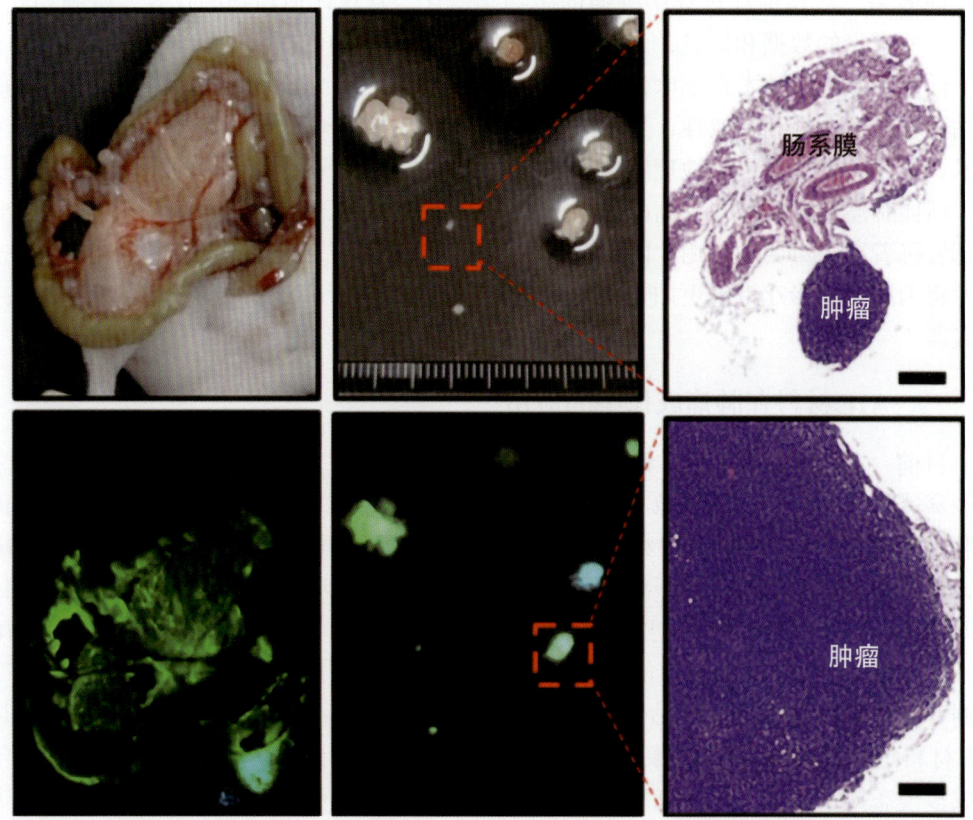

条件	100 μL 40 μg/mL BTPEBT/DSPE-PEG纳米颗粒（BTPEBT浓度）经腹腔注射24小时后打开小鼠腹腔，小心取出肠道成像，并在紫外线照射下切除肿瘤，SKOV3人卵巢腺癌细胞经荧光素酶基因转染，荷瘤裸鼠腹腔注射10μg/g荧光素酶底物，10分钟后经成像检测生物发光信号大于1×10^9 photon/sec/cm^2/sr
形态特征	可见肠道表面肿瘤结节出现明显荧光信号，在荧光导航下可手术切除肿瘤结节

图6-159　腹腔荷人卵巢癌Balb/c裸鼠腹膜和荧光导航下手术切除的肿瘤结节，肿瘤宏观成像（上：明场；下：荧光成像，最右为切除肿瘤的H&E切片染色）

（激发：365 nm）

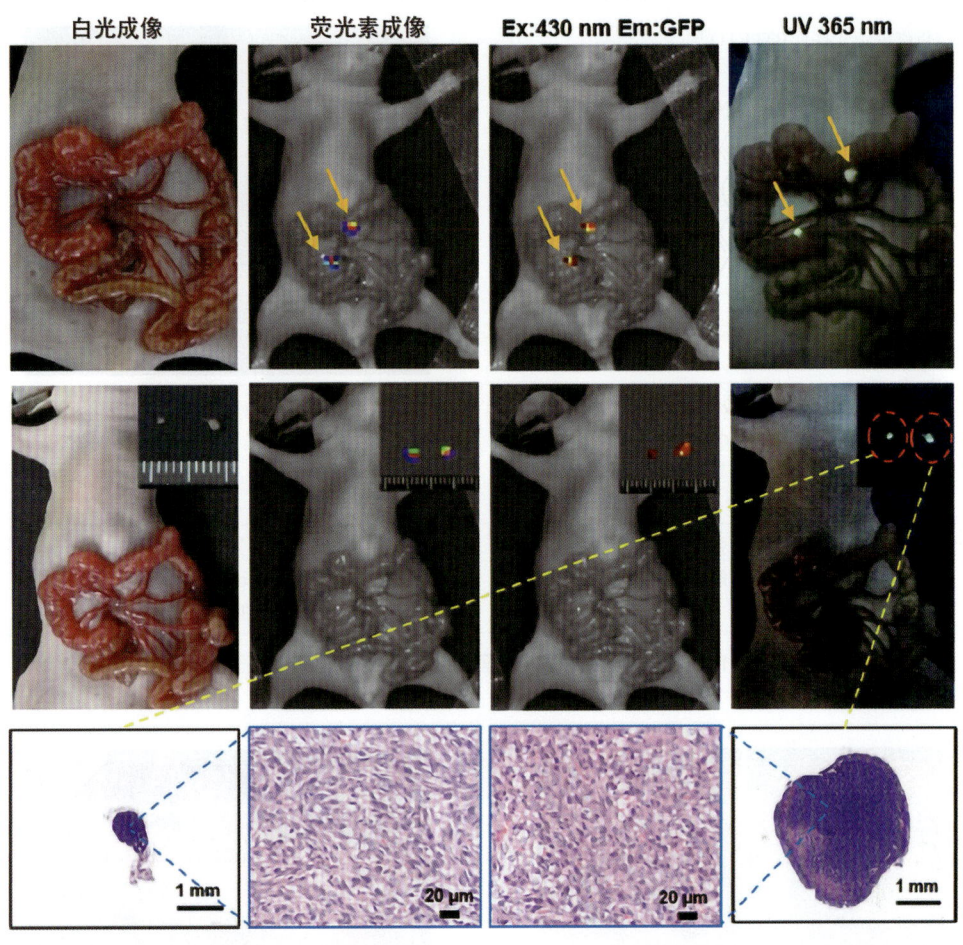

条件	100 μL 40 μg/mL BTPEBT/DSPE-PEG 纳米颗粒（BTPEBT浓度）经腹腔注射24小时后打开小鼠腹腔，小心取出肠道成像，并在紫外灯照射下切除肿瘤，SKOV3人卵巢腺癌细胞经荧光素酶基因转染，荷瘤裸鼠腹腔注射10 μg/g荧光素酶底物，10分钟后经成像检测生物发光信号大于3×10^8 photon/sec/cm²/sr
形态特征	可见肠道表面肿瘤结节出现明显荧光信号，在荧光导航下可手术切除肿瘤结节

图6-160 荷腹腔弥散性细小SKOV3人卵巢腺癌的Balb/c裸鼠腹膜（第一行：手术前；第二行：手术后；第一列：明场；第二列：生物发光信号；第三列：使用成像仪在430nm激发下成像；第四列：紫外灯下直接成像）和荧光导航下手术切除的肿瘤结节[（第二行右上小图），肿瘤宏观成像（第三行为切除肿瘤的H&E切片成像）]

（激发：430 nm或紫外线365 nm）

小鼠皮下4T1乳腺癌双光子显微成像

红色/近红外荧光探针 BTPETQ[9]

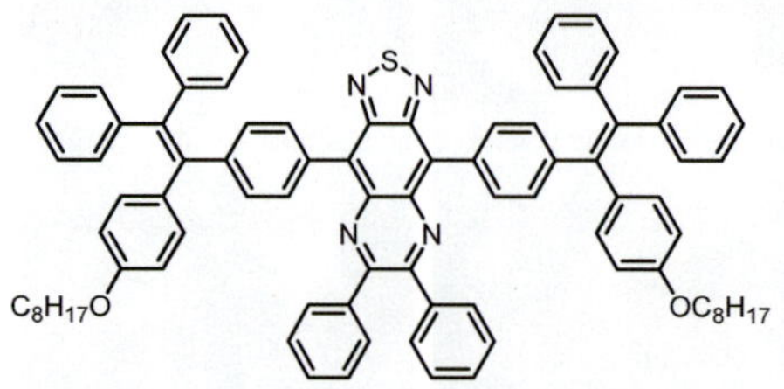

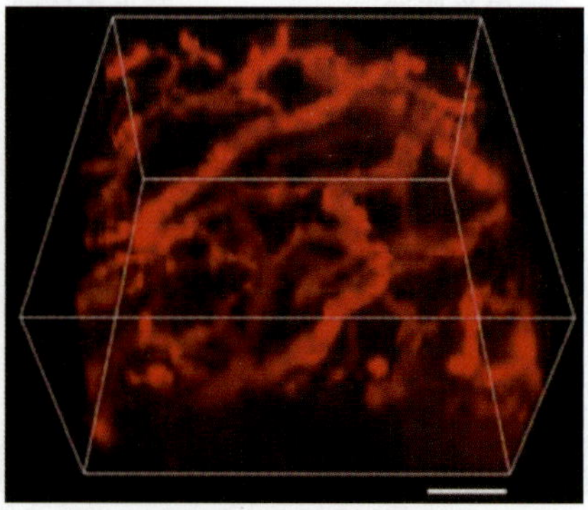

性能	在四氢呋喃中最大吸收550 nm，最大发射700 nm。可使用DSPE-PEG制备纳米颗粒，在水中最大吸收550 nm，最大发射700 nm，最大双光子吸收1160 nm，水合动力学直径42 nm	条件	100 μL 0.5 mg/mL BTPETQ/DSPE-PEG（BTPETQ浓度）眼眶后静脉注射（注射后立即成像），肿瘤直径3～5 mm
原理	荧光纳米颗粒由于增强渗透和滞留效应经血流循环聚集在实体肿瘤内部	形态特征	可见荧光信号分布于肿瘤血管处，显像深度达300 μm，肿瘤血管在50 μm处信噪比为78；在300 μm处信噪比为9

图6-161　Balb/c小鼠皮下4T1乳腺癌，双光子肿瘤3D显微成像

（激发920 nm，采集660～750 nm，标尺100 μm）

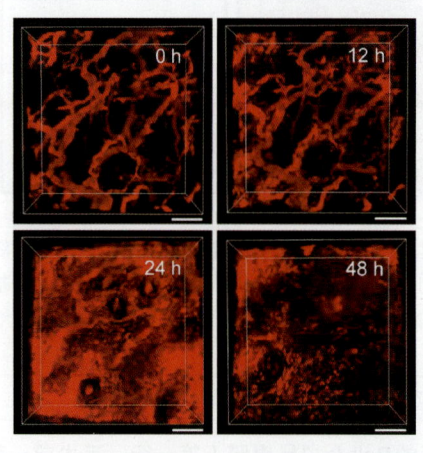

条件	100 μL 0.5 mg/mL BTPETQ/DSPE-PEG（BTPETQ浓度）眼眶后静脉注射，肿瘤直径3～5 mm	条件	100 μL 0.5 mg/mL BTPETQ/DSPE-PEG（BTPETQ浓度）眼眶后静脉注射（注射24小时后成像）
形态特征	注射12小时内可见荧光分布于肿瘤血管处，24小时后可见荧光扩散至血管外组织，血管轮廓模糊，48小时后荧光呈点状分布，血管轮廓难以辨认；肿瘤血管显像深度达500 μm，肿瘤显像深度达800μm；在400 μm处分辨率极限为2.5μm，信噪比为40	形态特征	可见荧光信号分布于肿瘤血管和血管外组织，显像深度达405 μm

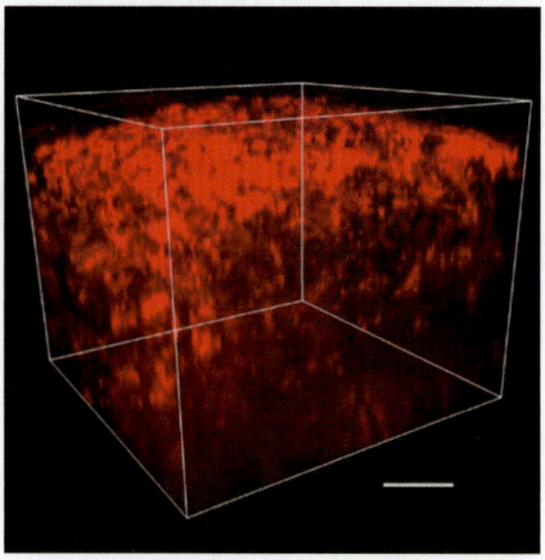

图6-162　Balb/c小鼠皮下4T1乳腺癌，双光子肿瘤3D显微成像

（激发1200 nm，采集660～750 nm，标尺100 μm）

图6-163　Balb/c小鼠皮下4T1乳腺癌，双光子肿瘤3D显微成像

（激发920 nm，采集660～750 nm，标尺100 μm）

荷腹膜4T1乳腺癌Balb/c小鼠腹腔肿瘤宏观成像

近红外荧光探针 pNIR-4[42]

性能	在四氢呋喃中最大吸收709 nm，最大发射1080 nm。可使用嵌段聚合物（PCL-*b*-PEG 和 PCL-*b*-PAE）制备为 pNIR-4/PCL-*b*-PEG ＋ PCL-*b*-PAE 纳米颗粒，水合动力学直径120 nm
原理	荧光纳米颗粒由于增强渗透和滞留效应经血流循环聚集在实体肿瘤内部

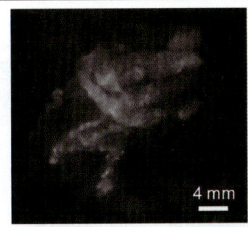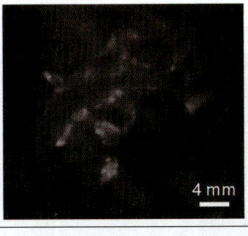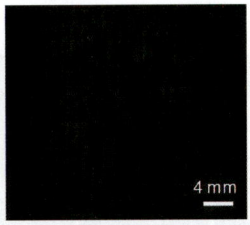

条件	200 μL 1 mg/mL pNIR-4/PCL-*b*-PEG ＋ PCL-*b*-PAE（pNIR-4浓度）尾静脉注射24小时，肿瘤接种5天后成像
形态特征	可见手术前肠道局部出现明显荧光信号，经第一次无荧光导航的肿瘤切除手术后，大部分荧光信号消失，提示大体积肿瘤已切除，经第二次荧光导航的肿瘤切除手术后，小体积肿瘤被彻底清除

图6-164　荷腹膜4T1乳腺癌Balb/c小鼠腹腔，肿瘤宏观成像（左：手术前；中：第一次无荧光导航肿瘤切除手术后；右：第二次荧光导航肿瘤切除手术后）

（激发808 nm，采集1319～1700 nm）

荷皮下4T1乳腺癌Balb/c小鼠肿瘤宏观成像

近红外荧光探针 NIR-920[61]

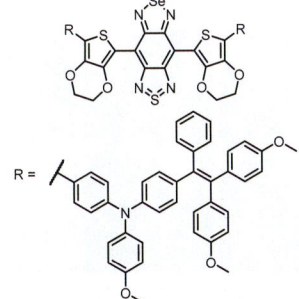

性能	NIR-920在氯仿中最大吸收920 nm，最大发射1188 nm。可使用DSPE-PEG制备为NIR-920/DSPE-PEG纳米颗粒，在水中最大吸收920 nm，最大发射1300 nm，水合动力学直径80.2 nm
原理	荧光纳米颗粒由于增强渗透和滞留效应经血流循环聚集在实体肿瘤内部

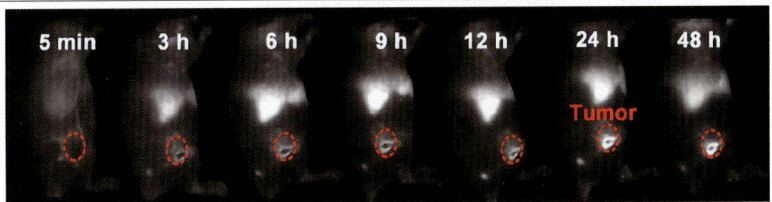

条件	200 μL 565 μmol/L NIR-920/DSPE-PEG（NIR-920浓度）尾静脉注射，肿瘤直径100 mm
形态特征	注射后可见荧光信号随时间延长逐渐在肿瘤处累积，注射后24小时信号最强

图6-165　荷皮下4T1乳腺癌Balb/c小鼠躯干，肿瘤宏观成像

（激发808 nm，采集1200～1700 nm）

荷皮下4T1乳腺癌Balb/c小鼠肿瘤宏观成像

近红外荧光探针DHTDP[62]

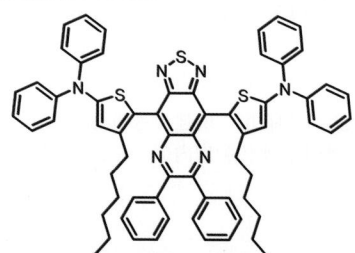

性能	在四氢呋喃中最大吸收820nm。可使用DSPE-PEG制备纳米颗粒，在水中最大吸收840 nm，最大发射1070 nm，水合动力学直径90 nm。可使用4T1乳腺癌细胞的细胞膜制备为DHTDP/M纳米颗粒，水合动力学直径118 nm
原理	纳米颗粒由于增强渗透和滞留效应经血流循环聚集在实体肿瘤；细胞膜包裹赋予纳米粒子具有同源靶向性

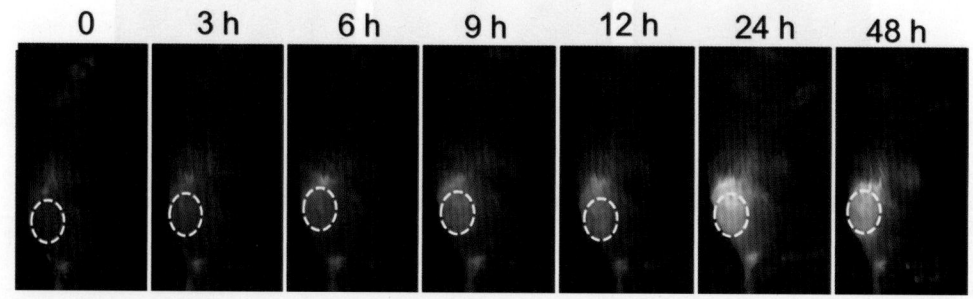

条件	200 μL 1 mg/mL DHTDP/DSPE-PEG尾静脉注射，肿瘤直径200 mm
形态特征	注射后可见荧光信号随时间延长逐渐在肿瘤处累积，注射后24小时信号达到最大值，肿瘤部位信噪比达9.4

图6-166　荷皮下4T1乳腺癌Balb/c裸鼠，肿瘤宏观成像

（激发808 nm，采集1000～1700 nm）

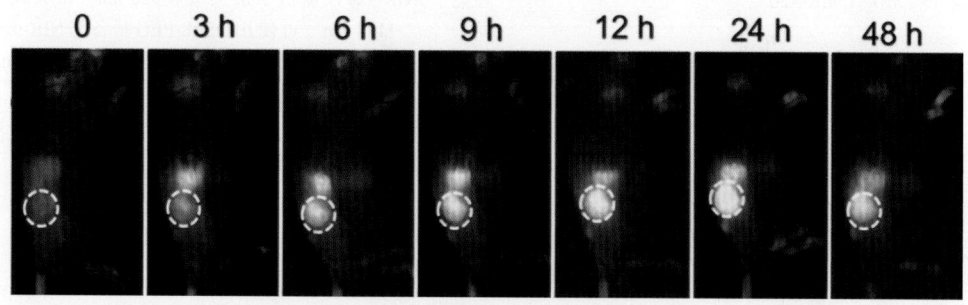

条件	200 μL 1 mg/mL DHTDP/M尾静脉注射，肿瘤直径200 mm
形态特征	注射后可见荧光信号随时间延长逐渐在肿瘤处累积，注射后12～24小时信号达到最大值，肿瘤部位信噪比达12.2

图6-167　荷皮下4T1乳腺癌Balb/c裸鼠，肿瘤宏观成像

（激发808 nm，采集1000～1700 nm）

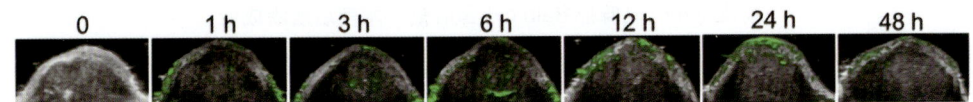

条件	200 μL 1 mg/mL DHTDP/M 尾静脉注射，肿瘤直径200 mm
形态特征	注射后1小时可见肿瘤表面皮肤出现光声信号，随时间延长光声信号逐渐在肿瘤处累积并出现于深层组织

图6-168　荷皮下4T1乳腺癌Balb/c裸鼠肿瘤，肿瘤光声宏观成像

（激发808 nm，采集声信号）

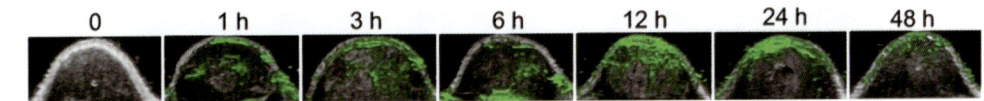

条件	200 μL 1 mg/mL DHTDP/M 尾静脉注射，肿瘤直径200 mm
形态特征	注射后1小时可见肿瘤表面皮肤出现光声信号，随时间延长光声信号逐渐在肿瘤处累积并出现于深层组织

图6-169　荷皮下4T1乳腺癌Balb/c裸鼠肿瘤，肿瘤光声宏观成像

（激发808 nm）

荷宫颈癌Balb/c小鼠肿瘤成像

红色荧光探针DQM-ALP[63]

性能	DQM-ALP在水中最大吸收450 nm，最大发射550 nm
原理	荧光探针在肿瘤处过量表达的碱性磷酸酯（ALP）的催化下，磷酸基团水解，发射光谱增强

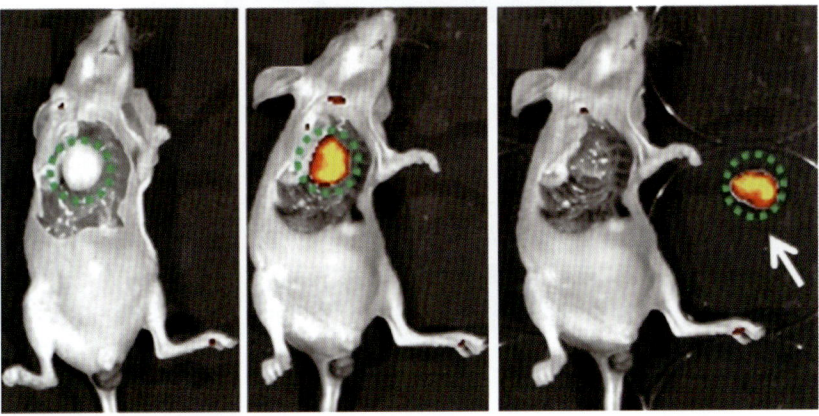

条件	50 μmol/L DQM-ALP溶液喷洒至肿瘤所在区域及其周边，肿瘤接种15天后成像
形态特征	可见喷洒荧光探针前肿瘤处出现明显荧光信号，边缘清晰，经荧光导航的肿瘤切除手术可精准切除肿瘤，术后小鼠体内无荧光信号残留

图6-170　荷皮下Hela宫颈癌Balb/c小鼠，肿瘤宏观成像（左：喷洒荧光探针前；中：喷洒荧光探针后；右：荧光导航肿瘤切除手术后）

（激发460 nm，采集560 nm）

荷皮下4T1乳腺癌Balb/c小鼠肿瘤手术前后宏观成像

红色荧光探针TPP-TPA[64]

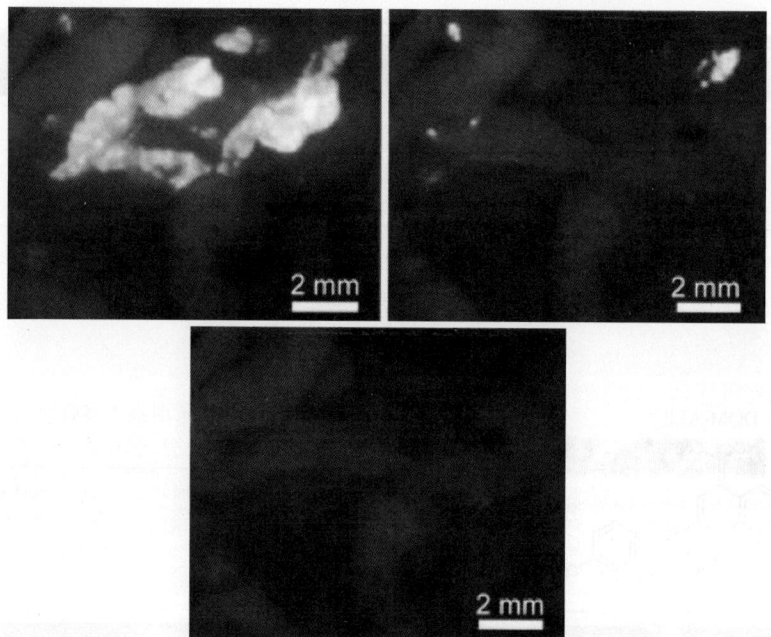

性能	TPP-TPA在二甲基亚砜中最大吸收440 nm，在水（含1%二甲基亚砜）中最大发射680 nm。可使用Cor-PEG（Cor为碗烯）制备为TPP-TPA/Cor-PEG纳米颗粒，在水中最大吸收450 nm，最大发射640 nm，最大双光子吸收810 nm，水合动力学直径33 nm±0.5 nm
原理	荧光纳米颗粒由于增强渗透和滞留效应经血流循环聚集在实体肿瘤内部
条件	150 μL 1 mg/mL TPP-TPA/Cor-PEG（TPP-TPA浓度）尾静脉注射24小时，肿瘤接种5天后成像
形态特征	可见手术前肠道局部出现明显荧光信号，经第一次无荧光导航的肿瘤切除手术后，大部分荧光信号消失，提示大体积肿瘤已切除，经第二次荧光导航的肿瘤切除手术后，小体积肿瘤被彻底清除

图6-171 荷腹膜4T1乳腺癌的Balb/c小鼠，肿瘤宏观成像（左：手术前；中：第一次无荧光导航肿瘤切除手术后；右：第二次荧光导航肿瘤切除手术后）

（激发455 nm，采集500～900 nm）

荷腹膜4T1乳腺癌Balb/c小鼠肿瘤治疗前后宏观成像

红色荧光探针TPE-Ph-DCM[65-67]		
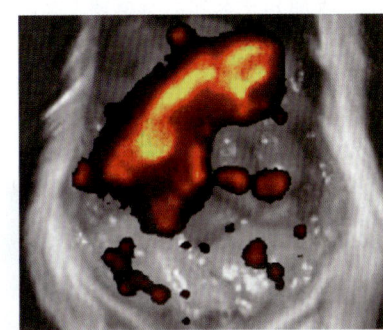	性能	TPE-Ph-DCM在四氢呋喃中最大吸收453 nm，最大发射648 nm。可使用嵌段聚合物（PCL-b-PEG和PCL-b-PAE）制备为TPE-Ph-DCM/PCL-b-PEG＋PCL-b-PAE纳米颗粒。在水中最大吸收440 nm，最大发射648 nm，水合动力学直径约80 nm。可使用DSPE-PEG与Schaap试剂共同制备为TPE-BT-DCM＋Schaap/DSPE-PEG纳米颗粒，在水中最大发射625 nm，在次氯酸钠-过氧化氢作用下可产生化学发光，最大发射650 nm，水合动力学直径95 nm
	原理	荧光纳米颗粒由于增强渗透和滞留效应经血流循环聚集在实体肿瘤内部；化学发光由肿瘤微环境存在的过氧化氢激活

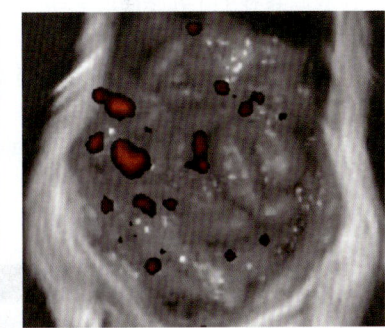

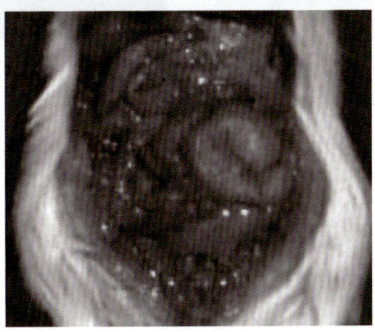

条件	200 μL 1 mg/mL TPE-Ph-DCM/PCL-b-PEG＋PCL-b-PAE（TPE-Ph-DCM浓度）尾静脉注射24小时，肿瘤接种5天后成像
形态特征	可见手术前肠道局部出现明显荧光信号，经第一次无荧光导航的肿瘤切除手术后，大部分荧光信号消失，提示大体积肿瘤已切除，经第二次荧光导航的肿瘤切除手术后，小体积肿瘤被彻底清除

图6-172 荷腹膜4T1乳腺癌的Balb/c小鼠，肿瘤宏观成像（左：手术前；中：第一次无荧光导航肿瘤切除手术后；右：第二次荧光导航肿瘤切除手术后）

（激发465 nm，Cy 5.5滤光片）

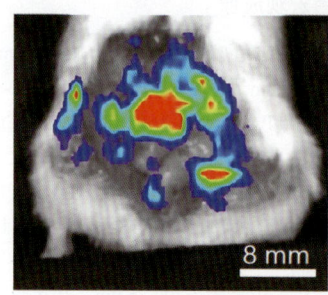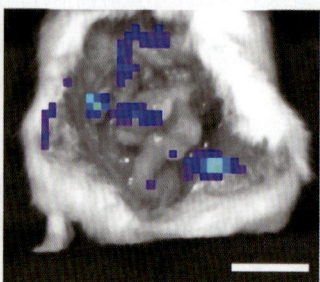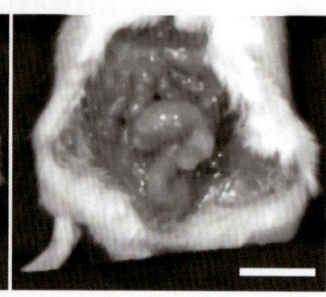

条件	150 μL 0.7 mmol/L TPE-BT-DCM ＋ Schaap/DSPE-PEG（TPE-BT-DCM 浓度）尾静脉注射 2 小时，肿瘤接种 5 天后成像
形态特征	可见手术前肠道局部出现明显荧光信号，经第一次无荧光导航的肿瘤切除手术后，大部分荧光信号消失，提示大体积肿瘤已切除，经第二次荧光导航的肿瘤切除手术后，小体积肿瘤被彻底清除

图 6-173　荷腹腔转移 4T1 乳腺癌的 Balb/c 小鼠，肿瘤化学发光宏观成像（左：手术前；中：第一次无荧光导航肿瘤切除手术后；右：第二次荧光导航肿瘤切除手术后）

（采集 695 ～ 770 nm）

荷皮下 4T1 乳腺癌 Balb/c 小鼠肿瘤宏观成像

红色荧光探针 *t*-BPITBT-TPE[68,69]

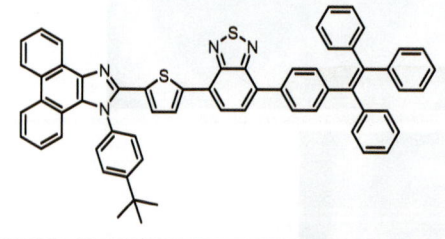 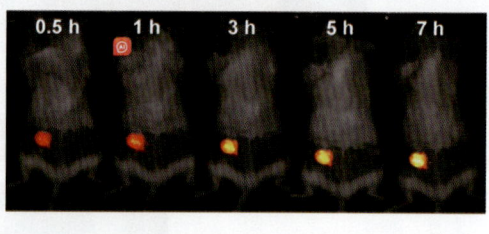

性能	在四氢呋喃中最大吸收 477 nm，最大发射 600 nm。可使用 DSPE-PEG 制备纳米颗粒，或进一步表面修饰细胞穿膜肽 TAT 制备为 *t*-BPITBT-TPE/DSPE-PEG-TAT，在水中最大吸收 480 nm，最大发射 660 nm，水合动力学直径 30 nm，在水中最大吸收 495 nm，最大双光子吸收 825 nm，最大发射 626 nm，水合动力学直径 160 nm	条件	100 μL 1 mg/mL *t*-BPITBT-TPE/DSPE-PEG-TAT 静脉注射，肿瘤直径 7 mm
原理	荧光纳米颗粒由于增强渗透和滞留效应经血流循环聚集在实体肿瘤内部；荧光纳米颗粒标记的肿瘤细胞接种于斑马鱼胚胎卵黄囊中，荧光纳米颗粒在胞内滞留并随细胞增殖、分裂、转移	形态特征	注射后可见荧光信号随时间延长逐渐在肿瘤处累积，注射后 7 小时信号最强

图 6-174　荷皮下 4T1 乳腺癌的 BALB/ 小鼠，肿瘤宏观成像

（激发 488 nm）

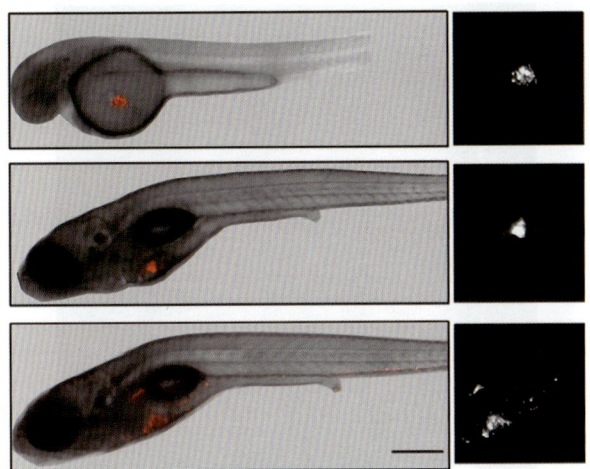

条件	0.5 mL 3×10⁶ cells/mL 经30 μg/mL *t*-BPITBT-TPE/DSPE-PEG-TAT（*t*-BPITBT-TPE浓度）处理2小时的Hela宫颈癌细胞注入1 dpf斑马鱼胚胎卵黄囊中，随后在32.5 ℃下孵育
形态特征	可见接种前3天荧光标记的癌细胞无明显转移，5天后出现扩散转移，向下迁移至尾部血管系统

图6-175　野生型斑马鱼，斑马鱼显微成像（上：接种后1天；中：接种后3天；下：接种后5天）

（激发488 nm，标尺200 μm）

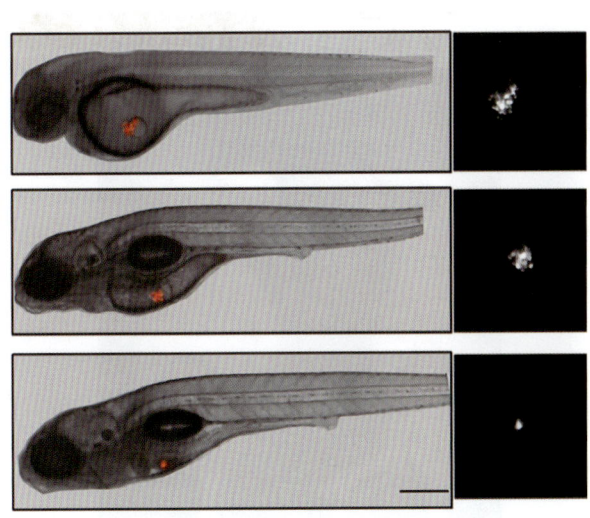

条件	0.5 mL 3×10⁶ cells/mL 经30 μg/mL*t*-BPITBT-TPE/DSPE-PEG-TAT（*t*-BPITBT-TPE浓度）处理2小时的MCF-7乳腺癌细胞注入1 dpf斑马鱼胚胎卵黄囊中，随后在32.5 ℃下孵育
形态特征	可见接种前5天荧光标记的癌细胞无明显转移

图6-176　野生型斑马鱼，斑马鱼显微成像（上：接种后1天；中：接种后3天；下：接种后5天）

（激发488 nm，标尺200 μm）

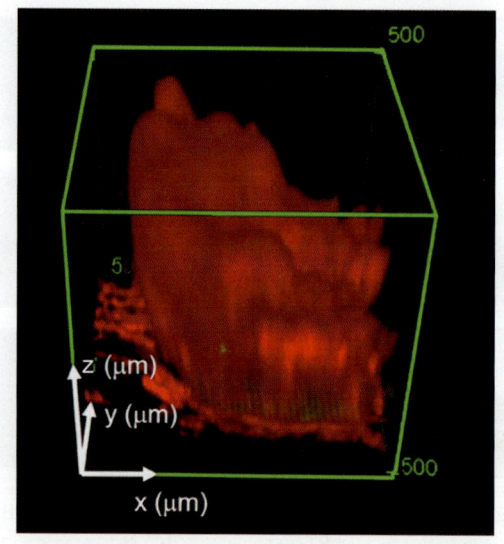

条件	25 μL 4 μg/mL t-BPITBT-TPE/DOPE ＋ DOTAP（t-BPITBT-TP浓度）瘤内注射，肿瘤体积30～60 mm³
形态特征	可见荧光信号分布于肿瘤和附近血管，呈现出肿瘤轮廓和内部结构，显像深度达500 μm

图6-177　荷皮下A375人类恶性黑色素瘤的Balb/c裸鼠肿瘤，双光子肿瘤微观成像

（激发800 nm，采集629 nm）

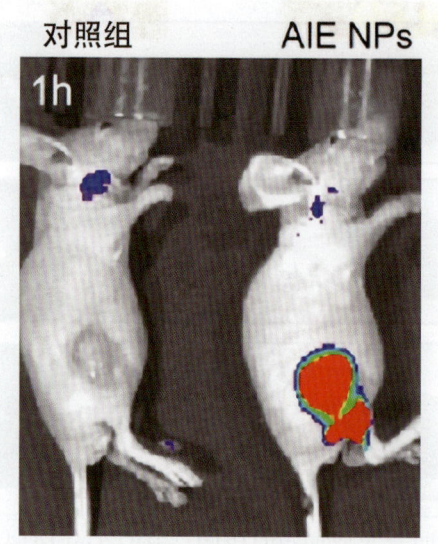

条件	50 μL 4 μg/mL t-BPITBT-TPE/DOPE ＋ DOTAP（t-BPITBT-TP浓度）瘤内注射1小时，肿瘤体积30～60 mm³
形态特征	可见荧光信号分布于肿瘤处，注射后5天信号消失

图6-178　荷皮下A375人类恶性黑色素瘤的Balb/c裸鼠肿瘤，肿瘤宏观成像

（激发488 nm，采集500～800 nm）

荷皮下 4T1 乳腺癌 Balb/c 小鼠肿瘤宏观成像

红色荧光探针 TPE-BT-DC[70]

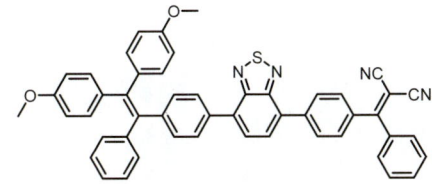

性能	TPE-BT-DC 在二甲基亚砜中最大吸收 460 nm，最大发射 660 nm。可使用 F127 与双草酸酯（CPPO）共同制备为 TPE-BT-DC ＋CPPO/F127 纳米颗粒，在水中最大吸收 430 nm，最大发射 660 nm，在过氧化氢作用下可产生化学发光，最大发射 650 nm，水合动力学直径 40 nm
原理	荧光纳米颗粒由于增强渗透和滞留效应经血流循环聚集在实体肿瘤内部；化学发光由肿瘤微环境存在的过氧化氢激活

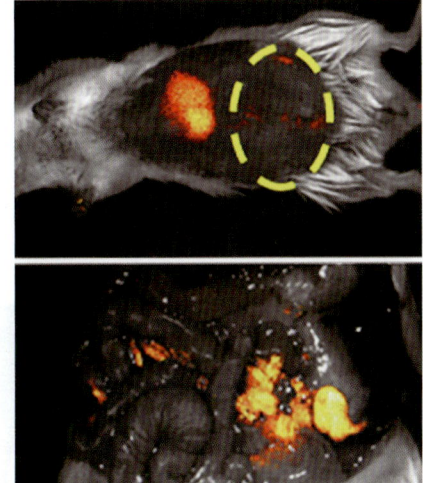

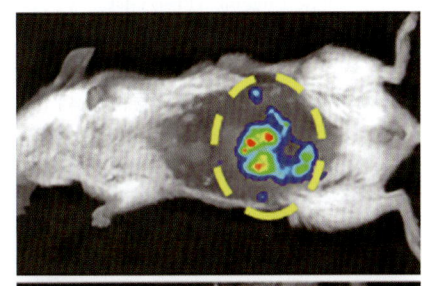

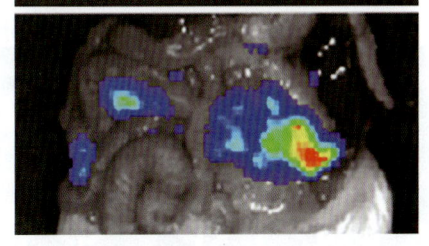

条件	100 μL 1 mg/mL TPE-BT-DC ＋CPPO/F127（TPE-BT-DC 浓度）静脉注射 1.5 小时，肿瘤接种 10 天后成像
形态特征	肝脏和肠道局部出现明显荧光信号，受肝脏处的强烈荧光信号干扰，无创成像时肠道处荧光信号不明显，开腹后可观察到肠道局部明显的荧光信号

条件	100 μL 1 mg/mL TPE-BT-DC ＋CPPO/F127（TPE-BT-DC 浓度）静脉注射 1.5 小时，肿瘤接种 10 天后成像
形态特征	肠道局部出现明显荧光信号，无须开腹即可观察

图 6-179　荷腹腔转移 4T1 乳腺癌的 Balb/c 小鼠，肿瘤荧光宏观成像（上：无创成像；下：开腹后成像）

（激发 455 nm，采集 672～900 nm）

图 6-180　荷腹腔转移 4T1 乳腺癌的 Balb/c 小鼠，肿瘤化学发光宏观成像（上：无创成像；下：开腹后成像）

（采集 672～900 nm）

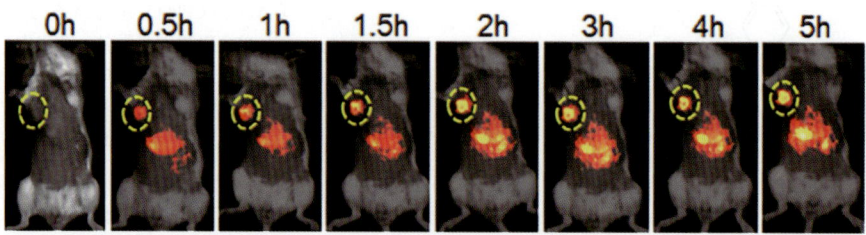

条件	100 μL 1 mg/mL TPE-BT-DC ＋ CPPO/F127（TPE-BT-DC 浓度）静脉注射，肿瘤接种 10 天后成像
形态特征	注射后可见荧光信号随时间延长逐渐在肿瘤和肝脏处累积

图 6-181　荷乳原位腺 4T1 乳腺癌的 Balb/c 小鼠，肿瘤荧光宏观成像

（激发 455 nm，采集 672～900 nm）

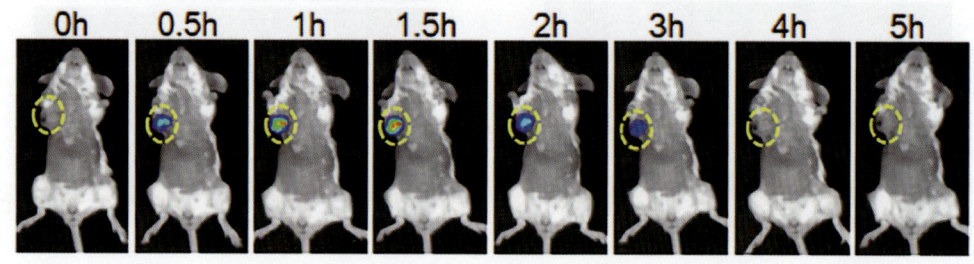

条件	100 μL 1 mg/mL TPE-BT-DC ＋ CPPO/F127（TPE-BT-DC 浓度）静脉注射 1.5 小时，肿瘤接种 10 天后成像
形态特征	注射后可见荧光信号随时间延长逐渐在肿瘤处累积，1.5 小时达到最大值，4 小时后荧光信号消失，全程其他部位无信号干扰

图 6-182　荷 4T1 乳腺癌的 Balb/c 小鼠，肿瘤化学发光成像

（采集 672～900 nm）

SCID 小鼠，肿瘤宏观成像

红色荧光探针 TPETPAFN[71]

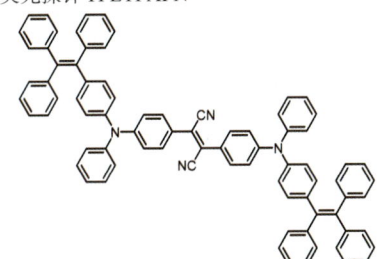

性能	在四氢呋喃中最大吸收 497 nm，最大发射 652 nm。可使用 DSPE-PEG 制备为 TPETPAFN/DSPE-PEG 纳米颗粒（表面修饰 RKKRRQRRRC 穿膜肽），在水中最大吸收 511 nm，最大发射 671 nm
原理	荧光纳米颗粒标记的肿瘤细胞接种于皮下，荧光纳米颗粒长时间在胞内滞留并随细胞增殖、分裂

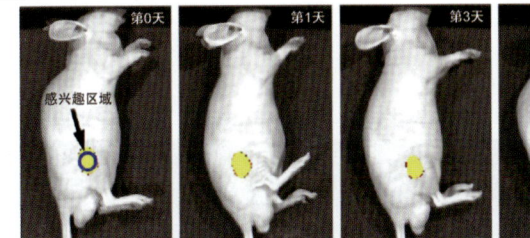

条件	100 μL 经 2 nmol/L TPETPAFN/DSPE-PEG（颗粒浓度）处理 4 小时的 C6 胶质瘤细胞（10^6 个细胞）皮下注入小鼠侧腹
形态特征	接种处可见明显荧光信号，随时间延长荧光信号强度逐渐减弱，追踪时间达 21 天

图 6-183　SCID 小鼠，肿瘤宏观成像

（激发 535 nm，采集 660/20 nm）

荷腹膜 4T1 乳腺癌的 Balb/c 小鼠肿瘤宏观成像

近红外荧光探针 α-DTPEBBTD-C4[72]

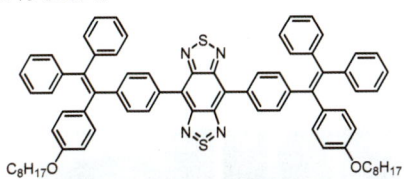

性能	α-DTPEBBTD-C4 在四氢呋喃中最大发射 840 nm。可使用 DSPE-PEG 制备为 α-DTPEBBTD-C4/DSPE-PEG 纳米颗粒，在水中最大吸收 620 nm，最大发射 790 nm，水合动力学直径 46 nm
原理	荧光纳米颗粒由于增强渗透和滞留效应经血流循环聚集在实体肿瘤内部

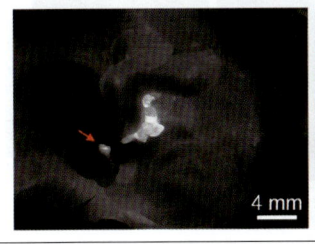 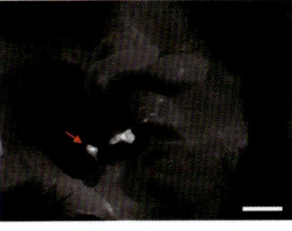 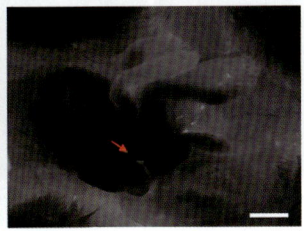

条件	100 μL 50 nmol/L α-DTPEBBTD-C4/DSPE-PEG（α-DTPEBBTD-C4 浓度）尾静脉注射 24 小时，肿瘤接种 5 天后成像
形态特征	可见手术前肠道局部出现明显荧光信号，经第一次无荧光导航的肿瘤切除手术后，大部分荧光信号消失，提示大体积肿瘤已切除，经第二次荧光导航的肿瘤切除手术后，小体积肿瘤被彻底清除

图 6-184　荷腹膜 4T1 乳腺癌的 Balb/c 小鼠，肿瘤宏观成像（左：手术前；中：第一次无荧光导航肿瘤切除手术后；右：第二次荧光导航肿瘤切除手术后）

（激发 635 nm，采集 670～900 nm）

荷皮下 4T1 乳腺癌的 Balb/c 小鼠，肿瘤宏观成像

近红外荧光探针 OTPA-TQ3[73]

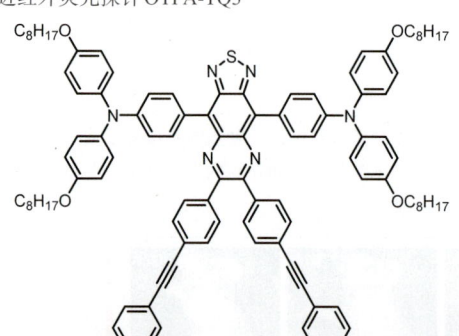

性能	OTPA-TQ3 在四氢呋喃中最大吸收 680 nm，最大发射 910 nm。可使用 DSPE-PEG 制备为 OTPA-TQ3/DSPE-PEG 纳米颗粒，在水中最大吸收 705 nm，最大发射 895 nm，水合动力学直径 140 nm
原理	荧光纳米颗粒由于增强渗透和滞留效应经血流循环聚集在实体肿瘤内部

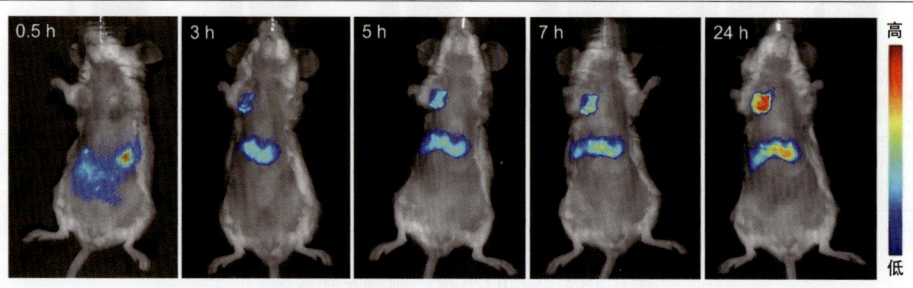

条件	200 μL 650 μmol/L OTPA-TQ3/DSPE-PEG（OTPA-TQ3 NPs 浓度）尾静脉注射，肿瘤体积 80～120 mm³
形态特征	注射后可见荧光信号随时间延长逐渐在肿瘤处累积，注射后 24 小时信号达到最大值，肿瘤部位信噪比达 9.2

图 6-185　荷皮下 4T1 乳腺癌的 Balb/c 小鼠，肿瘤宏观成像
（激发 704 nm，采集 740～900 nm）

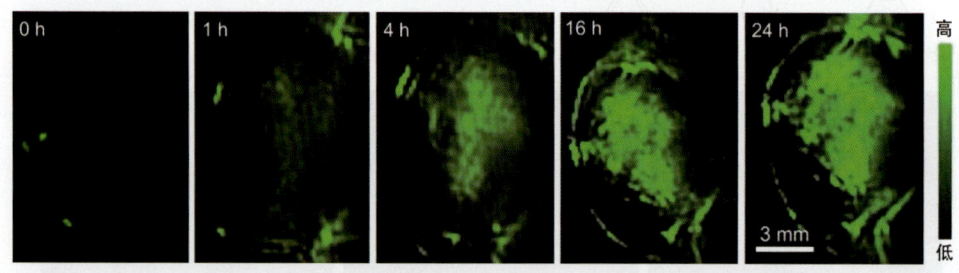

条件	200 μL 650 μmol/L OTPA-TQ3/DSPE-PEG 尾静脉注射，肿瘤体积 80～120 mm³
形态特征	注射后可见肿瘤处光声信号随时间延长逐渐增强，注射后 24 小时信号达到最大值，信噪比是注射前的 7.0 倍

图 6-186　荷皮下 4T1 乳腺癌的 Balb/c 小鼠，肿瘤光声显微成像
（激发 700 nm，采集声信号）

第6章 活体成像

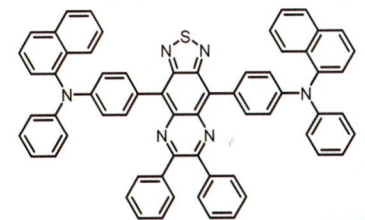

条件	200 μL 650 μmol/L OTPA-TQ3/DSPE-PEG 尾静脉注射，肿瘤体积 80～120 mm³，进行两次外科肿瘤切除手术
形态特征	第一次手术可见切口处仍有荧光信号残留，第二次手术后无明显荧光信号

图 6-187 荷皮下 4T1 乳腺癌的 Balb/c 小鼠，肿瘤拉曼显微成像[上：第一次手术（S1）；下：第二次手术（S2）]

（荧光成像：激发 704 nm，采集 740～950 nm）

荷皮下前列腺癌裸鼠肿瘤/血管宏观成像

近红外荧光探针 TQ-BPN[28]	性能	在四氢呋喃中最大吸收 610 nm，最大发射 807 nm。可使用 F127 制备纳米颗粒，在水中最大吸收 630 nm，最大发射 810 nm，在 1300 nm 激发下产生峰值 800 nm 的双光子荧光，水合动力学直径 35 nm
	原理	荧光纳米颗粒由于增强渗透和滞留效应经血流循环聚集在实体肿瘤内部

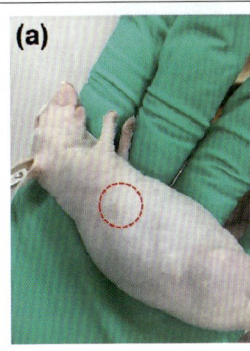 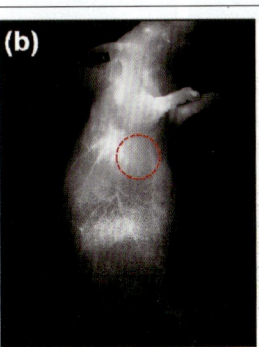 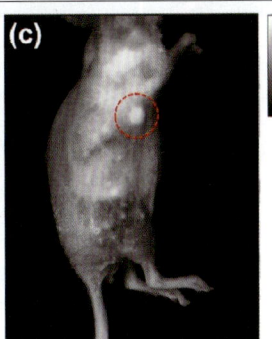

条件	200 μL 0.5 mmol/L TQ-BPN/F127（TQ-BPN 浓度）尾静脉注射，肿瘤直径 2 mm
形态特征	荧光纳米颗粒注射 5 分钟后可见全身分布的荧光信号，24 小时后可见肿瘤处出现明显的荧光信号

图 6-188 荷皮下 CWR22Rv1 前列腺癌的裸鼠，肿瘤/血管宏观成像（中：荧光纳米颗粒注射后 5 分钟；右：荧光纳米颗粒注射后 24 小时）

（激发 635 nm，采集 900～1700 nm）

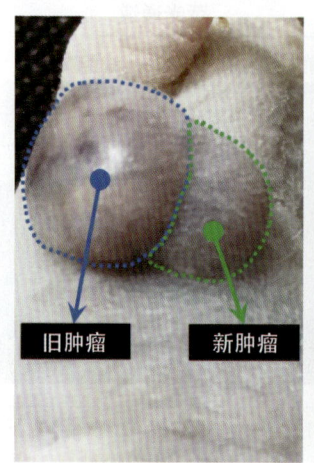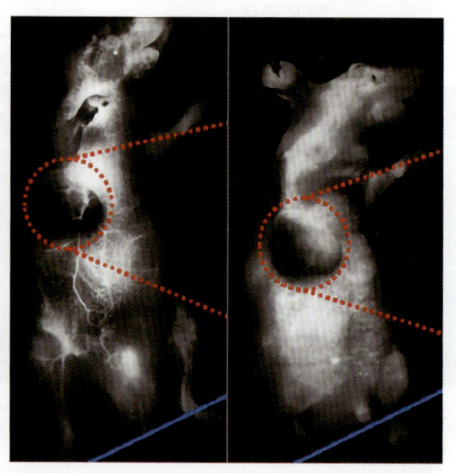

条件	200 μL 0.5 mmol/L TQ-BPN/F127（TQ-BPN浓度）尾静脉注射，旧肿瘤直径10 mm（左），新肿瘤直径2 mm（右）
形态特征	荧光纳米颗粒注射后5分钟后可见全身分布的荧光信号，肿瘤处可见荧光信号沿血管分布，且新肿瘤处信号强于旧肿瘤处，24小时后可见肿瘤处出现弥散荧光信号，且新肿瘤处信号强于旧肿瘤处，说明新肿瘤生长状况更为活跃

图 6-189　荷双皮下 CWR22Rv1 前列腺癌的裸鼠肿瘤/血管宏观成像（左：明场；中：荧光纳米颗粒注射后5分钟；右：纳米颗粒注射后24小时）

（激发635 nm，采集900～1700 nm）

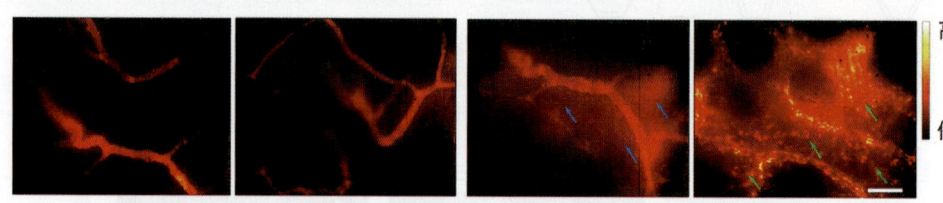

条件	200 μL 0.5 mmol/L TQ-BPN/F127（TQ-BPN浓度）尾静脉注射，旧肿瘤直径10 mm（左），新肿瘤直径2 mm（右）
形态特征	荧光纳米颗粒注射5分钟后可见荧光信号分布于新旧肿瘤的血管处，24小时后可见新肿瘤处有大量扩散至血管外组织的点状荧光信号，血管轮廓模糊，旧肿瘤的荧光信号少量扩散至血管外组织，血管轮廓仍清晰，说明新肿瘤的物质交换更为活跃

图 6-190　裸鼠皮下 CWR22Rv1 前列腺癌，肿瘤显微成像（左一：荧光纳米颗粒注射后5分钟的旧肿瘤；左二：荧光纳米颗粒注射后5分钟的新肿瘤；右一：荧光纳米颗粒注射后24小时的旧肿瘤；右二：荧光纳米颗粒注射后24小时的新肿瘤）

（激发635 nm，采集900～1600 nm）

荷膀胱癌裸鼠肿瘤宏观成像

近红外荧光探针 BPN-BBT[41]

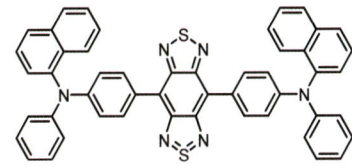

性能	BPN-BBT 在四氢呋喃中最大吸收 700 nm，最大发射 960 nm。可使用 F127 制备为 BPN-BBT/F127 纳米颗粒，在水中最大吸收 710 nm，最大发射 950 nm，水合动力学直径 40 nm
原理	荧光纳米颗粒由于增强渗透和滞留效应滞留在实体肿瘤内部

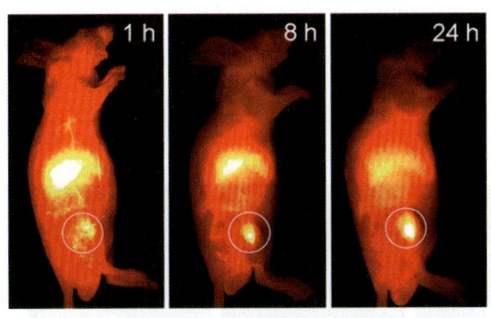

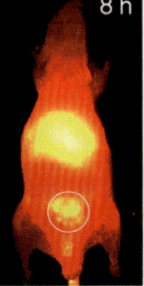
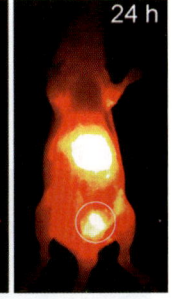

条件	200 μL 1 mg/mL BPN-BBT/F127（BPN-BBT 浓度）尾静脉注射，肿瘤体积 50mm³
形态特征	注射后可见荧光信号随时间延长逐渐在肿瘤处累积，注射后 24 小时信号达到最大值

条件	200 μL 1 mg/mL BPN-BBT/F127（BPN-BBT 浓度）尾静脉注射，肿瘤接种 5～10 天后成像
形态特征	注射后可见荧光信号随时间延长逐渐在肿瘤处累积，注射后 24 小时信号达到最大值

图 6-191　荷皮下 UMUC3 膀胱癌的裸鼠，肿瘤宏观成像

（激发 793 nm，采集 1200～1700 nm）

图 6-192　荷原位 UMUC3 膀胱癌的裸鼠，肿瘤宏观成像

（激发 793 nm，采集 1200～1700 nm）

荷脑胶质母细胞瘤裸鼠脑肿瘤宏观成像

近红外荧光探针 TB1[60]

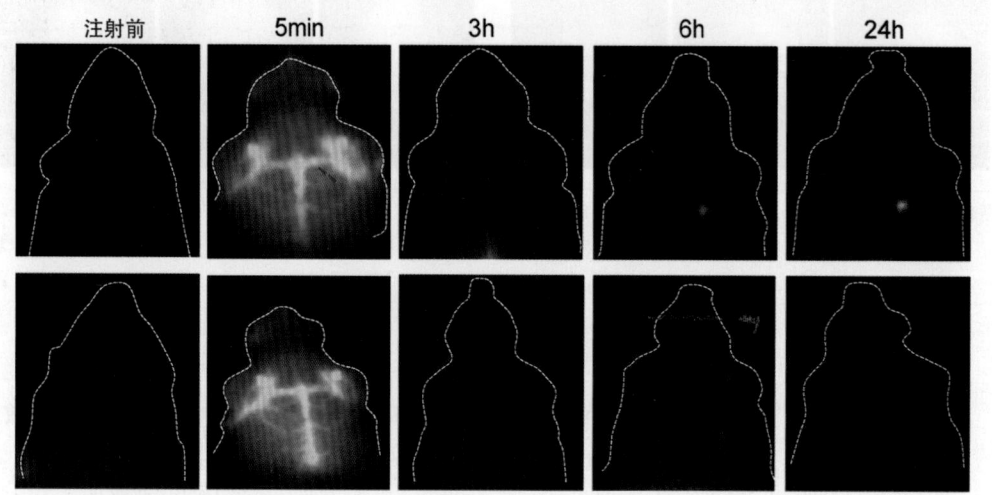

性能	TB1在四氢呋喃中最大吸收710 nm，最大发射981 nm。可使用DSPE-PEG制备为TB1/DSPE-PEG纳米颗粒，在水中最大吸收740 nm，最大光声激发740 nm，最大发射975 nm，水合动力学直径35 nm；表面修饰 c-RGD 多肽的 TB1/DSPE-PEG-c-RGD 纳米颗粒水合动力学直径41 nm
原理	荧光纳米颗粒由于增强渗透和滞留效应滞留在实体肿瘤内部
条件	0.5 mg/kg TB1/DSPE-PEG 和 TB1/DSPE-PEG-c-RGD（TB1浓度）静脉注射，U87人脑胶质母细胞瘤原位移植于裸鼠脑皮质纹状体，肿瘤直径 2～3 mm，大鼠头皮及颅骨完整
形态特征	TB1/DSPE-PEG 和 TB1/DSPE-PEG-c-RGD 注射5分钟后可见脑血管出现明显荧光信号，红线处半峰宽为38μm，后TB1/DSPE-PEG-c-RGD在脑肿瘤处出现明显荧光信号且随时间延长而增强，最大信噪比达4.4；TB1/DSPE-PEG则在脑肿瘤处出现微弱荧光信号，最大信噪比为2.2，且随时间延长逐渐减弱至不可见

图6-193 荷U87人脑胶质母细胞瘤的Balb/c裸鼠头部，脑血管和肿瘤宏观成像（上：TB1/DSPE-PEG-c-RGD；下：TB1/DSPE-PEG）

（激发808 nm，采集1000～1700 nm）

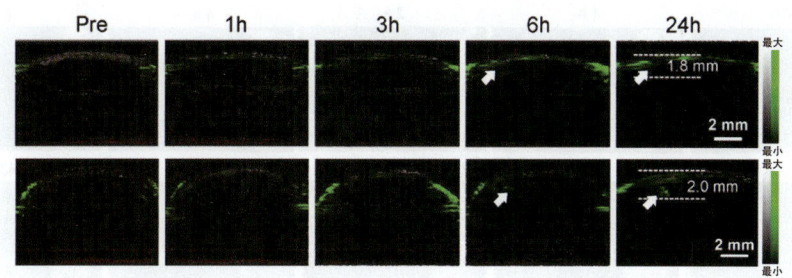

条件	0.5 mg/kg TB1/DSPE-PEG 和 TB1/DSPE-PEG-c-RGD（TB1浓度）静脉注射，U87人脑胶质母细胞瘤原位移植于裸鼠脑皮质纹状体，肿瘤直径 2～3 mm，大鼠头皮及颅骨完整
形态特征	TB1/DSPE-PEG-c-RGD 注射 6 小时后可见 TB1/DSPE-PEG-c-RGD 在脑肿瘤处出现明显声信号，24 小时后信号显著增强，TB1/DSPE-PEG 在脑肿瘤处无明显信号

图 6-194　荷 U87 人脑胶质母细胞瘤的 Balb/c 裸鼠头部，肿瘤光声宏观成像（上：TB1/DSPE-PEG-c-RGD；下：TB1/DSPE-PEG；绿色：光声信号；灰色：超声信号）

（激发 740 nm，采集声信号）

荷结肠癌小鼠肠肿瘤宏观成像

近红外荧光探针 OTPA-BBT[58]

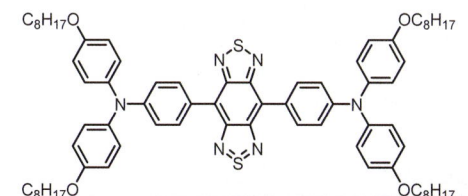

性能	OTPA-BBT 在四氢呋喃中最大吸收 750 nm，最大发射 1060 nm。可使用人血清白蛋白（HSA）制备为 OTPA-BBT/HSA 纳米颗粒，在水中最大吸收 705 nm，最大发射 1030 nm，水合动力学直径 120 nm
原理	荧光纳米颗粒由于增强渗透和滞留效应经血流循环聚集在实体肿瘤内部

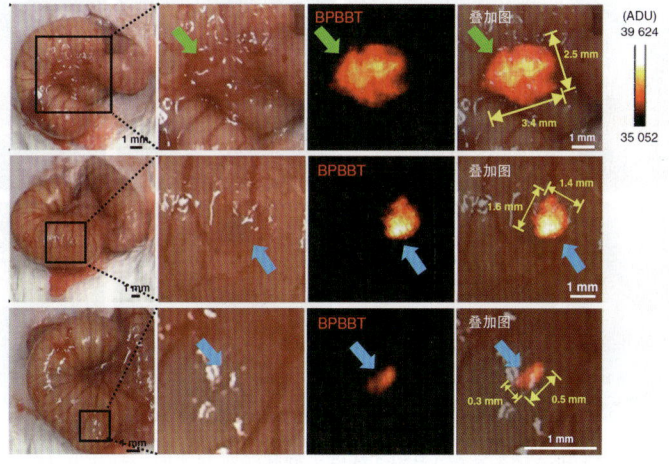

条件	肿瘤接种 3 天后 20 mg/kg OTPA-BBT/HSA（OTPA-BBT 浓度）静脉注射 30 小时，小鼠手术切口显露盲肠
形态特征	可见荧光信号出现在原发肿瘤和转移肿瘤处

图 6-195　荷原位 CT26-Luc 小鼠结肠癌的 Balb/c 小鼠盲肠，肿瘤宏观成像（上：原发肿瘤；中、下：转移肿瘤）

（激发 808 nm，采集 1000～1700 nm）

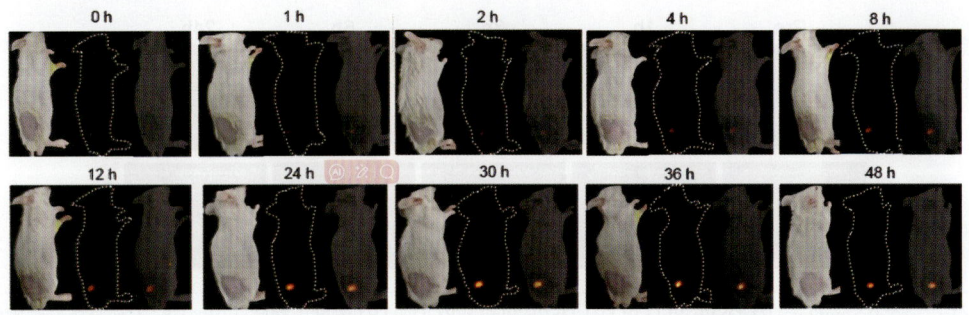

条件	肿瘤接种10天后，20 mg/kg OTPA-BBT/HSA（OTPA-BBT浓度）静脉注射
形态特征	注射后可见荧光信号随时间延长逐渐在肿瘤处累积，注射后30小时信号达到最大值

图6-196　荷皮下CT26-Luc小鼠结肠癌的Balb/c小鼠，肿瘤宏观成像

（激发808 nm，采集1000～1700 nm）

荷结肠癌小鼠肠肿瘤宏观成像

近红外荧光探针BNET[74]

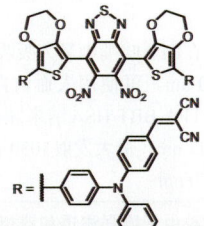

性能	在THF溶液中最大吸收580 nm，最大发射780 nm。可使用牛血清白蛋白（BSA）制备纳米颗粒（表面修饰叶酸），在水中最大吸收620 nm，发射超过1000 nm，水合动力学直径110 nm
原理	荧光纳米颗粒由于增强渗透和滞留效应滞留在实体肿瘤内部

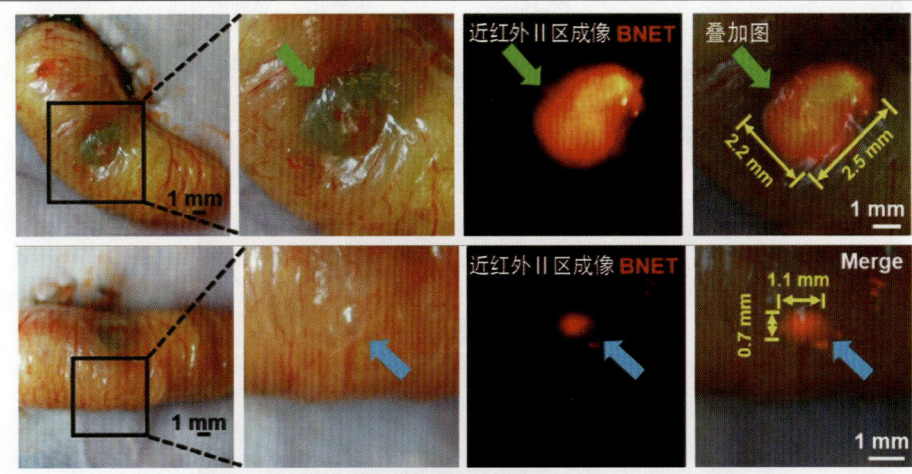

条件	150 mg/kg BNET/BSA纳米颗粒（BNET浓度）静脉注射24小时后打开小鼠腹腔，小心取出肠道成像，并在紫外灯照射下切除肿瘤，肿瘤接种9天后成像
形态特征	可见盲肠表面肿瘤结节出现尺寸为2.5 mm×2.2 mm的荧光信号，其邻近区域的出现尺寸为1.1 mm×0.7 mm的荧光信号

图6-197　荷原位CT26-Luc结肠癌的Balb/c小鼠结肠，肿瘤宏观成像（上：原发性肿瘤病灶；下：转移肿瘤病灶）

（激发：660 nm，采集1000～1700 nm）

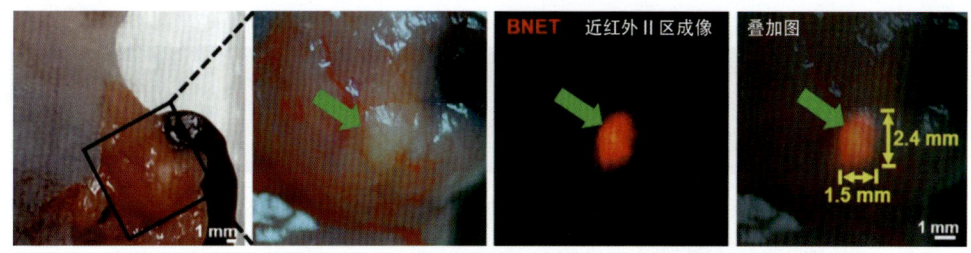

条件	150 mg/kg BNET/BSA 纳米颗粒（BNET 浓度）静脉注射 24 小时后打开小鼠腹腔，小心取出肠道成像，并在紫外灯照射下切除肿瘤，肿瘤接种 9 天后成像
形态特征	可见盲肠表面肿瘤结节出现尺寸为 2.4 mm×1.5 mm 的荧光信号

图 6-198　荷原位 Panc-1-Luc 胰腺癌的 Balb/c 小鼠结肠，肿瘤宏观成像（成像条件同上）

小鼠肉芽肿瘤宏观成像

红色荧光探针 TTD[75]

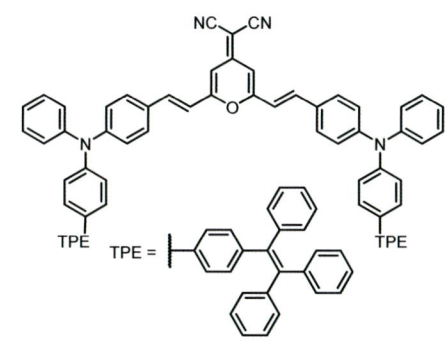

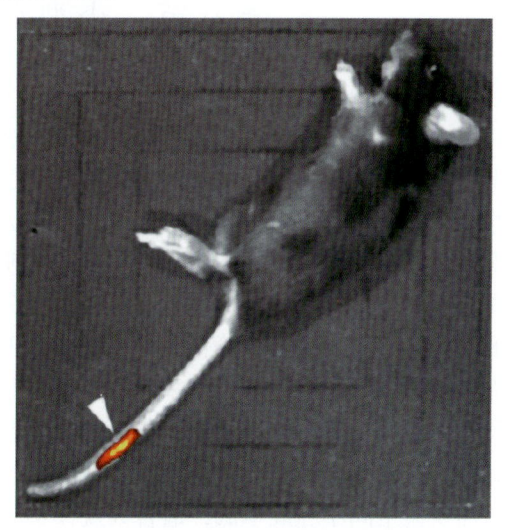

性能	TTD 在四氢呋喃中最大吸收 488 nm，最大发射 633 nm。可使用 DSPE-PEG 与利福平（RIF）制备为 BTPETQ＋RIF/DSPE-PEG 纳米颗粒，在水中最大吸收 490 nm，最大发射 638 nm，水合动力学直径 120 nm	条件	250 μL 5 mg/mL TTD＋RIF/DSPE-PEG（TTD 浓度）静脉注射 12 小时，海鱼分枝杆菌接种后 15 天成像
原理	荧光纳米颗粒由于增强渗透和滞留效应经血流循环聚集在实体肿瘤内部	形态特征	可见肿瘤处出现明显荧光信号

图 6-199　荷海鱼分枝杆菌诱导的肉芽肿瘤的 C57BL/6（B6）小鼠，肿瘤宏观成像
（激发 500 nm，采集 670 nm）

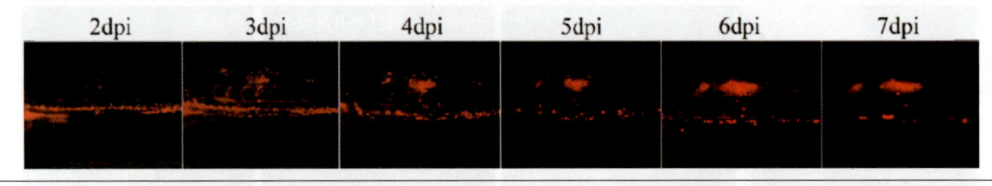

条件	海鱼分枝杆菌接种后1 dpi（感染后天数），3 nl 3 mg/mL TTD＋RIF/DSPE-PEG（TTD浓度）静脉注射入健康的斑马鱼胚胎
形态特征	可见荧光纳米颗粒注射1天后分布在尾鳍造血组织中，后随时间延长，肉芽肿瘤逐渐形成并长大，荧光信号也随之向肿瘤处转移

图6-200　荷海鱼分枝杆菌诱导的肉芽肿瘤的斑马鱼胚胎，肿瘤显微成像

（激发595 nm，标尺200 μm）

第八节　小型水生脊椎生物成像

以斑马鱼和青鳉鱼为代表的小型水生脊椎生物是生物医学研究中的重要模式生物，其在多个方面展现出独特的优势。首先，这些生物与人类基因组具有较高的相似性，使得它们的研究成果具有良好的参考价值，适用于人类疾病的研究。其次，它们易于基因修饰，基因编辑技术可灵活用于修饰其基因组，便于在特定基因层面模拟人类疾病。再次，斑马鱼和青鳉鱼的胚胎和幼体高度透明，这种透明性允许研究者无须侵入操作即可直接观察内部器官的发育过程，以获得高分辨率的发育图像，尤其适用于动态发育过程的追踪。并且，这些鱼类的发育周期短，通常在几天内即可从胚胎发育成完整的个体，大大加速了实验进程和数据采集，能够满足高通量实验的需求。更加值得一提的是，斑马鱼和青鳉鱼具有卓越的组织再生能力，包括心脏、鳍、脊髓等在内的组织在受到损伤后均能较快地再生，因此非常适合用于再生医学的研究。最后，它们易于饲养和管理，所需实验空间小、成本低，适合大规模实验室环境中的长期观察和筛选研究。

一、小型水生脊椎生物成像的意义

小型水生脊椎生物广泛应用于发育生物学、药物筛选、疾病模型和生态毒理学等研究领域，在生物医学及相关领域中扮演了至关重要的角色，为研究基因功能及其对器官发育的影响提供了独特的窗口，也是研究人类疾病和药物筛选的理想模型。

二、AIE材料在小型水生脊椎生物成像中的应用

目前，AIE材料在小型水生脊椎生物成像中的应用主要通过培养液孵育、胚胎注入和成体器官注射三种方式实现，每种方式都适用于不同组织器官的示踪。首先，培养液孵育法能够使AIE材料在无创环境下透过胚胎或幼体皮肤和食管进入体内，广泛用于示踪外层细胞、皮肤或浅层组织；胚胎注入法将AIE材料直接引入胚胎的卵黄囊或特定原始细胞，有助于深入观察脂质或营养物质的吸收代谢及胚胎期特定器官的发育过程；而成体器官注射则适用于精确标记成体生物的特定器官和深层组织，通过局部注射将AIE材料直接送入目标部位，实现特定部位的活体成像。这些方式不仅为研究小型水生脊椎

动物的发育、器官功能和疾病模型提供了新的手段,还为药物开发和治疗策略的评估提供了实时、直观的数据。

三、小型水生脊椎生物成像图例

1. 斑马鱼胚胎成像（图 6-201 ~ 图 6-224）

斑马鱼胚胎显微成像

蓝色荧光探针 Pyr-1[76]

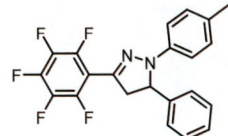

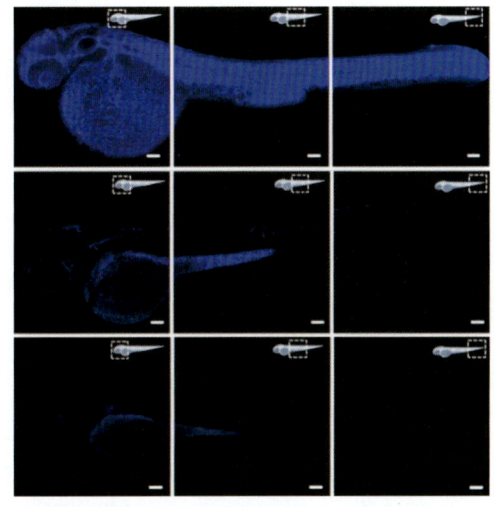

性能	在乙腈中最大吸收367nm，最大发射500 nm，在水中最大发射475 nm	条件	在 2 μmol/L Pyr-1 溶液中培养 30 分钟
原理	荧光纳米颗粒染色细胞内脂滴和胞外脂质营养物质	形态特征	可见荧光信号分布于整个胚胎体，1~2 天后荧光信号仅在卵黄囊部位存在

图 6-201　斑马鱼胚胎，显微成像（上：培养后0天；中：培养后1天；下：培养后2天）

（激发 405 nm，标尺 100 μm）

斑马鱼胚胎显微成像

绿色荧光探针 TPEPy-ML[77]

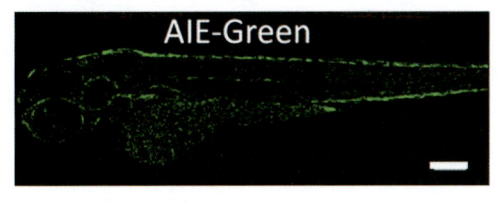

性能	在磷酸缓冲液中最大吸收 367 nm，最大发射 538 nm	条件	在 5 μmol/L TPEPy-ML 溶液培养 30 分钟
原理	荧光纳米探针染色细胞，分布于细胞内溶酶体	形态特征	可见荧光信号呈斑点状分布于斑马鱼胚胎表面

图 6-202　斑马鱼胚胎，显微成像

（激发 488 nm，采集 600 ~ 740 nm，标尺 10 μm）

斑马鱼胚胎显微成像

绿色荧光探针 Pyr-2 [76]

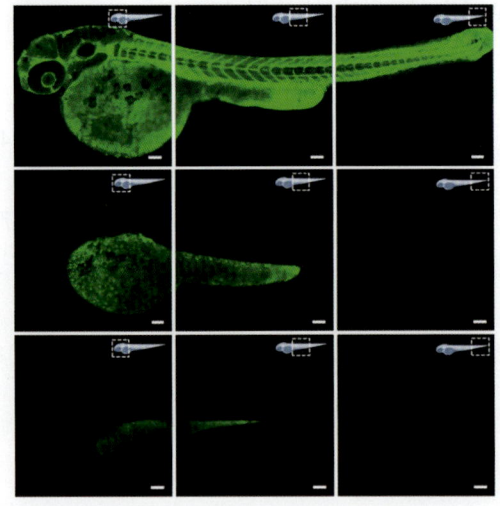

性能	在乙腈中最大吸收 373 nm，最大发射 529 nm，在水中最大发射 505 nm	条件	在 2 μmol/L Pyr-2 溶液中培养 30 分钟
原理	荧光纳米颗粒染色细胞内脂滴和胞外脂质营养物质	形态特征	可见荧光信号分布于整个胚胎体，1～2 天后荧光信号仅在卵黄囊部位存在

图 6-203　斑马鱼胚胎，显微成像（上：培养后 0 天；中：培养后 1 天；下：培养后 2 天）

（激发 405 nm，标尺 100 μm）

野生型 AB 系斑马鱼胚胎及青鳉鱼显微成像

绿色荧光探针 TPE-IQ-4 [78]

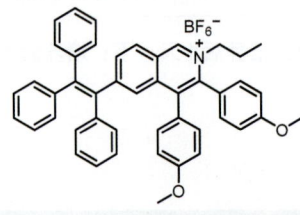 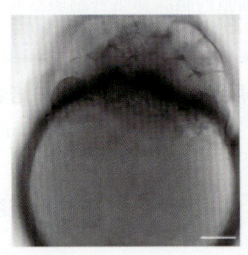 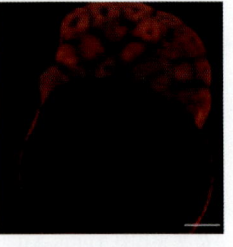

性能	TPE-IQ-1 在四氢呋喃中最大吸收 390 nm，最大发射 525 nm	条件	在 1 μmol/L CSMPP 溶液中 28 ℃下培养 1 小时固定于琼脂糖中成像
原理	荧光纳米探针标记细胞内线粒体	形态特征	可见胚胎细胞中出现明显荧光信号

图 6-204　野生型 AB 系斑马鱼胚胎，显微成像

（激发 405 nm，采集 500～600 nm，标尺 100 μm）

野生型AB系斑马鱼胚胎显微成像

绿色荧光探针TPE-IQ-1[78]

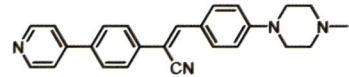

性能	TPE-IQ-1在四氢呋喃中最大吸收390 nm，最大发射505 nm
原理	荧光纳米探针染色细胞，分布于细胞内线粒体

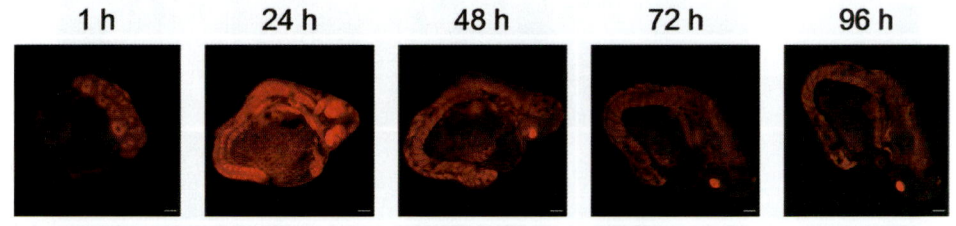

条件	在1 μmol/L CSMPP溶液中28 ℃下培养1小时固定于琼脂糖中成像
形态特征	可见胚胎细胞中出现明显荧光信号，随时间延长荧光信号主要存在于胚胎体中且强度逐渐减弱

图6-205　野生型AB系斑马鱼胚胎，显微成像
（激发405 nm，采集450～550 nm，标尺100 μm）

青鳉鱼显微成像

绿色荧光探针CSMPP[79]

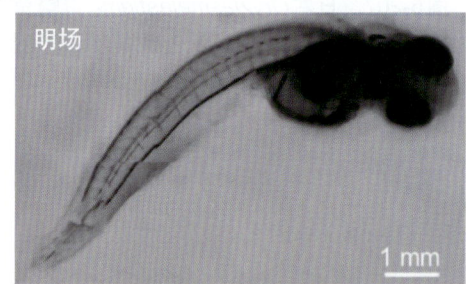

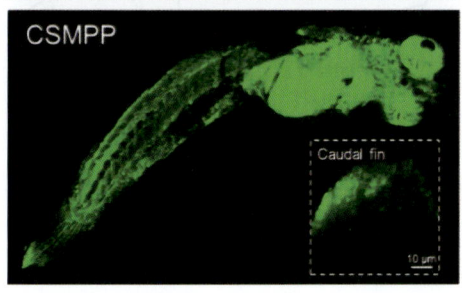

性能	在乙腈中最大发射509 nm，在水中最大发射525 nm，具有pH荧光响应性质，pH=6.8时最大发射503 nm，pH=2.6时最大发射615 nm，pK_a=4.75，等荧光点位560 nm	条件	在5 μmol/L CSMPP溶液中28 ℃下培养4小时
原理	标记细胞内溶酶体	形态特征	可见荧光信号分布于青鳉鱼全身

图6-206　日本 *Oryziasmelastigma* 青鳉鱼，显微成像
（激发405 nm，采集468～704 nm）

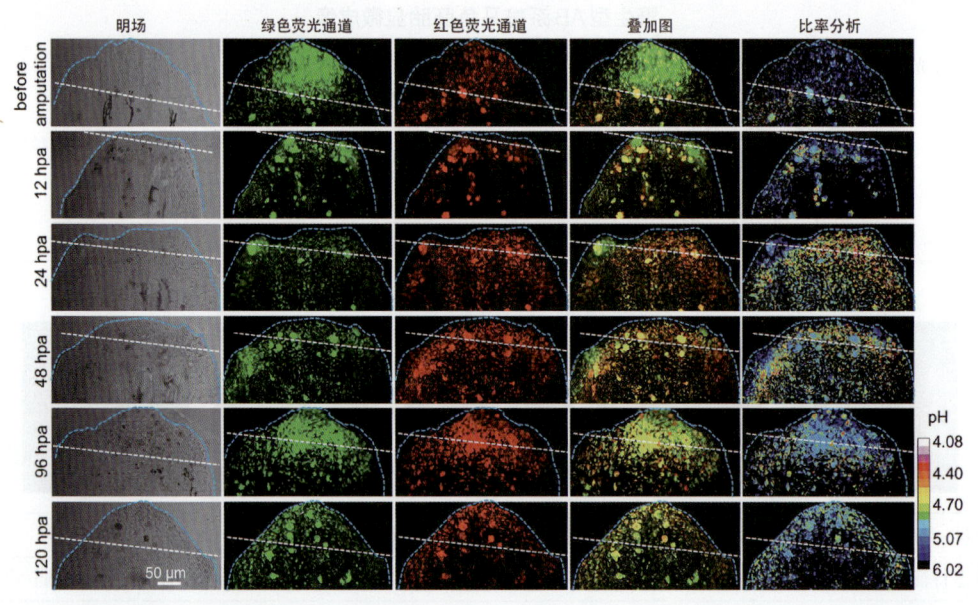

条件	在 5 μmol/L CSMPP 溶液中 28 ℃下培养 4 小时
形态特征	可见正常尾鳍末端为圆弧形，溶酶体呈 pH 5～6 的弱酸性，再生过程中溶酶体酸性增强至 pH 4～5，说明溶酶体处于活跃状态，再生完成后溶酶体酸性恢复至 pH 5～6

图 6-207　日本 *Oryziasmelastigma* 青鳉鱼尾鳍截断后的再生过程，显微成像用于检测溶酶体 pH（白色虚线为截断处，浅蓝色虚线为尾鳍轮廓）

（激发 405 nm，采集绿色通道 416～555 nm，红色通道 557～704 nm，比率图像由红色通道强度/绿色通道强度计算得到）

野生型斑马鱼及鱼鳃显微成像

绿色荧光探针 Pent-TMP[80]

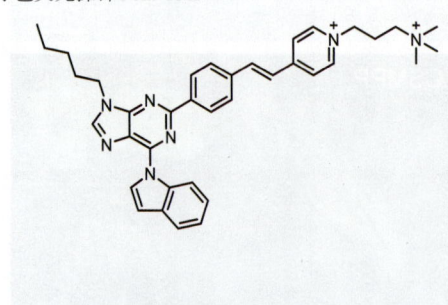

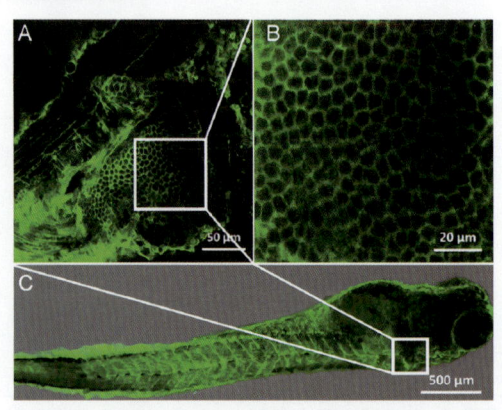

性能	Pent-TMP 在二甲基亚砜中最大吸收 378 nm，在固态下最大发射 550 nm	条件	在 10 μmol/L Pent-TMP 溶液中 28 ℃下培养 15 分钟
原理	荧光纳米探针染色体表细胞，分布于细胞膜	形态特征	可见荧光信号分布于斑马鱼全身，鱼鳃部分细胞轮廓清晰可见

图 6-208　野生型斑马鱼及鱼鳃放大图，显微成像

（激发 405 nm，采集 440～600 nm）

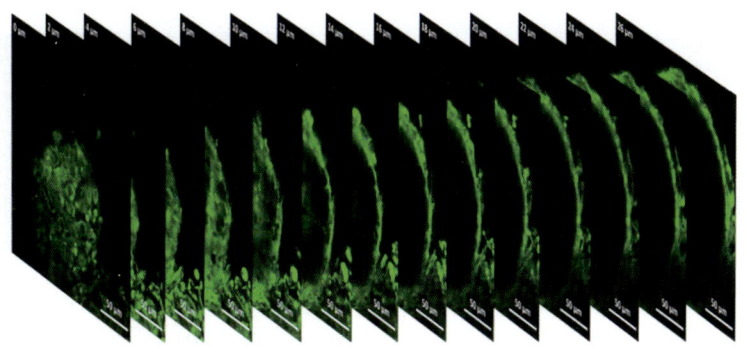

条件	在 10 μmol/L Pent-TMP 溶液中 28 ℃下培养 15 分钟
形态特征	可见荧光探针可穿透眼球上皮的胶原层，染色眼球内部结构

图 6-209　野生型斑马鱼眼球，显微成像

（激发 405 nm，采集 440 ～ 600 nm）

斑马鱼胚胎成像

黄色荧光探针 Pyr-3 [76]

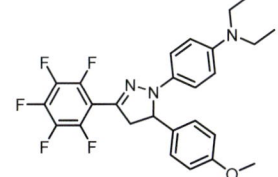

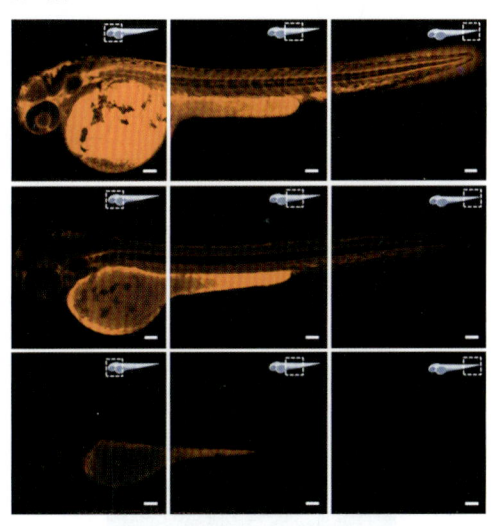

性能	在乙腈中最大吸收 402 nm，最大发射 565 nm，在水中最大发射 565 nm	条件	在 2 μmol/L Pyr-3 溶液中培养 30 分钟
原理	荧光纳米颗粒染色细胞内脂滴和胞外脂质营养物质	形态特征	可见荧光信号分布于整个胚胎体，1 ～ 2 天后荧光信号仅在卵黄囊部位存在

图 6-210　斑马鱼胚胎，显微成像（上：培养后 0 天；中：培养后 1 天；下：培养后 2 天）

（激发 405 nm，标尺 100 μm）

野生型斑马鱼胚胎显微成像

绿色荧光探针 TPE-IQ-5[78]

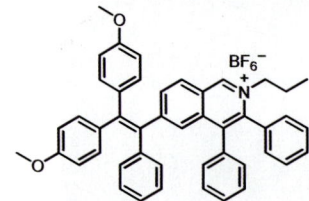
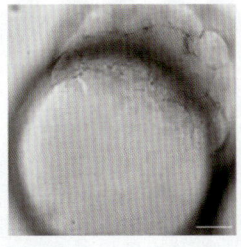
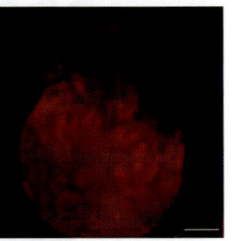

性能	TPE-IQ-1 在四氢呋喃中最大吸收 440 nm，最大发射 565 nm	条件	在 1 μmol/L CSMPP 溶液中 28 ℃下培养 1 小时固定于琼脂糖中成像
原理	荧光纳米探针染色卵黄囊	形态特征	可见胚胎卵黄囊中出现明显荧光信号

图 6-211　野生型 AB 系斑马鱼胚胎，显微成像

（激发 405 nm，采集 550～650 nm，标尺 100 μm）

斑马鱼胚胎 3D 显微成像

黄色荧光探针 TPE-PyN₃[81]

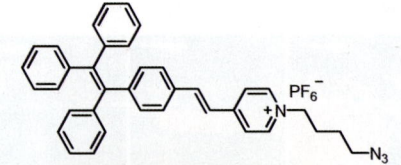

性能	TPE-PyN$_3$ 在二甲基亚砜中最大吸收 405 nm，最大发射 636 nm
原理	荧光探针染色体表细胞，分布于细胞内线粒体中

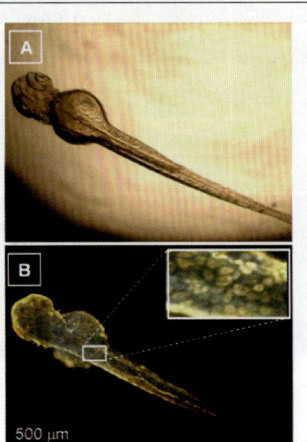
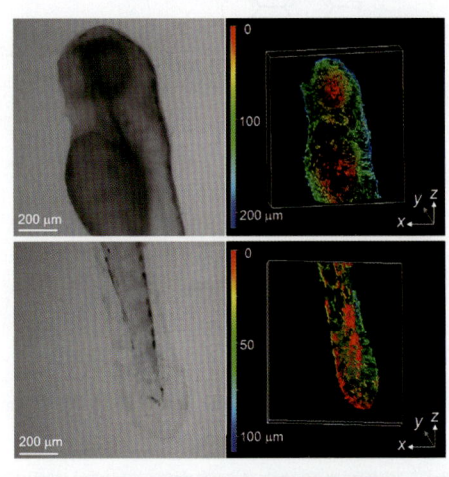

条件	在 3 μm TPE-PyN$_3$ 溶液中室温培养 2 小时	条件	在 3 μm TPE-PyN$_3$ 溶液中室温培养 2 小时
形态特征	可见荧光信号分布于斑马鱼胚胎表面，清晰呈现出斑马鱼胚胎的轮廓，从放大视图可见荧光分布于表面细胞的细胞质中，且荧光信号在斑马鱼体内存在长达 60 小时	形态特征	可见荧光信号分布于斑马鱼胚胎表面，清晰呈现出斑马鱼胚胎的轮廓

图 6-212　*Danio rerio* 斑马鱼胚胎，荧光显微成像（上：明场；下：荧光场）

（激发 330～385 nm）

图 6-213　*Danio rerio* 斑马鱼胚胎，共聚焦 3D 显微成像（上：上半部；下：尾部；左：明场；右：共聚焦 3D 荧光场）

（激发 405 nm）

斑马鱼胚胎显微成像

橙色荧光探针 TPABSM [82]

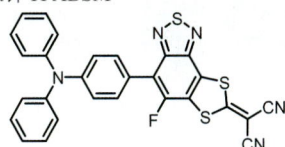
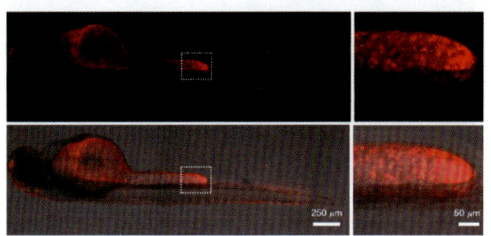

性能	在甲苯中最大吸收460 nm，最大发射605 nm；在水中最大发射610 nm	条件	在1 μmol/L TPABSM溶液中培养1小时
原理	荧光纳米颗粒染色细胞内脂滴和胞外脂质营养物质	形态特征	可见荧光信号主要在卵黄囊区域

图6-214 斑马鱼胚胎，显微成像
（激发488 nm，采集550～650 nm）

野生型斑马鱼胚胎显微成像

红色荧光探针 TPEPy-TEG [83]

性能	TPEPy-TEG在四氢呋喃中最大吸收455 nm，在水（含1 vol%四氢呋喃）中最大发射630 nm
原理	荧光纳米颗粒注入胚胎细胞后增殖转移至各个新生组织

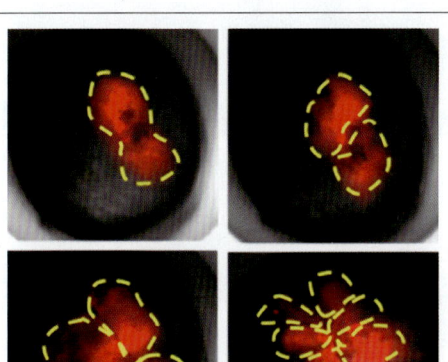
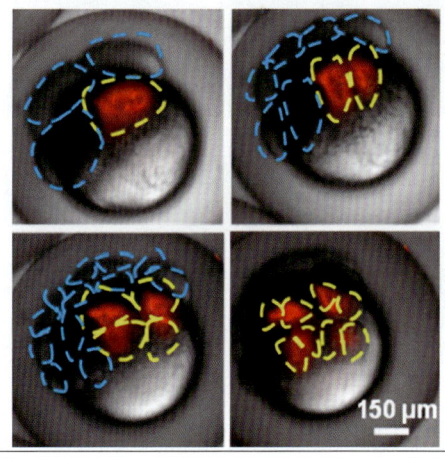

条件	30～50 pl 300 μmol/L TPEPy-TEG注入斑马鱼1-细胞阶段的胚胎单细胞中	条件	30～50 pl 300 μmol/L TPEPy-TEG注入斑马鱼4-细胞阶段的胚胎单细胞中
形态特征	可见荧光信号经由原始细胞随细胞分裂遗传于后代细胞中	形态特征	可见荧光信号经由原始细胞随细胞分裂遗传于后代细胞中，未向周围细胞或卵黄转移

图6-215 野生型斑马鱼胚胎显微成像（左上：1-细胞阶段；右上：2-细胞阶段；左下：4-细胞阶段；右下：8-细胞阶段）
（激发405 nm，采集650～740 nm）

图6-216 野生型斑马鱼胚胎显微成像（左上：4-细胞阶段；右上：8-细胞阶段；左下：16-细胞阶段；右下：32-细胞阶段；蓝色圆圈：未标记细胞）
（激发405 nm，采集650～740 nm）

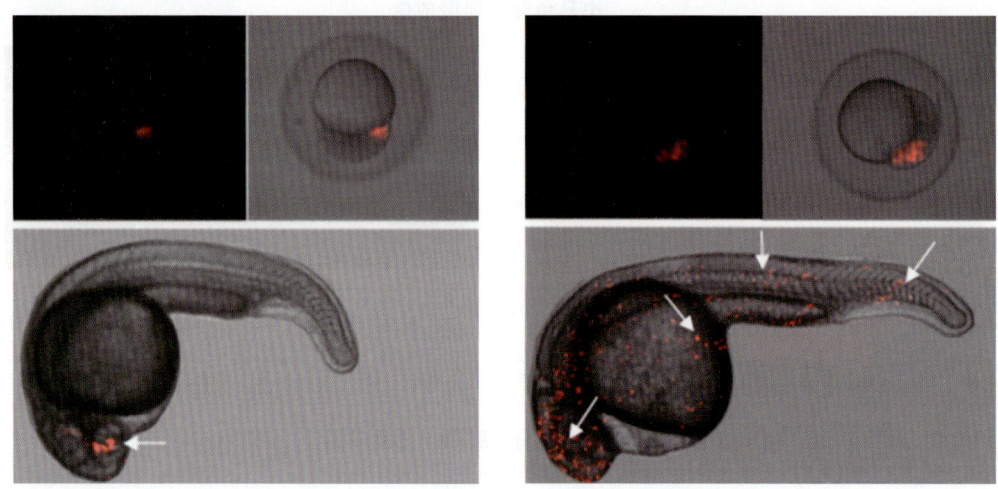

条件	30～50 pl 300 μmol/L TPEPy-TEG注入斑马鱼64-细胞阶段的胚胎背外胚层区域
形态特征	可见荧光信号经由原始细胞随细胞分裂遗传于皮肤细胞中

图6-217 野生型斑马鱼胚胎，显微成像-皮肤分布1

图6-218 野生型斑马鱼胚胎，显微成像-皮肤分布2

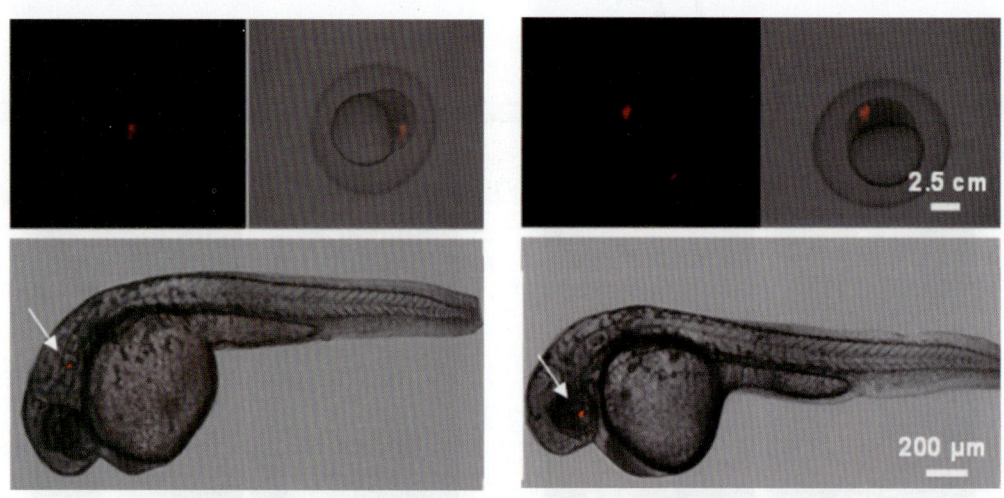

条件	30～50 pl 300 μmol/L TPEPy-TEG注入斑马鱼64-细胞阶段的胚胎中背外胚层区域
形态特征	可见荧光信号经由原始细胞随细胞分裂遗传于后脑细胞中
形态特征	可见荧光信号经由原始细胞随细胞分裂遗传于眼睛细胞中

图6-219 野生型斑马鱼胚胎，显微成像-后脑分布

图6-220 野生型斑马鱼胚胎，显微成像-眼睛分布

斑马鱼胚胎成像

红色荧光探针 TPMN[84]

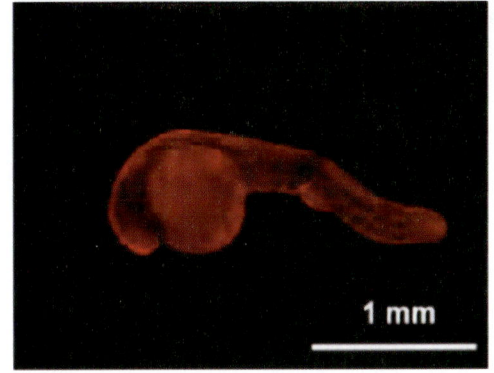

性能	TPMN 在乙腈中最大吸收 441 nm，最大发射 635 nm，在水中（含 5 vol% 乙腈）最大发射 637 nm	条件	在 5μmol/L TPMN 溶液中培养 30 分钟
原理	荧光纳米颗粒染色细胞内脂滴和胞外脂质营养物质	形态特征	可见荧光信号分布于整个胚胎体，其中卵黄囊部分荧光亮度最高

图 6-221　斑马鱼胚胎，显微成像

（激发 488 nm，采集 600～740 nm）

斑马鱼胚胎前端显微成像

红色荧光探针 AIE-FR-TPP[85]

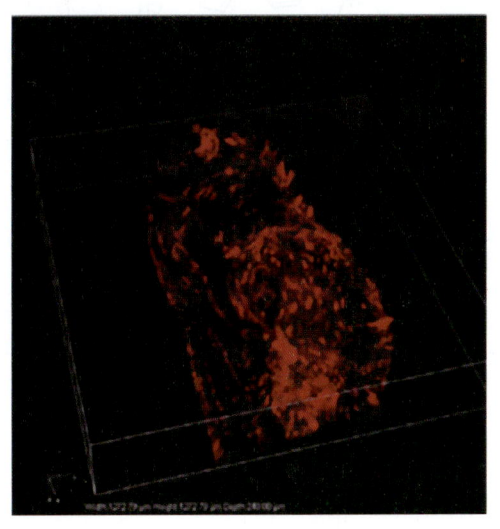

性能	AIE-FR-TPP 在二甲基亚砜中最大吸收 534 nm，在水中（含 2 vol% 二甲基亚砜）最大发射 662 nm	条件	在 1 μmol/L AIE-FR-TPP 溶液中培养
原理	荧光探针染色体表细胞，分布于细胞内线粒体中	形态特征	可见荧光信号分布于斑马鱼胚胎表面，清晰呈现出斑马鱼胚胎的轮廓

图 6-222　斑马鱼胚胎前端，显微成像

（激发 488 nm，采集 662～737 nm）

斑马鱼显微成像

红色荧光探针 TPEPy[77]

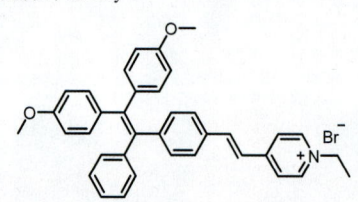

性能	TPEPy在磷酸缓冲液中（含0.5 vol%二甲基亚砜）最大吸收394 nm，最大发射665 nm	条件	在5 μmol/L TPEPy溶液中培养30分钟
原理	荧光纳米探针染色细胞，分布于细胞内线粒体	形态特征	可见荧光信号呈斑点状分布于斑马鱼胚胎表面

图6-223　斑马鱼胚胎，显微成像

（激发488 nm，采集600～740 nm，标尺10 μm）

斑马鱼胚胎成像

红色荧光探针 MeTTMN[84]

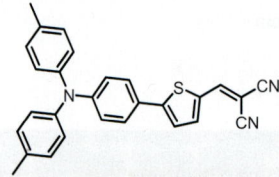

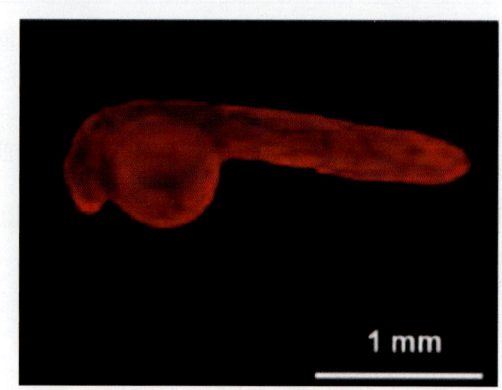

性能	MeTTMN在乙腈中最大吸收492 nm，最大发射673 nm，在水中（含5 vol%乙腈）最大发射681 nm	条件	在5 μmol/L MeTTMN溶液中培养30分钟
原理	荧光纳米颗粒染色细胞内脂滴和胞外脂质营养物质	形态特征	可见荧光信号几乎均匀分布于整个胚胎体

图6-224　斑马鱼胚胎，显微成像

（激发488 nm，采集600～740 nm）

2. 斑马鱼成像（图6-225～图6-231）

斑马鱼成像

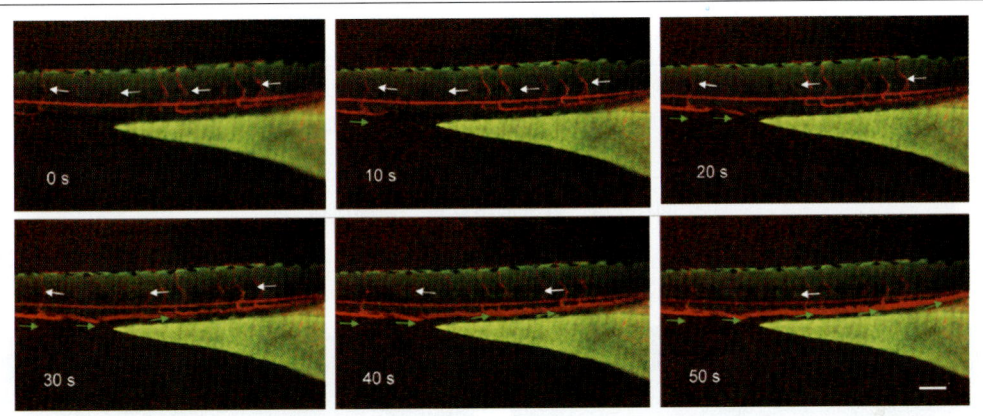

性能	2TPEA-AQ在四氢呋喃中最大吸收455 nm，在水（含1 vol%四氢呋喃）中最大发射630 nm 可使用单宁酸和铜离子制备为2TPEA-AQ/TCu纳米颗粒，在水中最大吸收460 nm，最大发射640 nm，水合动力学直径100 nm
原理	荧光纳米颗粒由心脏注入随血液流动，分布于血管网络中
条件	2TPEA-AQ/TCu注入斑马鱼心脏中
形态特征	注射后立即可以观察到荧光分布于背主动脉处，随后此处荧光逐渐减弱，10秒后荧光信号开始出现于后主静脉开始，随后荧光信号在血管网络中移动，并在静脉中聚集

图6-225　野生型AB系斑马鱼中段，显微成像（白色箭头：主动脉血流方向；绿色箭头：主静脉血流方向）

（激发485 nm，采集600～740 nm，标尺100 μm）

野生型斑马鱼成像

红色荧光探针 t-BPITBT-TPE [69]

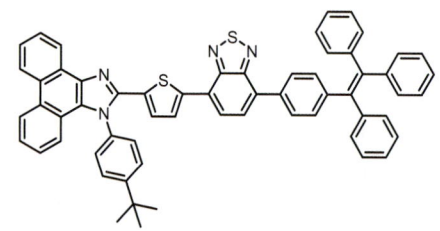

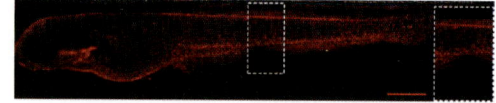

性能	在四氢呋喃中最大吸收477 nm，最大发射600 nm。可使用DSPE-PEG制备纳米颗粒，或进一步表面修饰细胞穿膜肽TAT制备为 t-BPITBT-TPE/DSPE-PEG-TAT，在水中最大吸收480 nm，最大发射660 nm，水合动力学直径30 nm	条件	在320 μg/mL t-BPITBT-TPE/DSPE-PEG-TAT（t-BPITBT-TPE浓度）溶液中培养24小时
原理	荧光纳米颗粒染色细胞内脂滴和胞外脂质营养物质；荧光纳米颗粒由静脉注入随血液流动，分布于血管中	形态特征	可见荧光信号分布于斑马鱼胚胎表面，清晰呈现出斑马鱼胚胎的轮廓

图6-226 野生型斑马鱼，显微成像
（激发488 nm，标尺200 μm）

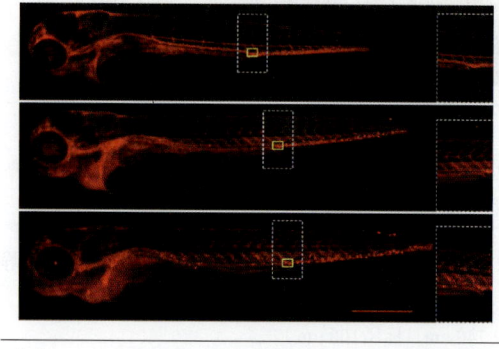

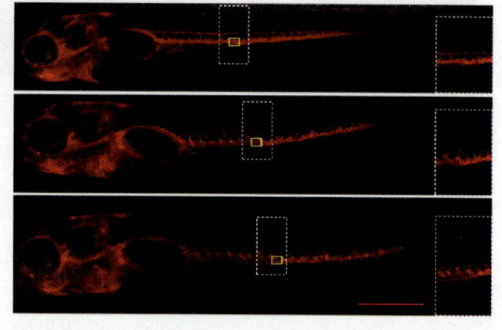

条件	320 μg/mL t-BPITBT-TPE/DSPE-PEG（t-BPITBT-TPE浓度）眼眶后静脉注射	条件	320 μg/mL t-BPITBT-TPE/DSPE-PEG-TAT（t-BPITBT-TPE浓度）眼眶后静脉注射
形态特征	可见注射后荧光信号分布于斑马鱼全身血管，后随时间延长扩散至其他组织	形态特征	可见荧光信号注射后分布于斑马鱼全身血管，随时间延长主要保持在血管中

图6-227 野生型斑马鱼，显微成像-组织分布
（激发488 nm，标尺200 μm）

图6-228 野生型斑马鱼，显微成像-血管分布
（激发488 nm，标尺200 μm）

斑马鱼三光子显微成像

红色荧光探针 TPETPAFN[18,87] 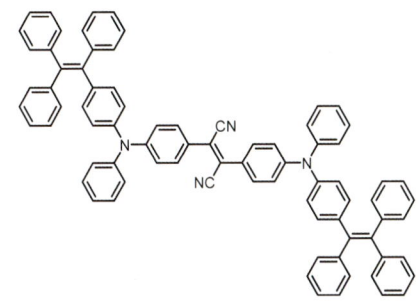	性能	在四氢呋喃中最大吸收497 nm,最大发射652 nm。可使用氧化纳米石墨烯(NGO)制备纳米颗粒,在水中最大吸收530 nm,最大发射630 nm,在1560nm激发下产生峰值520 nm的三次谐波和峰值660 nm的三光子荧光,水合动力学直径250 nm
	原理	荧光纳米颗粒由心脏注入随血液流动,分布于血管中;荧光纳米颗粒由胚胎注入后增殖转移至各个新生组织
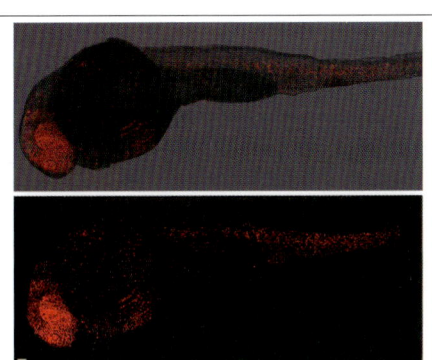	条件	0.5nl 1 mg/mL 纳米粒子注入斑马鱼胚胎中培养48小时
	形态特征	斑马鱼体内可见点状分布的荧光信号

图6-229 斑马鱼,三光子显微成像

(激发1560 nm,采集590~900 nm,标尺500 nm)

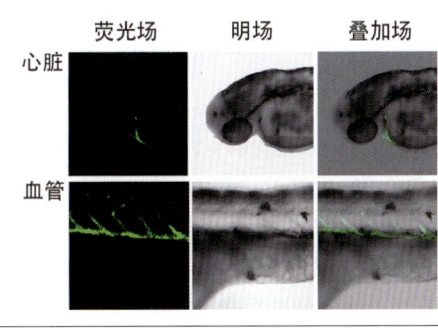	条件	0.5 nl 30 ng/mL TPETPAFN/DSPE-PEG(TPETPAFN浓度)注入斑马鱼心脏中培养2小时
	形态特征	可见斑马鱼心脏和血管处轮廓清晰的荧光信号

图6-230 野生型AB系斑马鱼,三光子显微成像

(激发1560 nm,采集590~900 nm)

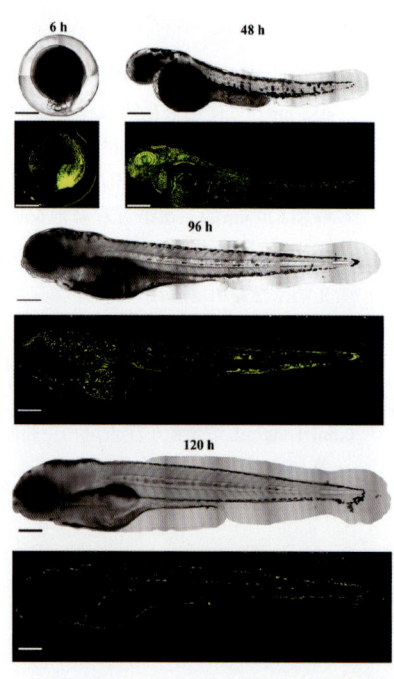

条件	0.5 nl 30 ng /mL TPETPAFN/DSPE-PEG（TPETPAFN浓度）注入斑马鱼胚胎中培养不同时间
形态特征	可见注射后6小时荧光信号聚集在卵黄处，少量转移至卵黄周围新生组织；注射后48小时斑马鱼全身出现明亮荧光信号；注射后96小时斑马鱼全身荧光信号有所减弱但仍清晰可见；注射后120小时荧光信号明显降低

图6-231　野生型AB系斑马鱼，三光子显微成像

（激发1560 nm，采集590～900 nm，标尺200 nm）

（赵祖金　庄泽燕　李建清　张荣远）

参 考 文 献

1. Ding D, Goh C C, Feng G, et al. Ultrabright organic dots with aggregation-induced emission characteristics for real-time two-photon intravital vasculature imaging. Advanced Materials, 2013, 25 (42): 6083-6088.
2. Xiang J, Cai X, Lou X, et al. Biocompatible green and red fluorescent organic dots with remarkably large two-photon action cross sections for targeted cellular imaging and real-time intravital blood vascular visualization. ACS Applied Materials & Interfaces, 2015, 7 (27): 14965-14974.
3. Liu J, Evrard M, Cai X, et al. Organic nanoparticles with ultrahigh quantum yield and aggregation-induced emission characteristics for cellular imaging and real-time two-photon lung vasculature imaging. Journal of Materials Chemistry B, 2018, 6 (17): 2630-2636.
4. Zhao Z, Chen B, Geng J, et al. Red emissive biocompatible nanoparticles from tetraphenylethene-decorated BODIPY Luminogens for two-photon excited fluorescence cellular imaging and mouse brain blood vascular visualization. Particle & Particle Systems Characterization, 2014, 31 (4): 481-491.
5. Wang S, Hu F, Pan Y, et al. Bright AIEgen-protein hybrid nanocomposite for deep and high-resolution in vivo two-photon brain imaging. Advanced Functional Materials, 2019, 29 (29): 1902717.
6. Zang Q, Yu J, Yu W, et al. Red-emissive azabenzanthrone derivatives for photodynamic therapy irradiated with ultralow light power density and two-photon imaging. Chemical Science, 2018, 9 (23): 5165-5171.
7. Tian H, Li D, Tang X, et al. Efficient red luminogen with aggregation-induced emission for in vivo three-photon brain vascular imaging. Materials Chemistry Frontiers, 2020, 4 (6): 1634-1642.

8. Zhen S, Wang S, Li, S, et al. Efficient red/near-infrared fluorophores based on benzo[1,2-*b*:4,5-*b*']dithiophene 1,1,5,5-tetraoxide for targeted photodynamic therapy and in vivo two-photon fluorescence bioimaging. Advanced Functional Materials, 2018, 28 (13): 1706945.

9. Wang S, Liu J, Goh C C, et al. NIR-II-excited intravital two-photon microscopy distinguishes deep cerebral and tumor vasculatures with an ultrabright NIR-I AIE luminogen. Advanced Materials, 2019, 31 (44): 1904447.

10. Chen B, Feng G, He B, et al. Silole-based red fluorescent organic dots for bright two-photon fluorescence in vitro cell and in vivo blood vessel imaging. Small, 2016, 12 (6): 782-792.

11. Wang Y, Hu R, Xi W, et al. Red emissive AIE nanodots with high two-photon absorption efficiency at 1040 nm for deep-tissue in vivo imaging. Biomedical Optics Express, 2015, 6 (10): 3783-3794.

12. Qin W, Zhang P, Li H, et al. Ultrabright red AIEgens for two-photon vascular imaging with high resolution and deep penetration. Chemical Science, 2018, 9 (10): 2705-2710.

13. Li J, Zhang Z, Deng X, et al. A potent luminogen with NIR-IIb excitable AIE features for ultradeep brain vascular and hemodynamic three-photon imaging. Biomaterials, 2022, 287: 121612.

14. Xu Z, Zhang Z, Deng X, et al. Deep-brain three-photon imaging enabled by aggregation-induced emission luminogens with near-infrared-III excitation. ACS Nano, 2022, 16 (4): 6712-6724.

15. Wang D, Qian J, Qin W, et al. Biocompatible and photostable AIE dots with red emission for in vivo two-photon bioimaging. Scientific Reports, 2014, 4: 4279.

16. Qian J, Zhu Z, Qin A, et al. High-order non-linear optical effects in organic luminogens with aggregation-induced emission. Advanced Materials, 2015, 27 (14): 2332-2339.

17. Geng J, Goh C. C, Qin W, et al. Silica shelled and block copolymer encapsulated red-emissive AIE nanoparticles with 50% quantum yield for two-photon excited vascular imaging. Chemical Communications, 2015, 51 (69): 13416-13419.

18. Zhu Z, Qian J, Zhao X, et al. Stable and size-tunable aggregation-induced emission nanoparticles encapsulated with nanographene oxide and applications in three-photon fluorescence bioimaging. ACS Nano 2016, 10 (1): 588-597.

19. Wang Y, Han X, Xi W, et al. Bright AIE nanoparticles with F127 encapsulation for deep-tissue three-photon intravital brain angiography. Advanced Healthcare Materials, 2017, 6 (21): 1700685.

20. Meng J, Feng Z, Qian S, et al. Mapping physiological and pathological functions of cortical vasculature through aggregation-induced emission nanoprobes assisted quantitative, in vivo NIR-II imaging. Biomaterials Advances, 2022, 136: 212760.

21. Wang Y, Chen M, Alifu N, et al. Aggregation-induced emission luminogen with deep-red emission for through-skull three-photon fluorescence imaging of mouse. ACS Nano, 2017, 11 (10): 10452-10461.

22. Qin W, Alifu N, Lam J W Y, et al. Facile synthesis of efficient luminogens with AIE features for three-photon fluorescence imaging of the brain through the intact skull. Advanced Materials, 2020, 32 (23): 2000364.

23. Zhang H, Fu P, Liu Y, et al. Large-depth three-photon fluorescence microscopy imaging of cortical microvasculature on nonhuman primates with bright AIE probe in vivo. Biomaterials, 2022, 289: 121809.

24. Zhang H, Alifu N, Jiang T, et al. Biocompatible aggregation-induced emission nanoparticles with red emission for in vivo three-photon brain vascular imaging. Journal of Materials Chemistry B, 2017, 5 (15): 2757-2762.

25. Zong L, Zhang H, Li Y, et al. Tunable Aggregation-induced emission nanoparticles by varying isolation groups in perylene diimide derivatives and application in three-photon fluorescence bioimaging. ACS

Nano, 2018, 12 (9): 9532-9540

26. Deng X, Xu Z, Zhang Z, et al. In vivo 3-photon fluorescence imaging of mouse subcortical vasculature labeled by AIEgen before and after craniotomy. Advanced Functional Materials, 2022, 32 (43): 2205151.

27. Qi J, Sun C, Li D, et al. Aggregation-induced emission luminogen with near-infrared-II excitation and near-infrared-I emission for ultradeep intravital two-photon microscopy. ACS Nano, 2018, 12 (8): 7936-7945.

28. Qi J, Sun C, Zebibula A, et al. Real-time and high-resolution bioimaging with bright aggregation-induced emission dots in short-wave infrared region. Advanced Materials, 2018, 30 (12): 1706856.

29. Yuan T, Xia Q, Wang Z, et al. Promoting the near-infrared-II fluorescence of diketopyrrolopyrrole-based dye for in vivo imaging via donor engineering. ACS Applied Materials & Interfaces, 2024, 16 (4): 4478-4492.

30. Feng Z, Bai S, Qi J, et al. Biologically excretable aggregation-induced emission dots for visualizing through the marmosets intravitally: Horizons in future clinical nanomedicine. Advanced Materials, 2021, 33 (17): 2008123.

31. Qi J, Alifu N, Zebibula A, et al. Highly stable and bright AIE dots for NIR-II deciphering of living rats. Nano Today, 2020, 34: 100893.

32. Yu W, Guo B, Zhang H, et al. NIR-II fluorescence in vivo confocal microscopy with aggregation-induced emission dots. Science Bulletin, 2019, 64 (6): 410-416.

33. Li Y, Hu D, Sheng Z, et al. Self-assembled AIEgen nanoparticles for multiscale NIR-II vascular imaging. Biomaterials, 2021, 264: 120365.

34. Li Y, Liu Y, Li Q, et al. Novel NIR-II organic fluorophores for bioimaging beyond 1550 nm. Chemical Science, 2020, 11 (10): 2621-2626.

35. Li Y, Cai Z, Liu S, et al. Design of AIEgens for near-infrared IIb imaging through structural modulation at molecular and morphological levels. Nature Communications, 2020, 11: 5017.

36. Liu S, Chen R, Zhang J, et al. Incorporation of planar blocks into twisted skeletons: Boosting brightness of fluorophores for bioimaging beyond 1500 nanometer. ACS Nano, 2020, 14 (10): 14228-14239.

37. Wang J, Liu Y, Morsch M, et al. Brain-targeted aggregation-induced-emission nanoparticles with near-infrared imaging at 1550 nm boosts orthotopic glioblastoma theranostics, Advanced Materials, 2022, 34 (5): 2106082.

38. Shen H, Sun F, Zhu X, et al. Rational design of NIR-II AIEgens with ultrahigh quantum yields for photo- and chemiluminescence imaging. Journal of the American Chemical Society, 2022, 144 (33): 15391-15402.

39. Li Y, Zhu H, Wang X, et al. Small-molecule fluorophores for near-infrared IIb imaging and image-guided therapy of vascular diseases. CCS Chemistry, 2022, 4 (12): 3735-3750.

40. Zhang R, Bi Z, Zhang L, et al. Blood circulation assessment by steadily fluorescent near-infrared-II aggregation-induced emission nano contrast agents. ACS Nano, 2023, 17 (19): 19265-19274.

41. Alifu N, Zebibula A, Qi, J, et al. Single-molecular near-infrared-ii theranostic systems: ultrastable aggregation-induced emission nanoparticles for long-term tracing and efficient photothermal therapy. ACS Nano, 2018, 12 (11): 11282-11293.

42. Liu S, Ou H, Li Y, et al. Planar and twisted molecular structure leads to the high brightness of semiconducting polymer nanoparticles for NIR-IIa fluorescence imaging. Journal of the American Chemical Society, 2020, 142 (35): 15146-15156.

43. Sheng Z, Li Y, Hu D, et al. Centimeter-deep NIR-II fluorescence imaging with nontoxic AIE probes in

nonhuman primates. Research 2020, 2020: 4074593.
44. Zhou D, Zhang G, Li J, et al. Near-infrared II agent with excellent overall performance for imaging-guided photothermal thrombolysis. ACS Nano, 2024, 18 (36): 25144-25154.
45. Zhang R, Shen P, Xiong Y, et al. Bright, photostable and long-circulating NIR-II nanoparticles for whole-process monitoring and evaluation of renal transplantation. National Science Review, 2024, 11 (2): nwad286.
46. Yu X, Ying Y, Feng Z, et al. Aggregation-induced emission dots assisted non-invasive fluorescence hysterography in near-infrared IIb window. Nano Today, 2021 39:101235.
47. Qiao X, Li Y, Wang W, et al. A near-infrared IIb fluorophore for in vivo imaging and image-guided therapy of ischemic stroke. Dyes and Pigments, 2023, 212: 111123.
48. Feng Z, Li Y, Chen S, et al. Engineered NIR-II fluorophores with ultralong-distance molecular packing for high-contrast deep lesion identification. Nature Communications, 2023, 14 (1): 5017.
49. Li Q, Ding Q, Li Y, et al. Novel small-molecule fluorophores for in vivo NIR-IIa and NIR-IIb imaging. Chemical Communications, 2020, 56 (22): 3289-3292.
50. Wang Y, Mei D, Zhang X, et al. Visualizing Aβ deposits in live young AD model mice with a simple red/near-infrared-fluorescent AIEgen. Science China Chemistry, 2022, 65 (2): 339-352.
51. Zhang ZY, Li ZJ, Tang YH, et al. Tailoring near-infrared amyloid-β probes with high-affinity and low background based on CN and amphipathic regulatory strategies and in vivo imaging of AD mice. Talanta, 2025, 281: 126858.
52. Fu W, Yan C, Guo Z, et al. Rational design of near-infrared aggregation-induced-emission-active probes: in situ mapping of amyloid-β plaques with ultrasensitivity and high-fidelity. Journal of the American Chemical Society, 2019, 141 (7): 3171-3177.
53. Yan, C, Dai, J, Yao, Y, et al. Preparation of near-infrared AIEgen-active fluorescent probes for mapping amyloid-βplaques in brain tissues and living mice. Nature Protocols, 2023, 18 (4): 1316-1336.
54. Zhang T, Chen X, Yuan C, et al. Near-infrared aggregation-induced emission luminogens for in vivo theranostics of Alzheimer's disease. Angewandte Chemie International Edition, 2023, 62 (2): e202211550.
55. Huang L, Zhou Y, Jiao D, et al. Mitochondrial sensitive probe with aggregation-induced emission .characteristics for early brain diagnosis of Parkinson's disease. Aggregate, 2024, 5 (1): e403.
56. Xie P, Ling H, Pang M, et al. Umbilical cord mesenchymal stem cells promoting spinal cord injury repair visually monitored by AIE-Tat nanoparticles. Advanced Therapeutics, 2022, 5: 2200076.
57. Fan X, Xia Q, Zhang Y, et al. Aggregation-induced emission (AIE) nanoparticles-assisted NIR-II fluorescence imaging-guided diagnosis and surgery for inflammatory bowel disease (IBD). Advanced Healthcare Materials, 2021, 10 (24): 2101043.
58. Yan D, Li T, Yang Y, et al. A Water-soluble AIEgen for noninvasive diagnosis of kidney fibrosis via SWIR fluorescence and photoacoustic imaging. Advanced Materials, 2022, 34 (50): 2206643.
59. Zhong D, Chen W, Xia Z, et al. Aggregation-induced emission luminogens for image-guided surgery in non-human primates. Nature Communications, 2021, 12 (1): 6485.
60. Sheng Z, Guo B, Hu D, et al. Bright Aggregation-induced-emission dots for targeted synergetic NIR-II fluorescence and NIR-I photoacoustic imaging of orthotopic brain tumors. Advanced Materials, 2018, 30 (29): 1800766.
61. Song S, Wang Y, Zhao Y, et al. Molecular engineering of AIE luminogens for NIR-II/IIb bioimaging and surgical navigation of lymph nodes. Matter, 2022, 5 (9): 2847-2863.
62. Cui J, Zhang F; Yan D, et al. "Trojan horse" phototheranostics: fine-engineering NIR-II AIEgen camou-

63. Li H, Yao Q, Xu F, et al. An activatable AIEgen probe for high-fidelity monitoring of overexpressed tumor enzyme activity and its application to surgical tumor excision. AngewandteChemie International Edition, 2020, 59 (25): 10186-10195.
64. Gu X, Zhang X; Ma H, et al. Corannulene-incorporated AIE nanodots with highly suppressed nonradiative decay for boosted cancer phototheranostics in vivo. Advanced Materials, 2018, 30 (26): 1801065.
65. Zhang X, Li C, Liu W, et al. Surface-adaptive nanoparticles with near-infrared aggregationinduced emission for image-guided tumor resection. Science China Life Sciences, 2019, 62 (11): 1472-1480.
66. Ni X, Zhang X, Duan X, et al. Near-infrared afterglow luminescent aggregation-induced emission dots with ultrahigh tumor-to-liver signal ratio for promoted image-guided cancer surgery. Nano Letter, 2019, 19 (1): 318-330.
67. Chen C, Zhang X, Gao Z, et al. Preparation of AIEgen-based near-infrared afterglow luminescence nanoprobes for tumor imaging and image-guided tumor resection. Nature Protocols, 2024, 19 (8): 2408-2434.
68. Lin G, Manghnani P N, Mao D, et al. Robust red organic nanoparticles for in vivo fluorescence imaging of cancer cell progression in xenografted zebrafish. Advanced Functional Materials, 2017, 27 (31): 1701418.
69. Li Y, Tang R, Liu X, et al. Bright aggregation-induced emission nanoparticles for two-photon imaging and localized compound therapy of cancers. ACS Nano, 2020, 14 (12): 16840-16853.
70. Mao D, Wu W, Ji S, et al. Chemiluminescence-guided cancer therapy using a chemiexcited photosensitizer. Chem, 2017, 3 (6): 991-1007.
71. Li K, Qin W, Ding D, et al. Photostable fluorescent organic dots with aggregation-induced emission (AIE dots) for noninvasive long-term cell tracing. Scientific Reports, 2012, 3: 1150.
72. Liu J, Chen C, Ji S, et al. Long wavelength excitable near-infrared fluorescent nanoparticles with aggregation-induced emission characteristics for image-guided tumor resection. Chemical Science, 2017, 8 (4): 2782-2789.
73. Qi J; Li J, Liu R, et al. Boosting fluorescence-photoacoustic-Raman properties in one fluorophore for precise cancer surgery. Chem, 2019, 5 (10): 2657-2677.
74. Gao S, Yu S, Zhang Y, et al. Molecular engineering of near-infrared-II photosensitizers with steric-hindrance effect for image-guided cancer photodynamic therapy, Advanced Functional Materials, 2021, 31 (14): 2008356.
75. Liao Y, Li B, Zhao Z, et al. Targeted theranostics for tuberculosis: a rifampicin-loaded aggregation-induced emission carrier for granulomas tracking and anti-infection. ACS Nano, 2020, 14 (7): 8046-8058.
76. Zhao N, Li Y, Yang W, et al. Multifunctional pyrazoline based AIEgens: realtime tracking and specific protein "fishing" of lipid droplets. Chemical Science, 2019, 10 (39): 9009-9016.
77. Hu F, Cai X, Manghnani P N, et al. Multicolor monitoring of cellular organelles by single wavelength excitation to visualize the mitophagy process. Chemical Science, 2018, 9 (10): 2756-2761.
78. Cen P, Cui C, Zhong Y, et al. Visualization of mitochondria during embryogenesis in zebrafish by aggregation-induced emission molecules. Molecular Imaging and Biology, 2022, 24 (6): 1007-1017.
79. Shi X, Yan N, Niu G, et al. In vivo monitoring of tissue regeneration using a ratiometric lysosomal AIE probe. Chemical Science, 2020, 11 (12): 3152-3163.
80. Shi L, Liu YH, Li K, et al. An AIE-based probe for rapid and ultrasensitive imaging of plasma membranes in biosystems. AngewandteChemie International Edition. 2020, 59 (25): 9962-9966.
81. Situ B, Chen S, Zhao E, et al. Real-time imaging of cell behaviors in living organisms by a mitochon-

dria-targeting AIE fluorogen. Advanced Functional Materials, 2016, 26 (39): 7132-7138.
82. Yu Y, Xing H, Park H, et al. Deep-red aggregation-induced emission luminogen based on dithiofuvalene-fused benzothiadiazole for lipid droplet-specific imaging. ACS Materials Letter, 2022, 4 (1): 159-164.
83. Hu F, Manghnani P N, Kenry, et al. Visualize embryogenesis and cell fate using fluorescent probes with aggregation-induced emission. ACS Applied Materials &Interfaces, 2019, 11 (4): 3737-3744.
84. Wang D, Su H, Kwok R T K, et al. Facile synthesis of red/NIR AIE luminogens with simple structures, bright emissions, and high photostabilities, and their applications for specific imaging of lipid droplets and image-guided photodynamic therapy. Advanced Functional Materials, 2017, 27 (46): 1704039.
85. Zou J, Lu H, Zhao X, et al. A multi-functional fluorescent probe with aggregation-induced emission characteristics: Mitochondrial imaging, photodynamic therapy and visualizing therapeutic process in zebrafish model. Dyes and Pigments, 2018, 151: 45-53.
86. Xu C, Peng C, Yang X, et al. One-pot synthesis of customized metal-phenolic-network-coated AIE Dots for in vivo bioimaging. Advanced Science, 2022, 9 (11): 2104997.
87. Li D, Zhao X, Qin W, et al. Toxicity assessment and long-term three-photon fluorescence imaging of bright aggregation-induced emission nanodots in zebrafish. Nano Research, 2016, 9 (7): 1921-1933.

第 7 章

生物成像中常见问题

一、细胞膜染色常见问题

见图 7-1，图 7-2。

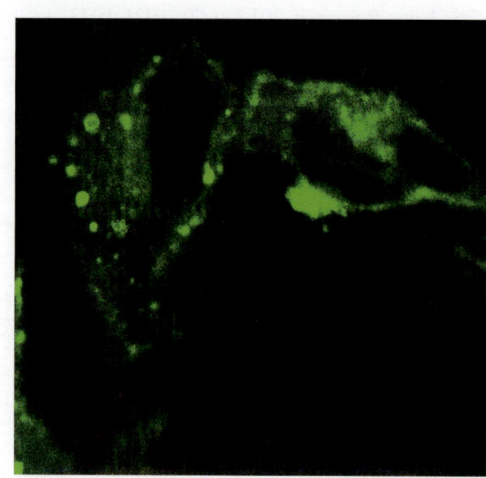

探针名称　Car-py

成像通道　Ex: 405 nm, Em: 500～600 nm

成像条件　5 μmol/L 探针与细胞共同孵育 15 分钟（37 ℃），直接成像，激光强度为 5%

图 7-1　Car-py 在 HeLa 细胞中的成像效果图

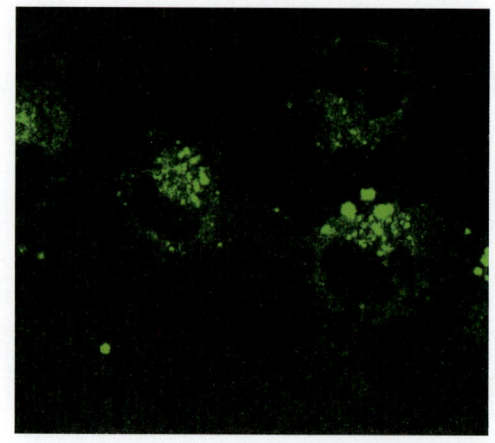

探针名称　FD-9（细胞膜探针）

成像通道　Ex: 405 nm, Em: 500～600 nm

成像条件　5 μmol/L 探针与细胞共同孵育 30 分钟（37 ℃），直接成像，激光强度为 5%

图 7-2　FD-9 在 T24 细胞中的成像效果图

1. 染色效果说明 探针为细胞膜探针，但细胞在染色后并不能观测到明显的膜结构，同时细胞内部有明显的亮点及高亮度区域。

2. 可能原因及解决办法

（1）染色条件不当：染色时间过长或染色浓度过高会导致染料过量进入细胞内部。

解决方案：根据细胞类型和染料特性优化染色时间和浓度。一般来说，染色时间应控制在几分钟到十几分钟以内，染色浓度应根据细胞膜的通透性进行调整。

（2）细胞状态异常：消亡或凋亡的细胞膜通透性增加，会导致染料更容易进入细胞内部。

解决方案：使用新鲜健康的细胞进行实验。如果需要研究细胞死亡或凋亡过程，可以使用特异性的细胞死亡或凋亡染料进行标记。

（3）洗涤不充分：细胞表面或外部环境残留过多的染料。

解决方案：根据细胞类型和染料特性选择合适的洗涤剂和洗涤方法。一般来说，应使用温和的洗涤剂进行多次洗涤，直到细胞表面不再可见染料。针对聚集诱导发光材料在水相中溶解度较低的特性，可以使用含有一定比例DMSO（安全范围内）的PBS进行洗涤，并适当延长浸泡时间。

（4）样品制备不当：探针溶液制备不当，导致在未进入细胞时便已经形成较大的纳米粒子。

解决方案：在安全浓度范围内适当增加二甲基亚砜（DMSO）含量。

二、线粒体染色常见问题

（一）问题一

见图7-3。

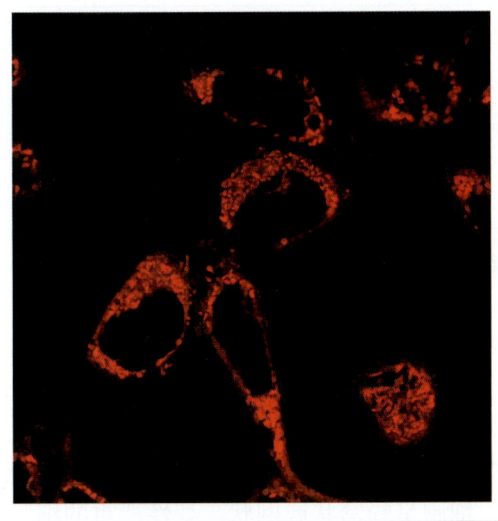

图7-3 TTPY-A在MCF-7细胞中的成像效果图

探针名称   TTPY-A（线粒体探针）

成像通道   Ex：488 nm，Em：640～700 nm

成像条件   10 μmol/L探针与细胞共同孵育30分钟（37℃），直接成像，激光强度为5%

1.染色效果说明　探针为线粒体探针，细胞结构清晰，荧光信号主要集中在细胞质中，但细胞在染色后并不能观测到明显的条状结构。

2.可能原因及解决办法

（1）正常现象：对于贴壁细胞，观测到点状的线粒体为正常现象，可能是因为共聚焦焦平面刚好处于细胞底部。

解决方案：调整焦平面，重新进行成像。

（2）细胞状态不正常：由外部条件如光、射线、毒性物质及活性氧等造成的细胞损伤会导致线粒体形态发生一系列的变化，包括明显的融合和浓缩、碎片化等，这种情况下，可能会观测到点状的线粒体。

解决方案：使用新鲜健康的细胞进行实验，如果是由于荧光材料本身的光毒性引起的，可降低激光强度，增大增益，同时使用多次扫描叠加的模式获得对比度更高的图像，如果是由于荧光材料本身的暗毒性引起的，可降低材料浓度，同时使用多次扫描叠加的模式获得对比度更高的图像。

（二）问题二

见图7-4。

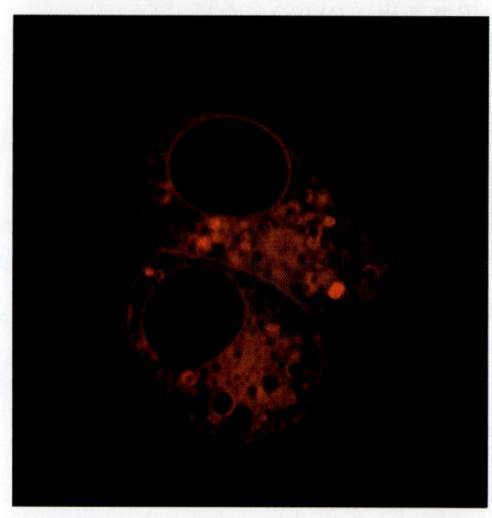

探针名称　　TTPY（线粒体探针）

成像通道　Ex：488 nm，Em：640～700 nm

成像条件　10 μmol/L探针与细胞共同孵育30分钟（37℃），直接成像，激光强度为5%

图7-4　TTPY在293A细胞中的成像效果图

1.染色效果说明　探针为线粒体探针，细胞结构清晰，荧光信号主要集中在细胞质中，但细胞在染色后并不能观测到明显的条状结构，同时细胞中出现明显的气泡状图像。

2.可能原因及解决办法　细胞质空泡化是2019年公布的感染病学名词。变性细胞的胞质、胞核内出现大小不一的空泡(水泡)，细胞呈蜂窝状或网状。变性严重的细胞，胞质内小空泡相互融合成大空泡，细胞核悬于中央，或被挤于一侧，细胞形体显著肿大，胞质空白，外形如气球状。

（1）细胞老化：无论是原代细胞还是永生化细胞系，在传代培养过程中，随着代数的增加，细胞逐渐进入终末分化阶段，失去分裂能力，最终因衰老而发生空泡化，直至死亡。

解决方案：在细胞老化前复苏较早代数的细胞进行培养。

（2）渗透压及pH失衡：细胞培养基的渗透压或pH偏离正常范围，会刺激细胞生长，引发空泡化。

解决方案：使用匹配细胞需求的培养基，确保适宜的渗透压和pH。

（3）胰酶消化不当：胰酶消化时间过长或操作过程中的过度吹打，都会损伤细胞，导致空泡的形成。

解决方案：合理选择胰酶浓度和消化时间，避免操作时产生过多气泡。

（4）外界刺激：血清质量、浓度不足，或是药物及外界因素的刺激，都能触发内质网应激反应，进而引起细胞空泡化。

解决方案：确保细胞培养基营养充足，使用优质胎牛血清，并加入必要的营养补充物，如谷氨酰胺，可以有效预防此类问题。

（5）感染：支原体或病毒感染细胞，导致细胞状态恶化，出现空泡化，有时还会伴随细胞膜上有小黑点的现象。

解决方案：强化无菌操作规程，定期检查支原体污染，并及时采取清除措施，是维护细胞健康状态的必要步骤。

（三）问题三

见图7-5。

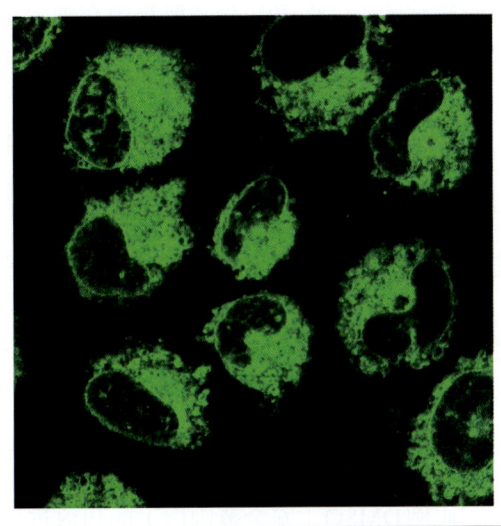

探针名称　　AIE-Mitogreen-1（线粒体探针）

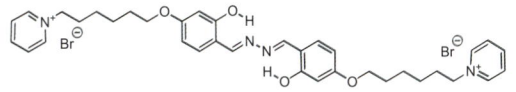

成像通道　　Ex：405 nm，Em：460～560 nm

成像条件　　2 μmol/L探针与细胞共同孵育30分钟（37℃），直接成像，激光强度为5%

图7-5　AIE-Mitogreen-1在A549细胞中的成像效果图

1.染色效果说明　探针为线粒体探针，细胞轮廓清晰，荧光信号主要集中在细胞质中，但细胞在染色后并不能观测到明显的条状结构。

2.可能原因及解决办法 细胞状态不正常，导致线粒体膜电位变化，进而导致线粒体探针无法在线粒体富集。

解决方案：更换新鲜健康细胞进行成像。

（四）问题四

见图7-6。

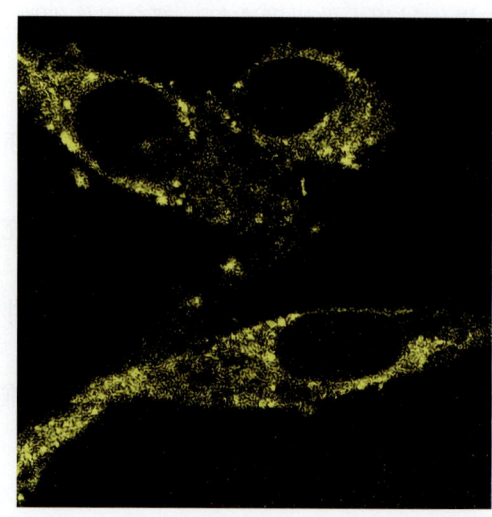

探针名称	DTPAP-P（线粒体探针）
成像通道	Ex: 488 nm, Em: 640～700 nm
成像条件	10 μmol/L探针与细胞共同孵育30分钟（37℃），直接成像，激光强度为5%

图7-6　DTPAP-P在HK2细胞中的成像效果图

1.染色效果说明 探针为线粒体探针，细胞轮廓清晰，荧光信号主要集中在细胞质中，但细胞在染色后并不能观测到明显的条状结构，同时信噪比较低。

2.可能原因及解决办法

（1）细胞状态不正常：细胞状态不正常，导致线粒体膜电位变化，进而导致线粒体探针无法在线粒体富集。

解决方案：更换新鲜健康细胞进行成像。

（2）成像通道不匹配：显微镜的成像通道与线粒体探针的光谱不匹配，导致接收信号较低。

解决方案：更换匹配的成像通道进行成像。

（3）洗涤不充分：细胞表面或外部环境残留过多的染料。

解决方案：根据细胞类型和染料特性选择合适的洗涤剂和洗涤方法。一般来说，应使用温和的洗涤剂进行多次洗涤，直到细胞表面不再可见染料。针对聚集诱导发光材料在水相中溶解度较低的特性，可以使用含有一定比例DMSO（安全范围内）的PBS进行洗涤，并适当延长浸泡时间。

（4）样品制备不当：探针溶液制备不当，导致在未进入细胞时便已经形成较大的纳米粒子。

解决方案：在安全浓度范围内适当增加DMSO含量。

三、细胞核染色常见问题

见图 7-7，图 7-8。

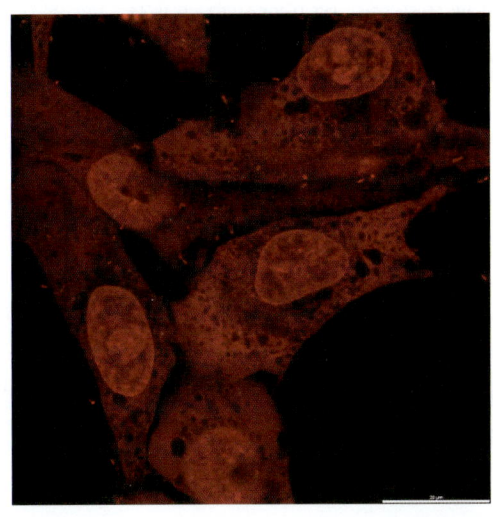

探针名称　　MeTPAE（细胞核探针）

成像通道　　Ex：440 nm，Em：550～650 nm

成像条件　　4%多聚甲醛将准备好的细胞固定，1 μmol/L 探针与细胞共同孵育5～10分钟（37℃），直接成像，激光强度为5%

图 7-7　MeTPAE 在 HK2 细胞中的成像效果图

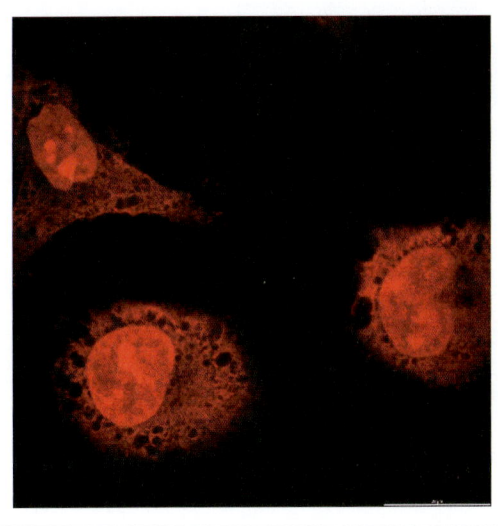

探针名称　　TPE-4EP（细胞核探针）

成像通道　　Ex：460 nm，Em：560～680 nm

成像条件　　4%多聚甲醛将准备好的细胞固定，40 μmol/L 探针与细胞共同孵育5～10分钟（37℃），直接成像，激光强度为5%

图 7-8　TPE-4EP 在 Hela 细胞中的成像效果图

1.染色效果说明　探针为固定细胞核探针，细胞轮廓清晰，荧光信号主要集中在细胞核和细胞质中。

2.可能原因及解决办法

（1）染色时间不够：相对于细胞质，细胞核的密度较高，同时还有多重方式阻止荧光染料进入核内，因此需要足够的时间让荧光染料进入细胞核。

解决方案：延长染色时间。

（2）染料浓度过高：使用了过高的荧光染料浓度，导致非特异性染色。

解决方案：调整荧光染料浓度。

（3）细胞质内的核酸干扰：细胞核荧光染料的原理是与核内的遗传物质（DNA、RNA等）结合，但是细胞质内同样还有少量的遗传物质，因此可能导致非特异性染色。

解决方案：在染色前或染色过程中，通过预处理方式降低细胞质中核酸或其他分子的含量。

（4）细胞膜的通透性：理论上，细胞在固定后其膜通透性会大幅度增加，但不一定能够保证让荧光分子畅通地通过。

解决方案：可以适量使用细胞膜通透剂（如Triton X-100），但需严格控制使用量，以避免过度破坏细胞膜。

（5）未洗涤：荧光染料如果不具备免洗功能，则可能在细胞质内残留而导致非特异性染色。

解决方案：充分封闭与洗涤。不论染色条件如何，进行充分的洗涤都是必要的，以确保染料仅保留在细胞核中，减少细胞质中的荧光信号。

（龚晓君）